K. Waldvogel-Röcker (Hrsg.)

Fallbuch Physiotherapie: Lymphologie

Kerstin Waldvogel-Röcker (Hrsg.)

Fallbuch Physiotherapie: Lymphologie

1. Auflage

Mit Beiträgen von:
Dr. med. Axel Baumgartner, Lübeck; Simone Beese, Ettlingen; Jocelyn Dietrich, Saarbrücken; Mag. Dr. Margit Eidenberger, Steyr/A; Stephanie Emter, Hannover; Linda Fahlbusch, Hannover; Wilke Fahlbusch, Hannover; Vilas Beate Göritz, Langen; Stefan Hemm, Saarbrücken; Rita Negele-Strauß, Waiblingen; Henry A. Schulze, Welden b. Augsburg; Kerstin Waldvogel-Röcker, MSc. PT, Hannover; Peter Wörmann, Hanau; Susette Wetzel, Hannover;

ELSEVIER

Elsevier GmbH, Hackerbrücke 6, 80335 München, Deutschland
Wir freuen uns über Ihr Feedback und Ihre Anregungen an books.cs.muc@elsevier.com

ISBN 978-3-437-45045-7
eISBN 978-3-437- 29784-7

1. Auflage 2021

Wichtiger Hinweis für den Benutzer
Therapeuten, Sanitätshausmitarbeiter sowie Ärzte und Forscher müssen sich bei der Bewertung und Anwendung aller hier beschriebenen Informationen, Methoden, Wirkstoffe oder Experimente stets auf ihre eigenen Erfahrungen und Kenntnisse verlassen. Bedingt durch den schnellen Wissenszuwachs insbesondere in den medizinischen Wissenschaften sollte eine unabhängige Überprüfung von Diagnosen und Arzneimitteldosierungen erfolgen. Im größtmöglichen Umfang des Gesetzes wird von Elsevier, den Autoren, Redakteuren oder Beitragenden keinerlei Haftung in Bezug auf jegliche Verletzung und/oder Schäden an Personen oder Eigentum, im Rahmen von Produkthaftung, Fahrlässigkeit oder anderweitig, übernommen. Dies gilt gleichermaßen für jegliche Anwendung oder Bedienung der in diesem Werk aufgeführten Methoden, Produkte, Anweisungen oder Konzepte.

Für die Vollständigkeit und Auswahl der aufgeführten Medikamente übernimmt der Verlag keine Gewähr.
Geschützte Warennamen (Warenzeichen) werden in der Regel besonders kenntlich gemacht (®). Aus dem Fehlen eines solchen Hinweises kann jedoch nicht automatisch geschlossen werden, dass es sich um einen freien Warennamen handelt.

Bibliografische Information der Deutschen Nationalbibliothek
Die Deutsche Nationalbibliothek verzeichnet diese Publikation in der Deutschen Nationalbibliografie; detaillierte bibliografische Daten sind im Internet über https://www.dnb.de abrufbar.

21 22 23 24 25 5 4 3 2 1

Um den Textfluss nicht zu stören, wurde bei Patienten und Berufsbezeichnungen die grammatikalisch maskuline oder feminine Form gewählt. Selbstverständlich sind in diesen Fällen immer alle Geschlechter gemeint.

Planung: Elisa Imbery, München
Projektmanagement: Ines Mergenhagen, München
Redaktion: Dr. Kristin Sauer, Bremen
Bildredaktion und Rechteklärung: Roman Drozd, München; Andreas Rumpf, Adelsdorf
Herstellung: Ute Landwehr-Heldt, Bremen; Dietmar Radünz, Leipzig
Satz: SPi Global, Puducherry/Indien
Druck und Bindung: Drukarnia Dimograf Sp. z o. o., Bielsko-Biała/Polen
Umschlaggestaltung: SpieszDesign, Neu-Ulm

Aktuelle Informationen finden Sie im Internet unter www.elsevier.de.

Vorwort

Nach Thomas Manns „Zauberberg" ist „... die Lymphe das Allerfeinste, Intimste und Zarteste in dem ganzen Körperbetrieb".

Mich begleitet die Faszination für die Lymphologie seit meiner Fortbildung zur Lymph- und Ödemtherapeutin im Jahre 2007. Schon damals hatte ich das große Glück, in einer lymphologischen Schwerpunktpraxis zu arbeiten, in der ich die ambulante KPE kennenlernte und viele Kontakte knüpfen konnte. Über meine weitere Arbeit in verschiedenen Arbeitsgruppen der Deutschen Gesellschaft für Wundheilung und Wundbehandlung (DgfW) und dem „lymphologicum" habe ich immer wieder erfahren, wie wichtig die Netzwerkarbeit für eine erfolgreiche lymphologische Tätigkeit ist: Denn die Behandlung im Bereich unterschiedlicher lymphologischer Krankheitsbilder ist ausgesprochen komplex - sowohl intra- als auch interdisziplinär - und zudem enorm abwechslungsreich.

In diesem Buch möchten wir die Bandbreite der lymphologischen Krankheitsbilder abbilden und zeigen, wie die ambulante Entstauungs- und Erhaltungstherapie in der Praxis ablaufen kann. Aufgrund der Komplexität der Erkrankungen und der ineinandergreifenden Disziplinen der Versorgungskette ergeben sich oftmals Stolpersteine, auch rechtlicher Natur, die eine kontinuierliche Entstauungstherapie erschweren. Durch eine intensive und insbesondere auch berufsgruppenübergreifende Kommunikation und Zusammenarbeit können diese Stolpersteine jedoch umgangen oder sogar ganz aus dem Weg geräumt werden. Dazu bedarf es aber ein hohes Maß an Engagement, Wissen und eben – Faszination. Diese drei Aspekte sind es, die wir (ggf. in unterschiedlichem Ausmaß) mit den hier beschriebenen Behandlungsbeispielen unseren Lesern näherbringen wollen.

An dieser Stelle möchte ich mich bei meinem Mentor und Geschäftspartner Klaus Waldvogel herzlich bedanken, der in mir die Faszination für die Lymphologie weckte. Ein riesiges Dankeschön an alle Autoren, die mit ihren Fällen und ihrem Engagement dieses Buch erst möglich machten - ich danke euch von ganzem Herzen. Danke auch an alle Wegbegleiter in der Lymphologie, die meinen Weg durch Diskussionen und Wissen bereichert haben - ohne euch alle wäre die Erstellung des Buches nicht möglich gewesen. Ein weiterer herzlicher Dank geht an die Redakteurin Dr. Kristin Sauer sowie an die Lektorinnen Elisa Imbery und Ines Mergenhagen vom Elsevier/Urban & Fischer Verlag - danke für die tolle und konstruktive Zusammenarbeit, für fröhliche (z.T. nächtliche) Mails und alles, was Sie möglich gemacht haben!

Barsinghausen, im Frühsommer 2020
Kerstin Waldvogel-Röcker, MSc. PT

Für jeden Fall gerüstet – die Fallbuch-Reihe in der Physiotherapie

Als examinierte TherapeutIn wie auch in der Ausbildung steht man im Praxisalltag immer wieder vor den Fragen: *Und was soll ich jetzt machen?* oder *Wie funktioniert das in der Praxis?*

Die Fallbuch-Reihe begleitet Sie als LeserIn anhand von realen Krankheitsverläufen durch zahlreiche Therapieprozesse: Anhand des Fallbuchs können Sie klinische Entscheidungsprozesse und Vorgehensweisen erfahrener AutorInnen nachverfolgen und erhalten Beispiele dafür, wie das Übertragen von Erkenntnissen aus der aktuellen wissenschaftlichen Literatur in die tägliche Arbeit mit PatientInnen gelingen kann.

Im besten Fall ergänzen sich dabei die praktische klinische Aus- und Weiterbildung in Form von *Bed-side-Teaching* oder fachlicher Supervision einerseits und selbstgesteuertem Lesen andererseits. Letzteres kann zwar keine praktische Ausbildung ersetzen, diese jedoch in wesentlichen Punkten detailliert vorbereiten und begleiten sowie bei der Umsetzung von physiotherapeutischem Wissen in die Praxis unterstützen.

Die Darstellung der Fallbeispiele in diesem Buch erfolgt nach einem einheitlichen Schema: Nach der Vorstellung des Patienten und seines Problems werden Sie mittels fallspezifischer Fragestellungen ermutigt, eigene Überlegungen zur weiteren Herangehensweise anzustellen, die Sie dann in Folge mit der im Buch gewählten Vorgangsweise vergleichen und so Ihren eigenen Clinical-Reasoning-Prozess überprüfen und erweitern können. Großes Augenmerk wurde auf die Begründung der Therapieschritte gelegt, und es wurde versucht, diese mit entsprechender Literatur zu belegen (evidence-based practice) und/oder durch entsprechende (patho-)physiologische Erklärungsmodelle zu begründen.

Die Fallbeispiele sind in sich abgeschlossen. Es ist dem Leser daher möglich, entweder die Fallbeispiele der Reihe nach durchzulesen oder sich nach Interesse einzelne Fallbeispiele auszuwählen. Da sich manche Fallbeispiele überschneiden, werden bestimmte Aspekte in einem Fallbeispiel nur kurz angeführt und auf die ausführlichere Passage in einem anderen Fallbeispiel verwiesen.

In Kästen erhalten Sie Hinweise zu Vorsichtsmaßnahmen, weiterführenden praktischen Tipps sowie zu klinischen Hintergründen. Eine besondere Kategorie sind die „Was wäre wenn …"-Informationen: Da ein Fallbeispiel nicht alle Eventualitäten berücksichtigen kann, werden hier Therapieschritte vorgestellt, die bei weiteren oder anderen Symptomen bzw. Problematiken angewendet werden könnten.

Die Auswahl der hier vorgestellten Krankheitsbilder, Diagnosen und Symptome wurde anhand der Häufigkeit im physiotherapeutischen Alltag vorkommender Funktionsstörungen getroffen. Aber auch didaktische Gesichtspunkte sind mit eingeflossen, um einen möglichst breiten Überblick über den jeweiligen Fachbereich zu geben.

Die Fallbeispiele weisen unterschiedliche Schwierigkeitsgrade auf und bedürfen unterschiedlich viel Vorwissens: Bei einigen Fällen wird es vermutlich erforderlich sein, zusätzlich in Grundlagenfachbüchern nachzuschlagen oder das Internet zu Rate zu ziehen, andere werden auch für Studierende/SchülerInnen niedrigerer Semester bereits gut nachvollziehbar sein. Die Einteilung in leichte, mittlere und schwere "Schwierigkeitsstufen" ist unter der Kapitelüberschrift zu erkennen und trägt der Komplexität des geschilderten Falles Rechnung:

leicht Mit der Sschwierigkeitsstufe „leicht" werden jene Fälle bezeichnet, in denen eine Erkrankung mit klarer Ursache, einem komplikationslosen Verlauf und ohne wesentliche Zusatzerkrankungen oder zusätzliche Funktionsstörungen beschrieben werden.

mittel Bei einem als „mittel"-schwer eingestuftem Fall treten zusätzlich zur Grunderkrankung weitere, für die Physiotherapie relevante und den Verlauf erschwerende Aspekte hinzu (z.B. Komplikationen, Chronifizierung, zusätzliche Erkrankungen etc.).

schwer Bei als „schwer“ bezeichneten Fällen trifft dies in noch größerem Ausmaß zu als in den mittelschweren Fällen: Neben einem besonders komplexen, komplizierten Verlauf kann z.B. auch die Ursache der Symptome und/oder Erkrankung anfangs unklar sein.

Das Konzept der Fallbuch-Reihe wurde mit vielen Experten diskutiert und erarbeitet. Ein besonderer Dank des Verlags für viele innovative Ideen und Anmerkungen geht an Barbara Gödl-Purrer, Petra Auner-Gröbl, Roman Preis und Susanne Mayrhofer. Sie haben insbesondere in der Anfangsphase mit fachlicher Expertise und didaktischem know-how die Fallbuch-Reihe entwickelt und den Grundstein für die nun vorliegenden Bände gelegt.

Zusätzlich zu den bereits bestehenden Bänden "Fallbuch Physiotherapie: Innere Medizin mit Schwerpunkt Kardiologie/Pulmologie" und "Fallbuch Physiotherapie: Muskuloskelettales ist ein weiterer Band mit dem Schwerpunkt Neurologie geplant.

München, im Frühsommer 2020
Der Verlag

Adressen

Dr. med.Axel Baumgartner
Geschäftsführer und Leitender Arzt der Hanse-Klinik GmbH
Hanse-Klinik GmbH
St.-Jürgen-Ring 66
23564 Lübeck
ab@hanse-klinik.com

Simone Beese
Physiotherapeutin, sektorale Heilpraktikerin, Lymph- und Ödemtherapeutin
1. zertifiziertes ambulantes Lymph-Zentrum
Marktstr. 2 / Leopoldstr. 3, 76275 Ettlingen
Rheinstr. 95-97, 76275 Ettlingen
Ettlinger Str. 6, 76307 Karlsbad
info@simonebeese.de

Jocelyn Dietrich
Physiotherapeutin, Fachlehrerin für MLD/KPE
Physiotherapie Dietrich & Traub
Schwerpunktpraxis Lymphologie
Triererstr. 40
66111 Saarbrücken

Mag. Dr.Margit Eidenberger
Professorin für Physiotherapie
FH Gesundheitsberufe Oberösterreich
Sierningerstr. 170
A-4400 Steyr
Margit.Eidenberger@fhgooe.ac.at

Stephanie Emter
Physiotherapeutin, Lymph- und Ödemtherapeutin
Therapiezentrum Waldheim
Liebrechtstraße 60
30519 Hannover
Emter04@aol.com

Linda Fahlbusch
Physiotherapeutin, Lymph- und Ödemtherapeutin
Therapiezentrum Waldhausen
Hildesheimer Straße 183
30173 Hannover
tzwaldhausen@web.de

Wilke Fahlbusch
Masseur und med. Bademeister, Lymph-und Ödemtherapeut
Therapiezentrum Waldheim
Lieberechtstraße 60
30519 Hannover
Tz.waldheim@yahoo.de

Vilas Beate Göritz
Physiotherapeutin mit Schwerpunkt Onko-Lymphologie, sektorale Heilpraktikerin Physiotherapie, Fachlehrerin für physiotherapeutische Lymphologie/Ödemtherapie und KPE, Dozentin für Onko-Lymphologie und Wundmanagement, Masseurin und med. Bademeisterin
Therapiezentrum Mitte
Lutherplatz 9
63225 Langen
therapiezentrum-mitte.langen@t-online.de

Stefan Hemm
Fachlehrer für Manuelle Lymphdrainage
Geschäftsführer der Lymphologic med. Weiterbildung GmbH
Klara-Marie-Fassbinder Str. 52
66119 Saarbrücken
stefanhemm@lymphologic.de

Rita Negele-Strauß
Masseurin und med. Bademeisterin, Lymph- und Ödemtherapeutin, zertifizierte Wundassistentin WAcert
Schwerpunktpraxis für Lymphtherapie Waiblingen
Fuggerstr. 9
71332 Waiblingen
r_negele_strauss@web.de

Henry A. Schulze
Physiotherapeut, Lymph- und Ödemtherapeut, Assistenzlehrer MLD/KPE
Praxis Röhrle
Am Alten Bähnle 8
86465 Welden b. Augsburg
henrya.schulze@gmail.com

Kerstin Waldvogel-Röcker, MSc. PT
Physiotherapeutin, Lymph-und Ödemtherapeutin
Geschäftsführerin Therapiezentren Waldheim und Waldhausen
Liebrechtstraße 60
30519 Hannover
kerstinwaldvogel@t-online.de

Wörmann Peter
Physiotherapeut, Lymph-und Ödemtherapeut
PhysioLymph Centrum Main Kinzig
Landgrafenstr. 4a
63452 Hanau
peter@praxis-woermann.com

Susette Wetzel
Physiotherapeutin, Lymph- und Ödemtherapeutin,
Fachlehrerin für Lymphologie
Therapiezentrum Waldhausen
Hildesheimerstr.183
30173 Hannover
susette. wetzel@gmx.de

Abkürzungen

ABI	Ankle-brachial-Index, Knöchel-Arm-Index
ACG	Acromioklavikulargelenk
ADL	Activities of daily living
AIK	Apparative Intermittierende Kompressionstherapie
ANS	Autonomes Nervensystems
ASA	Klassifikation der American Society of Anesthesiologists
ASTE	Ausgangstellung
BMI	Body-Mass-Index
CVI	chronisch venöse Insuffizenz
DD	Differentialdiagnose
EBM	evidenzbasierte Medizin
EBP	evidenzbasierte Praxis
FBL	Funktionelle Bewegungslehre
FDG	Fluordesoxyglucose
HNO	Hals Nasen Ohren
ICD	International Classification of Diseases (Internationale statistische Klassifikation der Krankheiten und verwandter Gesundheitsprobleme)
ICF	International Classification of Functioning, Disability and Health (Internationale Klassifikation der Funktionsfähigkeit, Behinderung und Gesundheit)
IRS	Immune Reactive Score
ITN	Intubationsnarkose
KKL	Kompressionsklasse
KPE	Komplexe Physikalische Entstauungstherapie
LGS	Lymphgefäßsystem
LKV	lymphologischer Kompressionsverband
Ln.	Lymphnodus (Lymphknoten)
Lnn.	Lymphnodi (Plural, Lymphknoten)
LSF	Lymphostatische Fibrosen
MCLMR	Microcephaly with or without chorioretinopathy, lymphoedema, or mental retardation
MCT	medium-chain triglycerides
MRT	Magnetresonanztomographie
Nl.	nodus lymphaticus (Lymphknoten)
Nll.	nodi lymphatici (Plural, Lymphknoten)
NRS	numerische Ratingskala
o.B.	ohne Befund
OE	obere Extremität
OP	Operation
OSG	oberes Sprunggelenk
PAL	power assisted liposuction
pAVK	periphere arterielle Verschlusskrankheit
PNF	Propriozeptive Neuromuskuläre Fazilitation
PSA	Prostata-spezifischen Antigens
RL	Rückenlage
SAPV	Spezialisierte Ambulante Palliativversorgung
TAR	Tiefe anteriore Rektumresektion
SCG	Sternoklavikulargelenk
SIAS	Spina Iliaca Anterior Superior
SL	Seitenlage
SPBPH	Spielbeinphase
STBPH	Standbeinphase
TLA	Tumeszenz-Lokalanästhesie
TVUS	transvaginaler Ultraschall
u.a.m.	und andere mehr
UE	untere Extremität
USG	unteres Sprunggelenk
VEGF	Vascular Endothelial Growth Factor
WAL	water assisted liposuction
WHR	Waist-to-Hip-Ratio
WHtR	Waist-to-Height-Ratio
Z.n.	Zustand nach
ZNS	zentrales Nervensystem

Abbildungsnachweis

Der Verweis auf die jeweilige Abbildungsquelle befindet sich bei allen Abbildungen im Werk am Ende des Legendentextes in eckigen Klammern.

L231	Stefan Dangl, München
M880	Jocelyn Dietrich, Saarbrücken
M884	Vilas B. Göritz, Langen
M885	Stefan Hemm, Saarbrücken
M1039	Kerstin Waldvogel-Röcker, Barsinghausen
M1042	Henry Schulze, Augsburg
O230	Sebastian Röcker, Barsinghausen
O695	Carina Mainka, Berglen
P771	Simone Beese, Ettlingen
T1091	Hanse-Klinik, Lübeck
V481	medi GmbH & Co.KG, Bayreuth
V600	Julius Zorn GmbH, Aichach

Inhaltsverzeichnis

Kerstin Waldvogel-Röcker

Einleitung

Viele physiotherapeutische Behandlungsmethoden haben sich über die Methode *Trial and Error* (dt. Versuch und Irrtum) entwickelt, so auch die Manuelle Lymphdrainage. Die Komplexe Physikalische Entstauungstherapie (KPE) hat sich im Laufe von Jahrzehnten herausgebildet und begründet sich auf medizinisch wissenschaftlichen Erkenntnissen sowie der Erfahrung, dass manuelle Griffe und Kompression Schwellungen reduzieren. Diese Methode entwickelt sich auch heute stetig weiter. Wissenschaftlich fundierte Erkenntnisse gibt es wenige, die Praxis der KPE begründet sich zu großen Teilen auf Erfahrung. Laut der Systematik der Leitlinienentwicklung der Arbeitsgemeinschaft der medizinischen Fachgesellschaften (AWMF) sind lediglich Empfehlungen der Leitlinien der Systematik S2e und S3 evidenzbasiert, die Empfehlungen der Leitlinien der Entwicklungsstufe S1 und S2k begründen sich nach einem systematischen und transparenten Vorgehen der Konsensfindung auf Expertenmeinungen. Das bedeutet, dass die aktuelle Leitlinie Lymphologie eher auf Expertenmeinungen beruht, als auf evidenzbasierten Erkenntnissen.

Die Physiotherapie entwickelt sich ständig als Profession weiter, was in Deutschland auch daran zu erkennen ist, dass Bachelor- und Masterstudiengänge eingeführt und etabliert werden. Im Zuge dessen und auch aufgrund der anstehenden Herausforderungen des Gesundheitswesens durch chronische Krankheiten oder eine alternde Gesellschaft, stehen die Qualitätssicherung und das Handeln auf Grundlage wissenschaftlich fundierter Erkenntnisse (evidenzbasierte Medizin) immer mehr im Mittelpunkt des therapeutischen Alltags.

Die evidenzbasierte Medizin (EBM) wird oft nach David Sackett (1934-2015) definiert, der sie als Quintessenz aus der eigenen klinischen Expertise beschreibt, die mit den bestverfügbaren aktuellen Studienergebnissen untermauert ist. Die evidenzbasierte Praxis (EBP) oder evidenzbasierte klinische Entscheidungsfindung erweitert die Definition von Sackett noch um die Aspekte „Patientenpräferenz“ sowie „klinische Expertise“ und zieht somit auch die Wünsche und Wertvorstellungen von Patienten mit in die klinische Entscheidungsfindung bei der Wahl von Therapiemethoden mit ein.

Das Arbeiten im Sinne der EBP setzt eine intensive und systematische Auseinandersetzung mit aktuellen Studien, Metaanalysen, Leitlinien und anderer verfügbarer wissenschaftlicher Literatur voraus, die im Praxisalltag in der physiotherapeutischen ambulanten Praxis oft nicht möglich ist (vgl. hierzu Fünf Schritte der EBM https://www.cochrane.de/de/ebm). Damit es trotzdem möglich ist, nach Kriterien der EBP zu arbeiten, können Therapeuten ihre Tätigkeit reflektieren und Patienten systematisch beobachten. Unter dem Handeln im Sinne der reflektierten Praxis versteht Mangold *„die genaue Beobachtung und Analyse der eigenen praktischen Arbeit“* (Mangold, 2013, S. 4). Ein Vorgehen im Sinne der reflektierten Praxis ist dann sinnvoll, wenn zu wenig zeitliche Ressourcen vorhanden sind, bspw. eine systematische Literaturrecherche durchzuführen und Studien kritisch zu bewerten (vgl. Fünf Schritte der EBP), wissenschaftliche Forschung fehlt oder aber Probleme im Therapieverlauf auch auf zwischenmenschlichen Aspekten beruhen. Ziel der reflektierten Praxis ist es, durch sogenanntes *reflection-in-action*, also durch beobachten, zuhören und hinterfragen, Therapiesituationen während der Behandlung zu reflektieren. In einem zweiten Schritt erfolgt dann eine erneute Reflexion der Situation nach der Therapieeinheit (*reflection-on-action*), um für das weitere therapeutische Handeln Konsequenzen zu ziehen und diese dann, im dritten Schritt der reflektierten Praxis, in zukünftigen Situationen anzuwenden und zu überprüfen.

Die systematische Beobachtung am Patienten erweitert das reflektierte Vorgehen noch um die Durchführung von Tests, um objektive Daten zu sammeln. Im Sinne des *Test and Retest* wird zu Beginn der Behandlung ein objektiver Test (in der lymphologischen Behandlung bspw. die Umfangsmessung) durchgeführt. Im Verlauf des Behandlungszyklus werden die Tests (die im Idealfall den Testgütekriterien entsprechen) zu festgelegten Zeitpunkten erneut durchgeführt, um die Behandlung zu evaluieren. Wird auf Grundlage der Testergebnisse bspw. festgestellt, dass kaum ein Behandlungsfortschritt erzielt wird, sollte die Behandlung verändert werden.

Die in diesem Buch dargestellten Fallbeispiele orientieren sich an den oben erläuterten möglichen Vorgehensweisen der evidenzbasierten Arbeit. Die Reflexion des therapeutischen Vorgehens nimmt einen großen Bestandteil ein, so wird dem interessierten Leser die Möglichkeit gegeben, anhand von Fallbeispielen das eigene therapeutische Vorgehen zu hinterfragen und anzupassen.

Fall

1 Grundlegendes zum Lymphödem und seiner Behandlung

Kerstin Waldvogel-Röcker

Das **Lymphödem** ist eine chronisch entzündliche Erkrankung des Interstitiums als Folge einer primären (anlagebedingten) oder sekundären (erworbenen) Schädigung des Lymphdrainagesystems. Das Lymphdrainagesystem besteht aus den initialen Lymphgefäßen (Lymphkapillaren, Lymphsinus), Präkollektoren, Lymphkollektoren, Lymphstämmen und/oder Lymphknoten. Im gesunden Körper und Gewebe herrscht ein Gleichgewicht zwischen der Filtration von Flüssigkeit aus dem arteriellen Blutgefäßsystem in das Interstitium (lymphpflichtige Last) und der Rückresorption aus dem Interstitium in den venösen Anteil des Blutgefäßsystems bzw. in das Lymphgefäßsystem (Lymphtransportkapazität). Dieses Gleichgewicht führt dazu, dass das Gewebe nicht anschwillt. Aufgrund der oben beschriebenen Störungen kann es zu einer Insuffizienz des Lymphgefäßsystems kommen. Dies führt dazu, dass sich die interstitielle Gewebsflüssigkeit vermehrt und verändert.

Weitere Ödemerkrankungen, die in diesem Fallbuch behandelt werden, sind das Lipödem, Phlebödem und internistische Ödeme. Diese Formen werden in eigenen Kapiteln definiert und dort intensiv besprochen.

Die Therapie der Wahl bei Lymphödemen – unabhängig davon, ob primär oder sekundär – ist die konservative Therapie in Form der KPE. Das Besondere hierbei ist der **multimodale, interprofessionelle Ansatz**, der die Beteiligung verschiedener Berufsgruppen voraussetzt. Bei dieser Zusammenarbeit greifen die unterschiedlichen Kompetenzen des Therapeuten, Arztes, der Mitarbeiter des Sanitätshauses und nicht zuletzt des Patienten ineinander, um die optimale Therapie zusammen zu stellen und zu gewährleisten.

1.1 Die Diagnose durch den Arzt

Am Anfang der Versorgungskette steht die ärztliche Diagnostik. Sie besteht im ersten Schritt aus der so genannten Basisuntersuchung. Dabei wird zunächst die Krankheitsgeschichte (Anamnese) erhoben sowie Sicht- und Tastbefund (Inspektion und Palpation) erhoben. Außerdem gibt es bei unklaren Befunden die Möglichkeit einer apparativen Diagnostik mit Ultraschall oder ähnlichen Geräten, das Krankheitsgeschehen besser zu erfassen. Ist die Diagnose gestellt, so wird die passende Therapie eingeleitet. Der Arzt verordnet dann die Behandlungen mit Manueller Lymphdrainage mit anschließender Kompressionsbandage im Sinne der KPE Phase 1 und zu gegebener Zeit die Kompressionsversorgung.

1.2 Basics der Komplexen Physikalischen Entstauungstherapie

Die Komplexe Physikalische Entstauungstherapie (KPE) ist eine multimodale Therapie, die aus mehreren Säulen besteht: Manuelle Lymphdrainage (MLD), Kompressionstherapie, Hautpflege, entstauenden Bewegungsübungen und der Anleitung zum Selbstmanagement (➤ Tab. 1.1). Die KPE wird in zwei Phasen durchgeführt.

Phase I

- Entödematisierung/Entstauung
- Tägliche MLD mit Kompressionstherapie (Bandagierung; lymphologischer Kompressionsverband)

1

Tab. 1.1 Die Säulen der Komplexen Physikalischen Entstauungstherapie (KPE)

Säule 1	Säule 2	Säule 3	Säule 4	Säule 5
Manuelle Lymphdrainage	**Kompressionstherapie**	**Hautpflege**	**Entstauende Bewegungsübungen**	**Selbstmanagement**
Manuelle Technik: Ziel ist es, Lymphvasomotorik und Lymphtransportkapazität zu erhöhen; Durchführung über großflächige langsame Griffe; Behandlung erfolgt in Richtung der Lymphströmung und muss abschnittsweise durchgeführt werden.	Phase I der KPE: Mehrlagiger Kompressionsverband ermöglicht gezielten und konstanten Druckverlauf. Phase II der KPE: Flachgestrickte Kompressionsversorgung	Neben dem Eincremen mit geeigneten Produkten gehört auch eine fußpflegerische/ podologische Behandlung dazu.	Spezielle Gymnastik und Entstauungsübungen bei gleichzeitigem Tragen der Kompressionsstrümpfe fördern den Abtransport der Lymphe und reduzieren das Ödem.	Entstauenden Übungen, Hautpflege, Drainagegriffe und Selbstbandage; Edukative Anteile; Adhärenz fördern

- Hautpflege, Bewegung, Ernährung
- **Ziel:** Maximale Ödemreduktion

Phase II
- Optimierung/Erhaltung
- MLD ca. ein- bis dreimal wöchentlich je nach Ödemausprägung
- Kompressionstherapie (maßangefertigte, flachgestrickte Kompressionsware)
- Hautpflege, Bewegung, Ernährung
- **Ziel:** Konservierung der Therapieergebnisse

Grundlage der KPE ist, dass die einzelnen Säulen konsequente umgesetzt und durchgeführt werden. Hierbei ist einerseits die Mitarbeit des Patienten bei der Therapie durch den Therapeuten, aber auch eine unterstützende Selbstbehandlung unumgänglich. Zur unterstützenden Selbstbehandlung gehört grundsätzlich alles, was Betroffene in Eigenregie tun können, um die Ödemverringerung zu stabilisieren und zu optimieren, Begleiterscheinungen oder krankheitsbedingte Rahmenbedingungen zu verbessern. Dazu gehören beispielsweise die beschriebenen Maßnahmen der Hautpflege und Bewegungsübungen, entstauende Gymnastik und Atemübungen.

⚠ VORSICHT

Patienten haben die besten Chancen, beschwerdefrei zu werden, wenn die KPE in allen ihren Bestandteilen konsequent und langfristig umgesetzt wird. Wird nur ein Bestandteil der multimodalen Therapie vernachlässigt, können auch die anderen an Wirkung verlieren.

Nach abgeschlossener lymphtherapeutischer Behandlung wird das Lymphödem schnellstmöglich mit einer Bestrumpfung durch ein lymphkompetentes Sanitätshaus versorgt. Diese lebenslang zu tragende Strumpf-Versorgung wird ständig auf ihre Passform geprüft und ggf. ersetzt. Grundvoraussetzung für eine passgenaue Versorgung ist, dass sie im Anschluss an eine therapeutische Behandlung immer neu vermessen werden (möglichst direkt im Anschluss an die Lymphdrainage). Beinlymphödeme werden mit Flachstick nach Maß in Kompressionsklasse (KKL) II oder III versorgt. Die Versorgung wird individuell an den Bedarf angepasst und in Rücksprache mit dem verordnenden Arzt, Physiotherapeuten und Patienten zusammengestellt. Eine hohe Festigkeit und kräftiges Gestrick sind wichtige Bestandteile einer optimalen Versorgung.

Eine gemeinsame Zielsetzung ist unerlässlich, damit eine – aus Sicht aller Behandlungspartner – erfolgreiche Behandlung stattfinden kann. In der Fachliteratur zeigt sich, dass eine gemeinsame Zielsetzung von Vorteil ist, um Funktionen effektiver und effizienter wiederherzustellen, die Leistung zu steigern und die subjektive Patientenzufriedenheit bei der Selbstversorgung positiv zu beeinflussen. Zudem fühlt sich der Patient so besser in den Rehabilitationsprozess eingebunden. Werden Ziele einseitig und nicht gemeinsam formuliert, können das Ziel selbst und seine (tatsächliche) Erreichbarkeit weit auseinanderklaffen. Mitunter setzen sich Patienten auch zu hohe und unerreichbare Ziele. Da Patienten die Ziele häufig globaler, während Therapeuten sie zumeist sehr spezifisch und nicht professions-oder settingübegreifend formulieren, stellt es eine Herausforderung dar, Ziele gemeinsam zu formulieren. Genau dieser professionsübergreifende Aspekt der Zielformulierung ist für die Zusammenarbeit im Netzwerk unerlässlich und wird in diesem Fallbuch in den Fokus gerückt.

1.3 Fazit

Eine enge Zusammenarbeit zwischen den beteiligten Behandlungspartnern, einschließlich des Patienten, sowie eine regelmäßige gegenseitige Rückmeldung sind die Voraussetzung für eine effektive und effiziente Versorgung. Diese Zusammenarbeit kann innerhalb eines lymphologischen Netzwerkes mit gemeinsamen Behandlungsstandards und gemeinsamen Dokumentationsrichtlinien deutlich erleichtert werden.

Ein großes Manko in der derzeitigen Versorgung sind rechtlich organisatorische Hürden, wie Herausforderungen bei der nichtärztlichen Netzwerkgründung vor dem Hintergrund des Antikorruptionsgesetzes im Gesundheitswesen (§ 299a Strafgesetzbuch, StGB) und den damit verbundenen Diskussionen, wie weit Zusammenarbeit zwischen Ärzten, Therapeuten und Sanitätshäusern gehen darf. Eine enge Kooperation zwischen niedergelassenen Ärzten, Physiotherapeuten/Masseuren und Sanitätshäusern ist nicht nur wünschenswert, sondern sie ist in vielen Fällen für den Behandlungserfolg geradezu unerlässlich (2). Gesetzliche Regeln finden sich hierfür im Berufsrecht (§§ 31, 32 MBO-Ä), im Sozialrecht (§ 73 Abs. 7 SGB V u. § 128 SGB V) und seit 2016 auch im Strafrecht (§§ 299a, 299b, 300 StGB).

Grundsätzlich sollten bei der Zusammenarbeit die Punkte **Äquivalenz von Leistung und Gegenleistung, Dokumentation und Transparenz sowie die Beachtung des Patienten-Wahlrechts** (gesetzlich normiert in §§ 2 Abs. 3, 33 Abs. 6, 76 SGB V) berücksichtigt werden.

Weitere Themen sind der Datenschutz vor dem Hintergrund der aktuellen DSGVO, die mangelnde Vergütung der umfangreichen Versorgung von Lymphödem- und Lipödempatienten und der aktuelle Fachkräftemangel im medizinischen Bereich.

Im Folgenden sollen nun reale Fälle aus der ambulanten Praxis geschildert und diskutiert werden.

LITERATUR

Amelung V, Sydow J, Windeler A. Vernetzung im Gesundheitswesen im Spannungsfeld von Wettbewerb und Kooperation. Stuttgart: Kohlhammer; 2009.

Bringezu G. Ödem und Ödempathophysiologie. In: Bringezu G, Schreiner O (Hrsg.). Lehrbuch der Entstauungstherapie. Berlin: Springer; 2014. S. 57-72.

Haynes RB, Devereaux PJ, Guyatt GH. Physicians´and patients´ choices in evidence based practice. British Medical Journal. 2002; 324(7350): 1350.

Mangold S. Evidenzbasiertes Arbeiten in der Physio- und Ergotherapie, Reflektiert - systematisch - wissenschaftlich fundiert. Berlin: Springer; 2013.

Pott C. Das Ziel zeigt den Weg – Zielsetzungsprozess. Physiopraxis. 2016; 14(05): 42–45.

Sackett DL, William M, Rosenberg C, Muir Gray JA, Haynes RB, Richardson WS. Evidence based medicine: what it is and what it isn't 1996. Clin Orthop Relat Res. 2007; 455: 3-5.

Schreiner O. Blutkreislauf, Interstitium und Lymphgefäßsystem. In: Bringezu G, Schreiner O (Hrsg.) Lehrbuch der Entstauungstherapie. Berlin: Springer; 2014. S. 3-56.

INTERNET

www.bundesgesundheitsministerium.de/service/begriffe-von-a-z/e/evidenzbasierte-medizin.html (letzter Zugriff: 16. Januar 2020)

www.cochrane.de/de/ebm (letzter Zugriff: 10. Januar 2020)

www.cochrane.de/de/leitlinien (letzter Zugriff: 10. Januar 2020)

Fall

2 Sekundäres Armlymphödem einseitig

Rita Negele-Strauss

Leitsymptome: Sichtbare Schwellung eines Arms – Schweregefühl – eingeschränkte Feinmotorik – begleitende orthopädische Schmerzen

leicht

Definition

Sekundäres Armlymphödem

Das sekundäre Armlymphödem einseitig ist ein häufig anzutreffendes Lymphödem in der ambulanten Praxis. Besonders häufig tritt es nach einer Brustkrebstherapie ein: Etwa ein Drittel der Betroffenen leiden danach unter einem sekundären Armlymphödemen. Entscheidende Einflussfaktoren auf das Ausmaß des Ödems sind hierbei das Tumorstadium, die Menge der entfernten Lymphknoten und eine durchgeführte Strahlentherapie. Da die sekundären Lymphödeme auch oft noch lange Zeit nach der eigentlichen Krebstherapie auftreten können und auch die Lebensqualität der Betroffenen einschränken, sind sowohl ihre Behandlung als auch ihre Vorbeugung wichtige Bestandteile in der ambulanten Lymphologie.

WAS WÄRE, WENN …

…das Lymphödem ein Hinweis auf ein Rezidiv ist?

Laut S2k Leitlinie der AWMF zur Diagnostik und Therapie der Lymphödeme ist ein Lymphödem per se krebsverdächtig. Wenn ein Lymphödem auftritt, ist immer erst ein cancerogenes Geschehen auszuschließen, erst dann kann eine KPE eingeleitet werden. Liegt ein Rezidiv oder ein neuer Tumor vor, so muss mit dem behandelnden Arzt besprochen werden, ob eine KPE durchgeführt werden kann und darf.

2.1 Vorgeschichte

Die hier vorgestellte Patientin ist zum Zeitpunkt des Befundes 68 Jahre alt. Sie ist verheiratet und hat eine erwachsene Tochter, die sich auch um sie kümmert. Bei der Patientin liegt ein Zustand nach Mammakarzinom (Mamma CA) vor drei Jahren vor, es erfolgte eine Ablation der linken Brust. Im Zuge der Operation wurden 32 axilläre Lymphknoten entfernt. Im Anschluss an die unauffällig verlaufende Operation erfolgten eine Chemotherapie und Bestrahlung (leitliniengerechte Therapie). Sowohl die Chemo- als auch die Strahlentherapie wurden vor zwei Jahren abgeschlossen. Seit ca. einem Jahr ist der linke Arm sichtbar dicker als der rechte, vor allem der linke Handrücken und die Finger sind geschwollen. Die Patientin hat bereits eine Behandlungsserie mit Manueller Lymphdrainage erhalten, allerdings ohne die anschließende Kompressionsbandagierung. Die Behandlung mit der Manuellen Lymphdrainage zeigt bisher keinerlei Erfolg. Derzeit trägt die Patientin einen flachgestrickten, maßangefertigten Armstrumpf ohne Handteil. Die Patientin gibt an, dass sie kaum kleine Dinge greifen kann. Der Arm ist sehr schwer, was zu ziehenden Schmerzen bis in den Rücken führt. Außerdem ist die Oberbekleidung am linken Arm stets zu eng, sie findet kaum noch passende Oberteile. Die Patientin kommt mit dem derzeitigen Armstrumpf nur sehr schwer zurecht, der Strumpf zwickt nach Aussage der Patientin in der Armbeuge. Des Weiteren hat die Patientin starke Probleme beim Anziehen, sowohl beim Anziehen des Strumpfes als auch beim Anziehen der Oberbekleidung. Ohne Hilfe kommt sie kaum zurecht.

In diesem Fallbeispiel werden folgende Fragen analysiert und beantwortet:

- Warum tritt ein sekundäres Lymphödem auch nach gut einem Jahr nach der eigentlichen Lymphknotenentfernung auf?
- Warum hat die erste Serie Manuelle Lymphdrainage keine Besserung gebracht?
- Woher kommen die begleitenden Schmerzen im Rücken?

2.2 Untersuchungsbefunde

Therapeutische Anamnese

Der linke Arm sowie die linke Hand der Patientin haben stark im Umfang zugenommen. Die bereits durchgeführte Serie mit Manueller Lymphdrainage hat diesen Zustand nicht verbessert. Die Patientin klagt über Bewegungseinschränkungen vor allem im feinmotorischen Bereich, der Arm sei sehr schwer. Sie berichtet außerdem von ziehenden Schmerzen im Rücken. Die Schmerzen gibt sie im Anamnesegespräch laut Visueller Analogskala (VAS) bei 7 an. Mit der derzeitigen Kompressionsversorgung kommt die Patientin nicht zurecht, kann sie nur schwer an- und ausziehen.

KLINISCHER HINTERGRUND

Warum tritt ein sekundäres Lymphödem auch einige Jahre nach der Operation auf?

Die Autoren Fründt et al. zitieren eine Studie von Gartner aus dem Jahre 2010, in der die Wahrscheinlichkeit der Entstehung eines Lymphödems für Brustkrebspatientinnen mit 5 bis 60 % angegeben wird. Diese große Spannbreite wird durch eine große Heterogenität und Dunkelziffer bzgl. der Diagnose sekundäres Lymphödem erklärt. Nach Fründt et al. kann das Risiko für das Entstehen eines sekundären Lymphödems nach Brustkrebserkrankung aufgrund von Fortschritten in der Diagnostik und Therapie, vor allem die Entwicklung der Sentinel-Lymphknotenentfernung und gezieltere Verfahren in der Chemo- und Strahlentherapie, reduziert werden. Allerdings manifestiert sich ein Lymphödem meist innerhalb der ersten drei Jahre nach der Therapie der Grunderkrankung, kann aber auch noch zu einem späteren Zeitpunkt entstehen (Fründt et al., 2019). Fortschritte in der Diagnostik und Therapie, vor allem die Entwicklung der Sentinel-Lymphknotenentfernung und gezieltere Verfahren in der Chemo- und Strahlentherapie sind hierfür verantwortlich. Das Ausmaß eines sekundären Lymphödems ist abhängig von der Größe des Tumors, der Anzahl der befallenen Lymphknoten und der sich daraus ergebenden Therapie. Je nach gewählter Therapie kommt es zu kleineren oder größeren Schädigungen des Lymphgefäßsystems, die der Körper eine gewisse Zeit kompensieren kann. In der Fachliteratur wird auch diskutiert, ob Begleiterkrankungen oder eine primäre Schädigung des Lymphgefäßsystems mit dem Wiederauftreten eines Lymphödems in Verbindung stehen. Auch wird die Verbindung mit Ko-Erkrankungen oder aber auch das zur Grunde liegen einer primären Schädigung des Lymphgefäßsystems diskutiert.

Inspektion

- Linker Arm geschwollen, vor allem Handrücken und Finger
- Deutliche Hautfalten-Unterschied rechts zu links
- Auch am Rücken deutlicher Hautfaltenunterschied rechts zu links

Palpation

Unterhautgewebe am Arm links deutlich verdickt und fibrös eingelagert

2.2.1 Evaluation des Gesundheitszustands nach ICF

Personenbezogene Faktoren

Die 68-jährige Patientin ist verheiratet und hat eine erwachsene Tochter. Sowohl ihr Mann als auch die Tochter unterstützen sie und gehen ihr zur Hand. Sie hat seit einiger Zeit eine deutliche Schwellung des linken Armes, die sie als behandlungsbedürftig ansieht und bereits die erste Therapie auch in

Anspruch genommen hat. Sie versucht aktiv an der Therapie mitzuwirken, die Adhärenz erscheint bisher als gut.

Definition

Adhärenz

Der Begriff Adhärenz kommt aus dem Englischen und bedeutet Einhalten, Befolgen. Er ersetzt den Begriff Compliance, der Therapietreue bedeutet. Im Gegensatz zur Compliance, welche für die reine Therapietreue steht, also das Befolgen der empfohlenen ärztlichen und therapeutischen Maßnahmen, beschreibt der Begriff Adhärenz das Ausmaß, zu dem das Verhalten einer Person hinsichtlich Medikamenteneinnahme, Diätbefolgung und/oder Lebensstiländerungen mit den vereinbarten Empfehlungen eines medizinischen Behandlers übereinstimmt. Der Patient wird somit als aktiver Partner betrachtet. Durch gezielte Aufklärung wird das Selbstvertrauen der Patienten gestärkt, sodass er mit Hilfe von Information, Aufklärung und Beratung befähigt wird, eine selbstbestimmte Entscheidung bzgl. des eigenen Gesundheitsverhaltens zu treffen.

Umweltfaktoren

Die Patientin nimmt aktiv am Leben teil und achtet auf sich. Es stört sie sehr, dass sie keine passende Kleidung findet und auf Hilfe beim Anziehen angewiesen ist. Ihr Ziel ist es, wieder selbstständiger zu werden. Das Hilfsmittel Kompressionsstrumpf empfindet sie aufgrund der Einschnürung im Ellenbogenbereich als störend.

Funktions- und Strukturebene

Die Patientin hatte eine Ablatio links mit anschließender Strahlentherapie, außerdem wurden 32 axilläre Lymphknoten entfernt. Sie hat eine deutliche ödematöse Schwellung des linken Armes, vor allem der Hand und der Finger, was einen Verlust der Feinmotorik zur Folge hat. Im Zuge dessen fällt es ihr schwer, kleine Dinge zu greifen. Des Weiteren liegen deutliche Fibrosen und Verdickungen des Gewebes vor, was den Abfluss der Lymphflüssigkeit erschwert. Die Patientin hat eine Schweregefühl im Arm und ziehende Schmerzen bis in den Rücken, was auf eine funktionelle Veränderung im Bereich des Rumpfes schließen lässt.

Partizipationsebene

Die Patientin fühlt sich vor allem durch den Verlust der Autonomie beim Anziehen stark eingeschränkt.

2.3 Zielsetzung

Die Patientin in diesem Fallbeispiel wünscht sich, wieder selbstständiger zu werden. So möchte sie sich wieder ohne Hilfe anziehen und passende Oberbekleidung finden können. Die behandelnde Therapeutin möchte den Umfang innerhalb von mindestens zwei bis maximal vier Wochen reduzieren (dies führt dann auch auf Patientenebene dazu, dass die Patientin wieder passende Oberbekleidung findet), die Fibrosen verringern und die orthopädischen Schmerzen im Bereich des Rückens auf VAS 2 absenken. Ein weiteres professionsübergreifendes Ziel ist es, die Kompressionsversorgung so anzupassen, dass diese nicht einschnürt und eine Flachstrickqualität zu finden, die die Patientin selbstständig anziehen kann. Aus diesen verschiedenen Aspekten ergeben sich folgende Ziele

- Reduktion des Ödemumfangs und der Fibrosen
- Reduktion der ausstrahlenden Schmerzen von VAS 7 auf VAS 2
- Fördern der Motorik der Patientin
- Professionsübergreifendes Ziel: Anmessen passender Kompressionsversorgung und Schulung des selbstständigen Anziehens

2.4 Therapieplan

Die Patientin trägt bereits einen flachgestrickten Kompressionsstrumpf, der allerdings nicht zu passen scheint und auch kein Handteil aufweist. Da die physiotherapeutische Befundung aber bereits zeigte, dass auch die Hand stark betroffen ist, sollte diese auch in der Kompressionstherapie berücksichtigt werden. Darüber hinaus wird durch die Tatsache, dass der Kompressionsstrumpf nicht passt und der Arm sehr schwer ist, deutlich, dass der linke Arm noch nicht entstaut ist. Auch der Fakt, dass zwar bereits eine Serie von MLD ohne anschließender Kompressionstherapie durchgeführt wurde, legt nahe, dass keine Entstauung im Sinne der KPE stattgefunden hat. Deshalb sollte nun nochmal eine KPE Phase I eingeleitet werden, um den Arm und auch die Hand vollständig zu entstauen. Außerdem wird auch auf die Statikveränderungen eingegangen, die zu den Rückenschmerzen führen.

WAS WÄRE, WENN ...

...erneut keine KPE Phase I stattgefunden hätte?

Die KPE besteht aus einer Zwei-Phasen Therapie. In der KPE Phase I wird die Behandlung hochfrequent (i. d. R. täglich) und mit einer an die MLD anschließenden Kompressionsbandagierung durchgeführt. Ziel der KPE Phase I ist eine maximale Reduktion des Ödems. Ist das Ödem maximal reduziert, so wird am Ende der KPE Phase I ein flachgestrickter Kompressionsstrumpf nach Maß angefertigt. In der KPE Phase II ist das Ziel die Erhaltung des Therapieergebnisses aus KPE Phase I. Hierbei wird die MLD ein- bis dreimal wöchentlich oder aber in Serien durchgeführt, je nach Ödembefund. Die Kompressionstherapie erfolgt durch das Tragen der o. g. Kompressionsversorgung. Wird in der KPE Phase I keine Kompressionstherapie durchgeführt, kann das betroffene Körperteil nicht entstaut werden. Hätte also wieder keine KPE Phase I sondern nur eine MLD Behandlung stattgefunden, wäre der Arm wieder nicht maximal entstaut worden, eine erneute Kompressionsversorgung hätte wieder nicht passen können.

Da bereits ein flachgestrickter Kompressionsstrumpf vorhanden ist, muss vor der KPE Phase I geklärt werden, ob am Ende der Phase I eine neue Kompressionsversorgung (flachgestrickt nach Maß) erfolgen kann. Eine neue Versorgung ist angezeigt und auch gegenüber der Kostenträger vertretbar, da die Patientin derzeit Probleme mit der aktuellen Versorgung angibt (Zwicken in der Ellenbogenbeuge), die geschwollene Hand und Finger nicht versorgt sind (fehlendes Handteil) sowie eine Umfangsreduktion durch die Durchführung der KPE Phase I erwartet wird. Da die neue Kompressionsversorgung Aufgabe des Sanitätshauses ist, beginnt die Zusammenarbeit im Netzwerk bereits vor der ersten therapeutischen Intervention. Gemeinsam mit der Patientin und dem versorgenden Sanitätshaus erfolgt die Klärung folgender Fragen:

1. Welche Bestrumpfung sollte hier gewählt werden?
2. Armstrumpf mit Handteil am Stück oder zweigeteilt?
3. Pelotte auf dem Handrücken ja/nein?

Nachdem sich die Beteiligten auf eine zweigeteilte Versorgung mit Pelotte auf dem Handrücken verständigt haben, erfolgt das erste Maßnehmen für den notwendigen Kostenvoranschlag.

Es wird Rücksprache mit dem verordnenden Arzt gehalten, damit er die entsprechenden Rezepte ausstellt. Aus hygienischen Gründen ist neben der Erstversorgung auch eine Wechselversorgung notwendig.

PRAKTISCHER TIPP

Die flachgestrickte Kompressionsversorgung sollte täglich in der Maschine gewaschen werden, um die Kompressionswirkung gewährleisten zu können.

WAS WÄRE, WENN ...

...die Kompressionsversorgung nicht genehmigt geworden wäre?

Die Patientin verfügt bereits über eine Kompressionsversorgung. Ein Anspruch auf Kompressionsversorgung ergibt sich aus den §§ 33 Abs. 1, 92 Abs. 1 S. 2 Nr. 6 i. V. m. § 139 SGB V (Verweis auf Hilfsmittelrichtlinie und Hilfsmittelverzeichnis). Der Umfang des Anspruchs steht in engem Zusammenhang mit der Haltbarkeit der Kompressionsversorgung. Die Mindesthaltbarkeit wird hier von den Herstellern mit einer Dauer von ca. sechs Monaten angesetzt. Daraus ergibt sich ein Anspruch auf zwei Kompressionsversorgungen pro Jahr. Allerdings kann in besonderen Fällen (z. B. besondere Beanspruchung etwa bei Erziehertätigkeiten im Kindergarten oder handwerklich geprägten Arbeitsfeldern) eine häufigere Verordnung stattfinden, ebenso in Fällen von Umfangsänderungen, wenn insoweit die Funktionsweise der Kompression nicht mehr gewährleistet ist.

Demnach steht der Patientin halbjährlich eine neue Versorgung zu. In diesem Fallbeispiel führt aber eine erneute KPE Phase I zu einer Ödemreduktion, sodass die bestehende Versorgung nicht mehr passen wird. Mit der Verordnung vom Arzt und dem notwendigen

Kostenvoranschlag kann vor Ablauf des halben Jahres eine neue, zusätzliche Versorgung beantragt werden. Wird diese nicht genehmigt, muss ein Widerspruchverfahren eingeleitet werden. Sollte dieses nicht positiv entschieden werden, könnte – zur Not – erst einmal weiterhin in Phase II der KPE verblieben werden und dann zu einem späteren Zeitpunkt in die zeit- und kostenintensive Phase I eingestiegen werden (sobald sie genehmigt ist).

Wenn diese Rahmenbedingungen geklärt sind, können die Planung und Durchführung der lymphtherapeutischen Behandlung starten.

Die Behandlung sollte fünfmal pro Woche mit 45 Minuten Manueller Lymphdrainage mit anschließender Kompressionsbandagierung erfolgen. Die KPE Phase I wird mit drei Wochen angesetzt. Nach ca. zwei Wochen sollte die erneute Maßnahme für die Anfertigung des Kompressionsstrumpfes erfolgen und nach drei Wochen der flachgestrickte maßangefertigte Kompressionsstrumpf (Armstrumpf mit Handteil) abgegeben werden. Bei der Abgabe der Kompression liegt ein besonderes Augenmerk darauf, der Patientin auch die Handhabung der existierenden Hilfsmittel und Anziehhilfen zu zeigen und mit ihr zu üben, da sie mit dem Anziehen große Probleme hat.

2.5 Therapeutische Maßnahmen

Die **Manuelle Lymphdrainage** wird fünfmal pro Woche durchgeführt. Der Behandlungsalgorithmus richtet sich nach den Behandlungswegen einer Manuellen Lymphdrainage bei einem einseitigen sekundären Armlymphödem. Ein besonderer Fokus liegt auf der Behandlung der Fibrosen im Bereich des Unterarms und der Hand. Dazu werden intensive stehende Kreise durchgeführt. Der Thoraxbereich ist frei von Ödemen, allerdings klagt die Patientin über Schmerzen im Bereich des Rückens. Im Zuge der **Übungsbehandlung** werden der Patientin neben entstauenden Übungen (Äpfel pflücken, Handkreisen, Fingerübungen zur Schulung der Feinmotorik) auch Übungen zur Mobilisation der Brustwirbelsäule und des Schulter-Nacken-Bereichs mitgegeben. Hierbei werden vor allem Dehnübungen für den Bereich des M. trapezius, aber auch stabilisierende Übungen mit dem Latexband zur Kräftigung der Rumpfmuskulatur vermittelt.

Der **Aufbau des lymphologischen Kompressionsverbandes** (LKV) gestaltet sich wie folgt:

1. Stülpa
2. Bandagierung der Finger mit Mullbinden 6 cm breit
3. Polsterwatte von der Hand bis kurz unter die Axilla
4. Schaumstoffpad auf dem Handrücken und in der Handinnenfläche
5. Kurzzugbinde 6 cm breit für die Hand
6. Kurzzugbinde 8 cm für den Unterarm
7. Abpolstern der Ellenbogenbeuge mit Watte
8. Kurzzugbinde 10 cm breit für proximales Drittel des Unterarms und Oberarm
9. Langzugbinde 10 cm breit von der Hand bis zum proximalen Ende des Oberarms

Bereits nach der ersten Behandlung zeigt sich an den Messpunkten eine deutliche Ödemreduktion von 2 cm (der Handrücken wurde durch wechselnde Polsterpads entstaut (mal glatte Oberfläche, mal unregelmäßige Oberfläche). Durch die Ödemreduktion treten die Fibrosen im Bereich des Unterarms deutlicher hervor. Ein in die Bandagierung eingebauter sogenannter Schneider-Pack dient dazu, die Fibrosen auch unter dem LKV zu behandeln. Dieser besteht aus einem Stück Schlauchverband, der mit Schaumstoffflocken gefüllt ist und somit eine unruhige Oberfläche darstellt. Eine weitere Herausforderung stellt der Bereich der Ellenbogenbeugen dar, der bereits durch die vorherige Kompressionsversorgung gereizt und empfindlich ist. Daher wird die Patientin hier zu einer konsequenten Hautpflege angeleitet. Darüber hinaus wird der Bereich der Ellenbogenbeuge gut mit Schaumstoff abgepolstert.

PRAKTISCHER TIPP

Hautpflege

Ob Bandagematerialien oder Kompressionsstrumpf – die komprimierenden Materialien beanspruchen die Haut. Laut S2k Leitlinie zum Thema Lymphödem werden der Feuchtigkeits- und Fettgehalt der Haut angegriffen. Hautschutz bzw. Hautpflege sollten daher täglich erfolgen, um Sekundärschäden wie Infektionen oder Hautschäden zu vermeiden und die Barrierefunktion

der Haut zu erhalten. Die Reinigung sollte laut der Leitlinienempfehlung mit einer pH-neutralen Seife erfolgen.
Pflegende Hautcremes sollten Glycerin und Ceramide sowie Humektane (Harnstoff bzw. Urea) enthalten. Für trockene Haut werden Cremes mit erhöhtem Fettanteil verwendet. Bei Hautfalten werden ggf. noch desinfizierende Maßnahmen durchgeführt. Hierzu eignen sich Polyvidon oder Octenidin. Ist die Haut stark geschädigt, können Maßnahmen zur Hautsanierung notwendig werden.
Erfahrungsgemäß empfiehlt sich, die Hautpflege eher abends durchzuführen, da manche Cremes bzw. die etwas fettigere Haut das Anziehen der Kompressionsversorgung erschweren.

Nach 14 Tagen (bzw. zehn Tagen Behandlung) erfolgt die Maßnahme durch das lymphkompetente Sanitätshaus. Maßnahmen bedeutet, dass ein Mitarbeiter des Sanitätshauses, der in lymphologischer Versorgung (Kompressionsversorgung mit Flachstrickware) qualifiziert ist, im Anschluss an die Manuelle Lymphdrainage die genauen Maße ermittelt. Hierzu werden bestimmte Messpunkte (Vorgaben erfolgen durch die Hersteller der Medizinischen Kompressionsstrümpfe) mit Hilfe eines Maßbandes erfasst und in spezielle Messblätter eingetragen. Diese Messblätter werden dann zusammen mit den notwendigen Zusätzen an den jeweiligen Hersteller übermittelt und die Kompressionsversorgung gemäß diesen Vorgaben gefertigt. Wenn bei vorheriger Maßnahme bereits die Kompresssionsversorgung beantragt werden konnte, liegt die Kostenübernahmeerklärung von Seiten des Kostenträgers nun in der Regel vor und die flachgestrickte Kompressionsversorgung kann bestellt werden.

Gemäß den Erfahrungen, die während des LKV gesammelt werden, wird ein Lymphpad in das Handteil für den Handrücken und in der Ellenbogenbeuge eine funktionelle Entlastungszone eingearbeitet, um das „Zwicken" in der Ellenbogenbeuge zu reduzieren.

Die MLD mit 45 Minuten und die anschließende Kompressionsbandagierung werden nun noch eine Woche täglich fortgesetzt, bis die flachgestrickte, maßangefertigte Kompressionsversorgung durch das Sanitätshaus abgegeben werden konnte. Neben der Abgabe durch das Sanitätshaus mit der zugehörigen Passformkontrolle wird auch eine Anziehtechnik mithilfe einer Anziehhilfe vermittelt, um der Patientin die in der Zielvereinbarung formulierte Selbstständigkeit wiederzugeben.

In der sich nun anschließenden KPE Phase II wird die MLD 45 Minuten vorerst auf dreimal pro Woche reduziert. Wenn nach einigen Tagen deutlich wird, dass die Kompressionsversorgung passt und nicht zwickt, kann die Wechselversorgung bestellt werden. Nach einer weiteren Woche kann die Frequenz der MLD auf zweimal wöchentlich reduziert werden.

2.6 Reflexion des therapeutischen Vorgehens

In diesem Patientenbeispiel führt die Kompression der Hand mit Hilfe von unterschiedlich strukturierten Pads zum gewünschten Erfolg: Der Handrücken ist abgeschwollen. Die Patientin gibt zwar eine Besserung der Feinmotorik an, diese sei aber noch ausbaufähig. Hierzu könnte noch weitere Schulung erfolgen, beispielsweise durch Physiotherapie auf neurologischer Basis oder ergotherapeutische Maßnahmen. Die behandelnde Therapeutin nimmt dazu Kontakt mit dem Arzt auf, um im Rahmen weiterer Therapieempfehlungen auf die mögliche notwendige Ergotherapie aufmerksam zu machen.

Dank der hohen Adhärenz der Patientin und die Unterstützung durch die Angehörigen, erfolgte die lymphtherapeutische Behandlung in diesem Beispiel lehrbuchmäßig. Die gesetzten Ziele konnten erreicht werden, auch die geplanten drei wöchige KPE Phase I konnte eingehalten werden.

Aktuell kommt die Patientin je nach Ödemstatus noch ein- bis zweimal pro Woche zur Manuellen Lymphdrainage. Mithilfe der Anziehhilfen kann sie die Kompressionsversorgung selbstständig an- und ablegen. Das Schweregefühl im Arm ist nicht mehr vorhanden und auch die Schmerzen im Rücken konnten durch die Ödemreduktion deutlich reduziert werden. Die Patientin nun noch an einem Funktionstraining für die Muskulatur der Wirbelsäule teil, um den Statikveränderungen entgegen zu wirken.

2.7 Evidenzbasierte Zusammenfassung

Ein sekundäres Armlymphödem nach einer Krebsoperation kommt bei bis zu 44 % der Betroffenen nach einer Mastektomie mit axillärer Lymphknotendissektion und nach Sentinel-Lymphknoten-Biopsien bei 22 % vor. Oft tritt das sekundäre Lymphödem erst nach einiger Zeit nach der Operation bzw. Behandlung des Tumors auf. Dies liegt vermutlich daran, dass der Körper die geschädigten Strukturen noch einige Zeit kompensieren kann, diese Kompensationsmechanismen dann aber nachlassen können: Ergibt sich beispielsweise durch Bagatellverletzungen oder einschnürender Kleidung eine zusätzliche Schädigungen des Lymphgefäßsystems, die der Körper nicht mehr kompensieren kann, entwickelt sich ein sekundäres Lymphödem. Nichts destotrotz muss auch beim Auftreten eines sekundären Lymphödems vor Einleitung der konservativen Therapie ein cancerogenes Geschehen ausgeschlossen werden (S2k Leitlinie). Die multimodale KPE besteht per Definition aus den Säulen Manueller Lymphdrainage, Kompressionstherapie, Hautpflege, Bewegung und Selbstbehandlung. Entfällt eine dieser Säulen, ist die KPE als multimodale Behandlungsmethode eines Lymphödems nicht vollständig wirksam. Dies ist an der Vorgeschichte der Patientin erkennbar, bei der eine Manuelle Lymphdrainage ohne anschließende Kompressionstherapie durchgeführt wurde. So konnte der Arm nicht entstaut werden und die anschließende Kompressionsversorgung passte nicht. Dadurch wurde diese nicht getragen bzw. als störend empfunden und es bestand die Gefahr, dass die Adhärenz der Patientin nachhaltig gestört wird. Aufgrund der Umfangsveränderungen des Arms und der Statikveränderungen aufgrund der Ablatio im Bereich des Brustkorbs hat die Patientin Haltungs- und Bewegungsveränderungen erfahren. Dies führt zu muskulären Kompensationsmechanismen und zu Schmerzen im muskulären Bereich. Die Studienlage hierzu ist aktuell noch schwach, allerdings ist aufgrund klinischer Expertise anzunehmen, dass einige Lymphödempatienten Probleme im orthopädischen Bereich entwickeln.

Für dieses Fallbeispiel ist wichtig, dass

- eine strukturierte KPE Phase I mit besonderem Augenmerk auf die Kompressionsbandagierung durchgeführt wird;
- im Netzwerk die erneute Kompressionsversorgung organisiert und genehmigt wird;
- die hohe Adhärenz der Patientin auch dahingehend genutzt wird, ihre orthopädischen Probleme mit Hilfe von gezielten Übungen (Dehnung und Kräftigung) und anschließendem Funktionstraining zu lindern;
- der Patientin die gewünschte Autonomie zurückerlangt, indem sie eine passende Kompressionsversorgung erhält, die sie mithilfe von Anziehhilfen und der richtigen Anleitung selbstständig an- und ausziehen kann.

LITERATUR

Földi E, Albert US, Helmbrecht S et al. AG 4 Konservative Therapie. In: Deutsche Gesellschaft Lymphologie., S2k Leitlinie Diagnostik und Therapie der Lymphödeme; 2017. S. 37-49 Aus: https://www.awmf.org/uploads/tx_szleitlinien/058-001l_S2k_Diagnostik_und_Therapie_der_Lymphoedeme_2019-07.pdf (letzter Zugriff: 14. Dezember 2019).

Fründt SL, Liedtke C, Kühn T. Lymphödem, In: Petru D, Fink D, Ossi R. Praxisbuch Gynäkologische Onkologie. Deutschland: Springer-Verlag; 2019 . S. 235-242.

Gültig O, Miller A, Zöltzer H. Leitfaden Lymphologie. München: Elsevier, 2015.

Lulay GR. Sekundäre Lymphödeme, Diagnose und Therapie weiterhin unbefriedigend. Deutsches Ärzteblatt. 2017; 1:14-16.

Rabe E. S2k Leitlinie Medizinische Kompressionstherapie der Extremitäten mit Medizinischem Kompressionsstrumpf (MKS), Phlebologischem Kompressionsverband (PKV) und Medizinischen adaptiven Kompressionssystemen (MAK). https://www.awmf.org/uploads/tx_szleitlinien/037-005l_S3k_Medizinische-Kompressionstherapie-MKS-PKV_2019-05.pdf (letzter Zugriff: 14. Dezember 2019).

Fall

3 Sekundäres Armlymphödem beidseits

Stephanie Emter

Leitsymptome: Umfangsvermehrung des Arms/der Arme – Thoraxwandödem – akute bakterielle Entzündung – Schmerzen der Schulter – depressive Episoden

mittel

Definition

Sekundäres Armlymphödem

➢ Kapitel 2

Beidseitiges Armlymphödem

Bei einem beidseitigen Armlymphödem erfolgt der Abfluss nicht über die nicht betroffene Seite, sondern über die physiologischen Anastomosen in den kaudalen Körperbereich. Auch die Behandlungswege über den Rücken müssen besonders beachtet und angeregt werden.

3.1 Vorgeschichte

Die Patientin ist 58 Jahre alt und bereits im Ruhestand.

2009 trat der Verdacht eines positiven Befundes der rechten Mamma auf. Es konnte jedoch keine sichere Diagnose des Mammakarzinoms gestellt werden. Darauf erfolgt die Entfernung des Sentinel-Lymphknotens aus der rechten Achsel. Dieser war ohne Befund.

Sechs Jahre später wurde rechts ein Mammakarzinom gesichert diagnostiziert. Es folgten die Entfernung von zehn Lymphknoten axillär sowie die Ablatio mammae rechts und Bestrahlung der betroffenen Brustseite.

KLINISCHER HINTERGRUND

Mammakarzinom

Brustkrebs ist die häufigste Krebsform, an der Frauen erkranken. Derzeit erkrankt ca. jede achte Frau an Brustkrebs. Oft ist Brustkrebs gut behandelbar oder sogar heilbar.
Risikofaktoren für Brustkrebs sind nach dem Blauen Ratgeber Brustkrebs:

- Älter als 50 Jahre sind
- Brustkrebserkrankungen bei nahen Verwandten (Mutter/Schwestern)
- Bereits abgelaufene Brustkrebserkrankungen
- Veränderung des Drüsengewebes haben (atypisch proliferierende Mastopathie)
- Auf dem Mammogramm erkennbare Mikroverkalkungen oder nach operativer Gewebeprobe mikroskopische Zeichen für ein erhöhtes Entartungsrisiko
- Hormonersatztherapie
- Übergewicht/Bewegungsmangel
- Alkohol- oder Nikotinabusus

Der Zelltyp des Krebses muss bestimmt werden, um die Form des Brustkrebses zu bezeichnen. Es ist ausschlaggebend, welche Eigenschaften die Zellen haben und ob bzw. inwieweit sich der Tumor im Körper ausgebreitet hat, also ob Metastasen vorliegen.
Die meisten Brusttumoren entstehen in den Milchgängen (duktaler Zelltyp) oder in den Drüsenläppchen (lobulärer Zelltyp).
Eine weitere wichtige Information für die weitere Therapieentscheidung ist, ob der Tumor hormonempfindlich ist. Hierzu wird der sogenannte Östrogen- oder Progesteronstatus bestimmt. Darüber hinaus kann der sogenannte Immune Reactive Score (IRS) ergänzt werden, ein Zahlenwert von null bis zwölf. Bei einem IRS von null sind die Zellen Hormonrezeptor-negativ. Bei eins ist das Ergebnis nicht eindeutig. Ab einem IRS-Wert von zwei gelten die Zellen als Hormonrezeptor-positiv. Wenn ein Tumor hormonempfindlich ist, so kann eine Antihormontherapie angewendet werden.

Prinzipiell gibt es zwei große Klassen von Brustkrebs: Vorstadien (nicht infiltrierende, epitheliale Tumore, Carcinoma in situ) und Infiltrierende epitheliale Tumore.

Mamma Ablatio

In besonderen Fällen ist eine Amputation der Brust nicht zu umgehen. Sie wird empfohlen, wenn an mehreren Stellen Tumorherde auftreten (Multizentrizität), der Tumor nicht im Gesunden entfernt werden kann, das Gewebe in und um den Brustkrebs entzündet ist, das kosmetische Ergebnis einer Brust erhaltenden Operation unbefriedigend wäre oder eine Nachbestrahlung der Brust aus medizinischen Gründen nicht möglich ist.
Eine Brustamputation bedeutet für viele Frauen den Verlust ihrer Weiblichkeit und führt in manchen Fällen zu erheblichen psychischen Problemen. Es besteht die Möglichkeit, die Brust wieder aufbauen zu lassen, um das äußere Erscheinungsbild wiederherzustellen. Dies kann sofort bei der Amputation erfolgen oder je nach Wunsch und Verfahren auch zu einem späteren Zeitpunkt. Für den operativen Wiederaufbau der Brust stehen verschiedene Verfahren zur Verfügung.

Die Patientin hat postoperativ kein Armlymphödem entwickelt. Es wurde prophylaktisch ein Flachstrick-Armstrumpf für sie angefertigt. Diesen trug sie jedoch nicht und war auch in keiner lymphtherapeutischen Behandlung.

Zwei Jahre später sucht die Patientin einen Facharzt auf, da der Umfang des rechten Unterarms zunimmt und das Gewebe zu verhärten beginnt.

Sie bekommt ein Rezept über 45 Minuten MLD mit anschließender Kompressionsbandagierung. Diese soll drei bis vier Mal pro Woche durchgeführt werden. Sie sucht eine physiotherapeutische Praxis mit lymphologischem Schwerpunkt auf.

In der ersten Behandlungseinheit berichtet die Patientin, dass sie vorher bereits sechs MLD Behandlungen in einer anderen Praxis wahrgenommen hat. Diese hat jedoch nach der MLD keine Kompressionsbandage angelegt. Der Behandlungserfolg blieb aus. Auf Rat des Arztes erkundigt sie sich nach einer spezialisierten Praxis auf diesem Fachgebiet.

Während der Befundung stellt die behandelnde Therapeutin bei der Inspektion ein Erysipel am rechten Arm fest. Die Patientin zeigt Symptome in Form von Schüttelfrost, Fieber und Juckreiz an der betroffenen Extremität. Die physiotherapeutische Behandlung/Befundung wird abgebrochen und die Patientin wird direkt in ein Krankenhaus verwiesen.

Zehn Tage später kann nach Absetzen der Antibiotika die physiotherapeutische Behandlung begonnen werden. Das Bandagematerial wird vom behandelnden Facharzt verschrieben. Die Patientin bringt es zur ersten Behandlung mit.

Definition

Erysipel

Ein Erysipel wird auch als Wundrose bezeichnet. Hierbei handelt es sich um eine akute bakterielle Infektion der Dermis. Die klinischen Symptome sind Schmerzen, Rötung, Schwellung und ein allgemeines Krankheitsgefühl. Die Therapie besteht aus einer systemischen Antibiose zumeist mit Penicillin. Liegt ein Erysipel vor, darf keine Manuelle Lymphdrainage durchgeführt werden (Kontraindikation).

WAS WÄRE, WENN ...

...kein Bandagematerial vorliegt

Für die Kompressionsbandagierung muss ausreichend Bandagematerial vorliegen. Das Material wird vom Arzt verordnet und kann über Apotheken bezogen werden. Es ist möglich, sich die einzelnen Materialien als einzelne Positionen verordnen zu lassen. Aktuell können jedoch manche Positionen nicht in jedem Bundesland verordnet werden. Hierunter fällt bspw. das Polstermaterial wie Polsterwatte oder aber Schaumstoff zur Abpolsterung von Knochenvorsprüngen. Deshalb setzen sich immer mehr die sogenannten Lymphsets durch. Diese gibt es in verschiedenen Ausstattungen und Größen, sodass für jedes Lymphödem „individuell" entschieden werden muss, welches Set passend ist. Beachtet werden sollte, dass pro Körperteil immer zwei Sets an Bandagematerial vorliegen. Das Bandagematerial muss nach dem Tragen gewaschen werden (wie die Kompressionsversorgung auch). Das bedeutet in der praktischen Umsetzung: Ein Set ist am betroffenen Körperteil, das andere Set wird gewaschen.
Wenn kein Bandagematerial vorliegt, kann keine Kompressionsbandagierung durchgeführt werden.

In diesem Fallbeispiel werden folgende Fragen analysiert und beantwortet:

- Welche Unterschiede gibt es in der Behandlung vom einseitigen zum beidseitigen sekundären Armlymphödem?
- Wie verändert sich die Behandlung, wenn eine erneute Krebsdiagnose vorliegt?

- Wie können physiotherapeutische Maßnahmen mit den Maßnahmen der KPE verknüpft werden?
- Welchen Einfluss haben psychische Aspekte?

3.2 Untersuchungsbefunde

3.2.1 Therapeutische Befundung

Therapeutische Anamnese

Vorliegendes sekundäres Armlymphödem rechts nach Ablatio mammae. Die Patientin ist 58 Jahre alt und versorgt ihre pflegebedürftige Mutter.

Inspektion

Die Umfangsvermehrung ist im Seitenvergleich zum linken Arm sichtbar, jedoch nicht stark auffällig. Der Handrücken und die Finger sind nur gering ödematös. Der Oberarm ist ebenfalls geringer betroffen. Die Inspektion des Thorax im Seitenvergleich ergibt den Verdacht, dass sich ebenfalls ein Thoraxwandödem rechts entwickeln könnte.

Palpation

Die Palpation ergibt, dass das Gewebe des rechten Unterarms bereits fest teigig ist und fibrotische Veränderungen aufweist. Bei der Palpation des Thoraxbereichs bemerkt die behandelnde Therapeutin, dass sich Lymphflüssigkeit im Bereich des Thorax eingelagert hat. Auf Nachfrage bei der Patientin gibt diese an, dass sie ab und zu ein Kissengefühl unter dem rechten Arm verspürt.

Die Narbe der Mamma Ablatio ist gut verschieblich und das bestrahlte Gebiet unauffällig.

3.2.2 Evaluation des Gesundheitszustand nach ICF

Personenbezogene Faktoren

Die Patientin ist 58 Jahre alt und bereits im Ruhestand. Sie ist Hausfrau und versorgt ihre pflegebedürftige Mutter. Die körperliche und seelische Belastung ist recht hoch. Das Hauptproblem der Patientin ist eine Bewegungseinschränkung im rechten Schultergelenk sowie die des Ellenbogens. Dies hindert sie im Alltag und bei der Pflege der Mutter. Die Empfehlung, sich zusätzlich weitere physiotherapeutische Maßnahmen, wie zum Beispiel Krankengymnastik oder Manuelle Therapie zur Funktionsverbesserung verschreiben zu lassen, weist die Patientin ab, da sie nicht noch mehr Termine haben wolle und keine Zeit habe.

Im Folgenden wird auf unterstützende physiotherapeutische Maßnahmen eingegangen.

Umweltfaktoren

Aufgrund der Pflege der Mutter ist von einer starken körperlichen Belastung auszugehen. Auch schränkt dies die zeitliche Flexibilität und Autonomie der Patientin ein.

Funktions- und Strukturebene

➢ Tab. 3.1 zeigt die Umfangsmaße der Arme. Die Patientin hat keine weiteren Nebendiagnosen und nimmt keine Medikamente ein.

Partizipationsebene

Die Patientin ist durch die Pflege der Mutter stark gebunden und möchte so wenig Termine wie möglich wahrnehmen müssen.

Tab. 3.1 Umfangsmaße der Arme (gemessen im 10 cm Abstand ab der Nagelwurzel des Mittelfingers) zum Behandlungsbeginn

	Rechter Arm	Linker Arm
1	19,5 cm	19,0 cm
2	20,0 cm	19,7 cm
3	27,0 cm	25,5 cm
4	30,0 cm	28,6 cm
5	35,0 cm	34,5 cm

3

3.3 Zielsetzung

Die Patientin möchte voll mobil sein, um die Mutter pflegen zu können. Das bedeutet für sie, dass die Beweglichkeit des Armes wiederhergestellt werden soll. Die behandelnde Therapeutin möchte eine Umfangsreduktion erwirken sowie die Beweglichkeit der Schulter und des Ellenbogens auf die Norm erweitern. Dies sollte möglich sein, da keine orthopädischen Zusatzdiagnosen vorliegen und die mangelnde Beweglichkeit vermutlich auf die ödematösen Veränderungen zurückzuführen sind.

Das professionsübergreifende Ziel innerhalb des Netzwerkes ist eine passgenaue Kompressionsversorgung anzupassen, die die Beweglichkeit nicht einschränkt und weiterhin die Pflege der Mutter ermöglicht.

3.4 Therapieplan

Im Aufklärungsgespräch über den Behandlungsablauf der MLD Behandlungen zeigt sich die Patientin motiviert. In der KPE Phase I ist neben der Entstauung durch die Bandagierung und die Bewegung in der Bandage ebenso die Hautpflege wichtig. Die KPE Phase I wird mit täglichen Terminen mit je 45 Minuten MLD und anschließender lymphologischer Kompressionsbandagierung geplant. Im Gespräch stellt sich heraus, dass die Patientin einen Kompressions-BH aus der postoperativen Versorgung trägt, den sie aber nur sehr ungern anzieht, da er das Kissengefühl im Bereich der rechten Flanke verstärkt (cave: Thoraxwandödem). Dieser Punkt soll nochmals mit der Mitarbeiterin des versorgenden Sanitätshauses erörtert werden, um eine passende Lösung zu erarbeiten.

Da die Patientin Zeit braucht, um die Pflege der Mutter zu planen (aufgrund der Kompressionsbandagierung ist die Mobilität des Armes stark eingeschränkt), sind zwischen Erstkontakt/Beratung und tatsächlichem Behandlungsstart vier Wochen Pause.

WAS WÄRE, WENN...

...keine 14 Tage zwischen Erstkontakt und Behandlungsstart liegen würden?

Für die Durchführung der KPE Phase I ist eine kontinuierliche Therapie notwendig, die ein- bis zweimal täglich stattfindet. In der Ambulanz kann die Therapie aufgrund der Regelungen des Heilmittelkatalogs nur einmal täglich erfolgen, aber die Behandlung sollte drei- bis fünfmal pro Woche durchgeführt werden. Wenn dies aufgrund von Terminschwierigkeiten, Urlaubszeiten oder organisatorischen Problemen von Seiten des Patienten nicht gewährleistet werden kann, ist es sinnvoller, den Therapiestart nach hinten zu schieben, um eine kontinuierliche Phase I zu gewährleisten. Entweder muss dann das Rezept zur Manuellen Lymphdrainage mit anschließender Kompressionsbandagierung erneut ausgestellt werden, oder aber ein späterer Behandlungsstart über das Feld „Behandlungsbeginn spätestens am" ermöglicht werden.

3.5 Therapeutische Behandlung

Die Manuelle Lymphdrainage wird gemäß der Behandlungswege bei einem einseitigen sekundären Armelymphödem durchgeführt, denn zu diesem Zeitpunkt liegt ein einseitiges Lymphödem vor. Auch der Aufbau des lymphologischen Kompressionsverbandes ähnelt dem Aufbau aus ➤ Kapitel 2.5.

Die Patientin trägt die Bandage konsequent. Das bedeutet, dass sie im Anschluss der MLD bandagiert und die Bandage erst kurz vor der nächsten Behandlung wieder abgewickelt wird. Nachdem sie den Arm gewaschen hat, folgt die Lymphdrainagebehandlung. Kurz vor der Bandagierung wird die Haut mit einer pflegenden Creme versorgt. Hierbei gilt es zu beachten, dass Pflegeprodukte verwendet werden, von denen keine allergischen Reaktionen ausgelöst werden können.

In der zweiten Behandlung ergaben die Umfangsmessungen bereits eine Ödemreduktion von konstant 1 cm an jedem Messpunkt.

PRAKTISCHER TIPP

Hautpflege

Die Kompressionsmaterialien beanspruchen die Haut. Eine konsequente Hautpflege ist erforderlich, um einen ausreichenden Hautschutz zu gewährleisten und zu vermeiden, dass Bakterien eintreten und sich Erysipele entwickeln. Hierzu wird bei meist trockener Haut eine Creme mit hohem Fettanteil empfohlen. Liegt in Hautfalten ein feuchtwarmes Milieu vor, wird eine Desinfektion mit entsprechenden Mitteln empfohlen, um bspw. der Bildung von Pilzen vorzubeugen (S2k Leitlinie, 2017).

Risikofaktor Bandage

Aufgrund ihres Alltags ist die Patientin viel in Bewegung und setzt den Arm in der Bandage aktiv ein. Dieses ist grundsätzlich sehr vorteilhaft und wünschenswert, sodass das Ödem durch die muskuläre Unterstützung effektiver abtransportiert werden kann. Allerdings ist das Ausmaß an Belastung für die Patientin etwas zu groß. Schwitzt die Haut in der Bandage, führt dies zu Hautirritationen wie Juckreiz und wunden Stellen in der Ellenbeuge.

Dieses Problem ist kein Einzelfall und zeigt sich im Alltag der ambulanten Praxis häufiger. Hier muss die Ursache genauer hinterfragt werden.

1. Wurden die Regeln der Kompressionsbandage vom Therapeuten berücksichtigt?
2. Sind Abschnürungen durch erhöhten Zug, falscher Druckverlauf möglich und ausreichend Polstermaterial eingearbeitet? (Laplace-Gesetz)
3. Liegen evtl. allergische Reaktionen auf das Material vor?

Bei dieser Patientin ist die Belastung aufgrund der Anamnese klar: Die Pflege der Mutter fordert eine starke körperliche Belastung. Ihre Reaktion auf die Behandlung ist im Vorfeld nicht abzuschätzen. Eventuell kann eine zusätzliche Polsterung die Beweglichkeit weiter einschränken. Dies kann dazu führen, dass die Patientin die Kompressionsbandage entfernt, da sie diese als störend bzw. einschränkend empfindet.

Die Bandage wird dahingehend verändert, dass die Ellenbeuge besser ausgepolstert und der Schaumstoff gegen hautfreundlichere Watte ausgetauscht wird. Der Schaumstoff bietet durch die höhere Dichte mehr Kompression in der Bandage als die Watte. Diese gewährleistet jedoch mehr Flexibilität während der Bewegung. Die Variante mit Schaumstoff verträgt die Patientin wesentlich besser. Die betroffenen Hautstellen werden desinfiziert und mit pflegender Wundcreme versorgt.

Die Haut verheilt trotz der Bandagierung und es treten keine weiteren Komplikationen auf.

⚠ **VORSICHT**

Dieser Fall zeigt eine Problematik, die es unbedingt zu vermeiden gilt. Bereits im Aufklärungsgespräch sollten Patienten auf Verletzungsprävention hingewiesen werden. Gerade Patienten, die bereits ein Erysipel hatten, tragen ein erhöhtes Risiko zur Infektion.

Übergang zur KPE Phase II

Die Entstauungsphase verläuft konstant positiv. Die Umfangsmaße des betroffenen rechten Armes ergeben nach der achten Behandlung die in ➤ Tab. 3.2 dargestellten Werte.

Diese Umfänge bleiben bis zur zwölften Behandlung konstant.

Somit sind nicht nur die Umfänge auf optimalem Stand. Ebenso ist das Gewebe weich und lässt sich gut verschieben. Die fibrotischen Veränderungen am Unterarm konnten beseitigt werden. Die Gewebebeschaffenheit nähert sich dem Normalzustand. Inzwischen hat die Patientin das Rezept über den Flachstrick-Armstrumpf mit Handschuh in der Kompressionsklasse II vom Arzt bekommen.

Nach telefonischer Absprache kam ein Sanitätshausmitarbeiter im Anschluss an den nächsten MLD Termin in die Praxis.

Tab. 3.2 Umfangmaße rechter Arm Vergleich 1. Behandlung und 8. Behandlung

	Rechter Arm (Behandlungsbeginn)	Rechter Arm (nach der 8. Behandlung)	Differenz
1	19,5 cm	18,8 cm	0,7 cm
2	20,0 cm	19,0 cm	1,0 cm
3	27,0 cm	25,2 cm	1,6 cm
4	30,0 cm	28,5 cm	1,5 cm
5	35,0 cm	34,0 cm	1,0 cm

PRAKTISCHER TIPP

Das Ausmessen direkt nach der Lymphdrainage ist zu empfehlen, da der Arm entstaut ist und somit sichergestellt werden kann, dass die optimalen Umfangsmaße vorliegen. Ebenso ist die individuelle Beratung bzgl. der Versorgung gewährleistet und zusätzlich kann Rücksprache mit dem behandelnden Therapeuten gehalten werden.

Zudem wird das Thoraxwandödem angesprochen. In Zusammenarbeit mit dem Sanitätshaus stellt sich heraus, dass die Versorgung durch einen speziellen Lymph-BH zu optimieren ist.

Eine Thorax-Bandage war für die Patientin keine Option und ist neben der Untauglichkeit im Alltag aus therapeutischer Sicht nicht notwendig. Das Ödemausmaß ist dahingehend zu gering und kann durch die regelmäßige Lymphdrainage und den BH mit der Thoraxversorgung geringgehalten werden.

Die Behandlungen werden wie gehabt fortgeführt. Das bedeutet, dass ebenfalls die Bandagierung erfolgt, bis der Sanitätshausmitarbeiter mit dem Armstrumpf zur Anprobe in die Praxis kommt. Die Versorgung hält den Behandlungserfolg.

3.6 Die zweite Diagnose

3.6.1 Evaluation des Gesundheitszustandes nach ICF

2017 berichtet die Patientin während der Behandlung, dass die Kontrolluntersuchung einen Befund in der linken Brust ergibt. Dieser stellt sich als positiv heraus. Natürlich ist diese Diagnose ein Schock und eine große psychische Belastung für die Patientin.

Personenbezogene Faktoren

Anfangs reagiert die Patientin sehr verhalten und vermeidet das Thema einer weiteren Diagnose. Doch in den folgenden Lymphdrainage-Behandlungen löst sich die Anspannung und sie spricht mit der behandelnden Therapeutin darüber. Es wird deutlich, dass sie sehr große Angst vor der zweiten Operation und deren Folgen hat. Zu Hause bekommt sie wenig Unterstützung und will ihre Familie damit auch nicht belasten.

„Und was ist, wenn der linke Arm auch dick wird?“

„Wenn die andere Brust auch noch weg ist, fühle ich mich nicht mehr als richtige Frau“.

Diese Gedanken sind ein Bruchteil derer, die sie beschäftigen.

Umweltfaktoren

Die Patientin erhält wenig Unterstützung von Seiten der Familie, da sie bisher immer die Pflegende war. Sie versucht auch nicht, sich aktiv Hilfe zu suchen.

Funktions- und Strukturebene

Natürlich besteht das Risiko, dass der linke Arm ein Lymphödem entwickelt. Die Folgen der OP können vorher nicht abgeschätzt werden. Doch da sie bereits in Behandlung ist, wird schon vor der Operation die linke Seite mitbehandelt. Somit wird das Lymphsystem im Sinne der konsensuellen Reaktion unterstützt.

Nach Rücksprache mit dem behandelnden Onkologen spricht nicht nur der Arzt, sondern auch die behandelnde Therapeutin mit der Patientin über das Thema Brustaufbau. Auch wenn der Operationstermin immer ein Stück näher rückt, verlässt die Patientin die Praxis nach jeder Therapieeinheit immer ein wenig entspannter.

Die Voraussetzung für diese Entwicklung ist ein gutes Vertrauensverhältnis, welches sich mit der Zeit zwischen der Patientin und der Therapeutin aufgebaut hat sowie Sensibilität und fachliche Kompetenz.

Vermutlich wirkt sich auch die psychische Belastung negativ auf den Arm aus: Die Umfangswerte verschlechterten sich trotz der Kompressionsbestrumpfung.

Die Patientin wurde auch darüber aufgeklärt, dass eine Ödemzunahme eine Reaktion des Körpers auf länger bestehende „Stresssituationen“ sein kann. Es ist immer wieder zu beobachten, dass sich nicht nur vermehrte physische, sondern ebenfalls starke psychische Belastungen (jeglicher Ursache) auf die betroffenen Extremitäten auswirken.

3.7 Postoperative Veränderung des Behandlungsablaufes

Nach der Mamma Ablatio-Operation kommt die Patientin weiterhin zur Lymphdrainage. Die Fäden sind noch vorhanden und die Narbe zeigt die typischen postoperativen Symptome. Die Operation ist ohne Komplikationen verlaufen. Die Patientin berichtet über Spannungsschmerzen im Operationsgebiet, ist aber den Umständen entsprechend stabil.

Definition

Postoperatives Ödem

Bei einem posttraumatischen/postoperativen Ödem handelt es sich um eine zeitlich begrenzte Weichteilschwellung, die dadurch gekennzeichnet ist, dass Gewebsflüssigkeit durch die Gewebsverletzung in das Gewebe austritt. Das Lymphgefäßsystem ist hierbei aber nicht geschädigt, sondern es liegt eine zeitweilige Vermehrung von lymphpflichtiger Last vor, sodass das Lymphgefäßsystem kurzzeitig überlastet ist. Im Zuge der Wundheilung, nimmt die lymphpflichtige Last ab, das Ödem bildet sich zurück und das Lymphgefäßsystem ist nicht mehr überlastet, die Schwellung nimmt also ab.
Studien weisen nach, dass die Behandlung von postoperativen bzw. posttraumatischen Ödemen mit Manueller Lymphdrainage einen positiven Einfluss auf die Wundheilung hat. Die Manuelle Lymphdrainage unterstützt überlastete Lymphsysteme, sodass eine verbesserte Wundheilung aufgrund einer verbesserten Ernährung des betroffenen Gewebes erfolgen kann. Ebenso können eine leichte Kompression und das Anlegen von Lymphtapes die Wundheilung unterstützen.

Wesentlich für die Therapie ist nun die **Umstellung des Behandlungsablaufs**.

Vor der MLD werden wieder die Umfangsmaße sowohl des linken als auch des rechten Armes genommen ➤ Tab. 3.3.

Tab. 3.3 Umfangsmaße der Arme (gemessen im 10 cm Abstand ab der Nagelwurzel des Mittelfingers)

	Linker Arm	Rechter Arm
1	19,0 cm	19,0 cm
2	19,8 cm	20,2 cm
3	25,5 cm	26,8 cm
4	28,7 cm	29,7 cm
5	34,5 cm	34,8 cm

Die Maße zeigen post OP keine Umfangsveränderungen der linken Seite. Hingegen blieben die negativ veränderten Werte der rechten Seite bestehen.

Für den Behandlungsablauf ist nun wesentlich, dass nicht mehr zur linken Achsel hin drainiert werden kann. Zudem wird die linke Brustseite noch bestrahlt und ist berührungsempfindlich.

Nachdem der Terminus frei gemacht wird, liegt der Fokus auf der Bauchbehandlung. Auf die Drainage der oberflächlichen Bauchhautlymphgefäße folgt die Aktivierung der tiefliegenden Lymphknotenketten, dem Ductus thoracicus und der Cisterna chyli mit Unterstützung der tiefen Bauchatmung.

Daraufhin werden die inguinalen und lumbalen Lymphknoten beidseits vorbereitet, da diese nun als Hauptabflussgebiet dienen. Somit drainiert der Therapeut von den Schulterwurzeln ausgehend beide Seiten von kranial nach kaudal bis in die Leisten. Das frisch operierte Narbengebiet wird vorerst ausgespart. Die MLD erfolgt nur bis und ab den schmerzfreien Randgebieten.

Der Patientin fällt auf, dass die Narbe wesentlich schneller und schmerzfreier verheilt, als die rechte Seite im Jahr 2015 ohne Lymphdrainage-Behandlung. In diesem Fall wird nochmals deutlich, dass die MLD den Heilungsprozess im Operationsgebiet unterstützt und beschleunigt, obwohl der Bereich nicht direkt bearbeitet wird. Ebenso werden die Schmerzen reduziert und die Patienten sind schneller wieder mobil und belastbar.
Die Rückenbehandlung wird beidseits durchgeführt.

KLINISCHER HINTERGRUND

Manuelle Lymphdrainage im Bereich der Narbentherapie

Aufgrund der flächigen Durchführung der MLD und der an den aktuellen Gewebezustand angepassten Druckstärke der Behandlungsgriffe, bietet sich die MLD als Narbenmobilisationstechnik an. Wichtig ist, die Druckstärke an die Empfindlichkeit des Gewebes anzupassen, proximale Gebiete des Narbenbereichs vorab zu entstauen und randständig an der Narbe/Verletzung zu arbeiten. Je nach Wundverhältnis empfiehlt es sich, Handschuhe zu tragen.

3.8 Reflexion des therapeutischen Vorgehens

Der linke Arm hat bis heute kein Lymphödem entwickelt. Trotzdem befindet dieser sich im Ödemstadium I.

Definition

Stadieneinteilung des Lymphödems

Das Lymphödem wird laut S2k Leitlinie in 4 Stadien eingeteilt:

Latenzstadium/Stadium 0

Subklinisches Stadium, kein klinisch apparentes Lymphödem, aber zum Teil pathologisches Lymphszintigramm

Stadium I

Spontan reversibel, Ödem von weicher Konsistenz, Hochlagern reduziert die Schwellung

Stadium II

Nicht spontan reversibel, Ödem mit sekundären Gewebeveränderungen; Hochlagern beseitigt die Schwellung nicht

Stadium III

Deformierende harte Schwellung, z. T. lobäre Form, z. T. mit typischen Hautveränderungen

Wichtig ist hierbei, dass der Patientin das Risiko der Entwicklung des Lymphödems bewusst ist und eine regelmäßige Kontrolle (Umfangsmessung) erfolgt. Diese kann auch von der Patientin selbstständig zu Hause festgehalten werden. Sie kann die Messpunkte des Therapeuten übernehmen, oder legt selbst Messpunkte fest.

Daneben ist zu beachten, dass sich das Ödem des rechten Arms weniger in einem vermehrten Umfang als in einer veränderten Gewebebeschaffenheit gezeigt hat. Daher ist hier das Gefühl der Patientin ausschlaggebend. Falls sich Spannung im Gewebe des linken Arms aufbaut, ist nicht zwangsweise eine Umfangsvermehrung messbar.

Auch nachdem ihr der Therapeut mehrfach dahingehend zugesprochen hat, hat die Patientin bislang keine Notwendigkeit darin gesehen, sich einen Armstrumpf für den linken Arm anfertigen zu lassen. Ihr Fokus liegt auf der offensichtlich betroffenen rechten Seite. Der Umgang mit der Situation ist fraglich, da sie die Erfahrung bereits gemacht hat, dass erst Jahre nach der Operation das Lymphödem aufgetreten ist.

Die Patientin lässt sich für den rechten Arm alle sechs Monate einen neuen Kompressionsstrumpf verschreiben. Den Kompressionshandschuh nimmt sie nur einmal im Jahr in Anspruch mit der Begründung, dass sie diesen im Alltag während der Hausarbeiten sowieso nicht trägen würde und die Hand kaum betroffen sei.

Unterstützende physiotherapeutische Maßnahmen

Nach Mamma Ablatio-Operationen stellen sich häufig und insbesondere im Schulterbereich orthopädische Probleme ein.

Wie im ersten Teil erwähnt, berichtet die Patientin über Bewegungseinschränkungen des Schultergelenks sowie des Ellenbogens. Die Flexion im Schultergelenk ist bis 100° und die Abduktion bis 50° möglich.

Im Ellenbogen hat sie ein Extensionsdefizit von 20°. Die Flexion ist unter Belastung schmerzhaft, etwa beim Tragen oder Heben.

Im beschriebenen Fall wurde muskelerhaltend operiert. Der M. pectoralis reagiert auf die Operation häufig mit Verspannungen und Verkürzungen und verursachte bei der Patientin den Großteil der Probleme. Darüber hinaus verschlechtern die Bestrahlungen den Zustand zusätzlich.

Dazu wird die angespannte psychische Komponente der Patientin aufgrund der Gesamtsituation berücksichtigt. Die Patientin hatte Angst davor, dass sich die Narbe durch die Bewegung des Armes wieder öffnen könnte.

Neben dem M. pectoralis zeigten v. a. Mm. trapezius, latissimus und biceps brachii Auffälligkeiten. Da die Patientin eine zusätzliche Physiotherapie ablehnte, bekam sie ein Übungsprogramm mit einfachen mobilisierenden Maßnahmen für zu Hause mit.

Die behandelnde Therapeutin bezieht leichte Dehnungen (immer unterhalb der Schmerzgrenze!) in die MLD Behandlung ein, um die Mobilisation zu unterstützen. Da die Patientin sehr an der Wiederherstellung der Beweglichkeit interessiert ist, lässt sie sich auf die modifizierte Behandlung ein und kann die Notwendigkeit nachvollziehen, nachdem sie die Therapeutin dahingehend aufklärt. Allerdings ist die Umsetzung anfangs etwas schwierig, da sie wiederholt gegen die Bewegung arbeitet: Immer wieder muss die Therapeutin sie daran erinnern, dass sie sich entspannen kann.

Sie klärt die Patientin auch darüber auf, dass eine feste Muskulatur und spätere Gelenksteife wesentlichen Einfluss auf das Lymphsystem haben können, und so das Risiko für ein Lymphödems steigt.

Es hat die Patientin offensichtlich motiviert, ihre Angst zu überwinden und das Hausaufgabenprogramm durchzuführen, Das Bewegungsausmaß verbessert sich innerhalb kurzer Zeit deutlich. Inzwischen ist die Bewegung wieder uneingeschränkt möglich.

Sobald die postoperativen Beschwerden abklingen, ist die Narbenbehandlung von großer Bedeutung. Nachdem die Bestrahlungseinheiten abgeschlossen wurden und die Haut keine Entzündungssymptome mehr zeigt, kann mit vorsichtiger Narbenbehandlung begonnen werden. Das Ziel ist es, das Narbengewebe gut verschieblich zu halten, Verklebungen zu vermeiden und die Trophik zu normalisieren. Narben stellen für das Lymphsystem eine Barriere dar. Die Patientin wird angeleitet, die Narben eigenständig zu behandeln und zu pflegen.

WAS WÄRE, WENN …

…die Schulterproblematik der Patientin ignoriert werden würde?

Die Patientin gibt an, dass die eingeschränkte Beweglichkeit des Armes sie am meisten im Alltag bei der Pflege ihrer Mutter behindert. Sollte dieser Umstand ignoriert werden, könnte sich dies negativ auf die Adhärenz der Patientin auswirken und zum Therapieabbruch führen, da die Bandagierung ebenfalls die Beweglichkeit einschränkt. Des Weiteren ist nachgewiesen, dass eine eingeschränkte Schulterbeweglichkeit den Lymphabfluss hindern kann, bzw. dass aktive resistive Übungen in Verbindung mit der KPE einen positiven Einfluss auf die Ödemreduktion, Beweglichkeit und Lebensqualität der Patientin haben können. Daher sind zusätzliche Übungen zur Dehnung, Mobilisation und Stabilisation angezeigt – idealerweise im Rahmen einer zusätzlichen krankengymnastischen oder manualtherapeutischen Behandlung.

Unterstützende sportliche Maßnahmen

Wassergymnastik und Walken sind hervorragende Bewegungseinheiten für Patientinnen nach Brustoperationen.

Die Patientin hat den Vorschlag der Wassergymnastik hochmotiviert angenommen und sucht sich einen Platz in einer Gruppe. Laut eigener Aussage tut es ihr immer sehr gut. Nicht nur der rechte (vermehrt betroffene) Arm wird durch die regelmäßige Bewegung im Wasser weicher. Ebenso wirkt sich die Bewegung deutlich auf das Wohlbefinden der Patientin aus. Sie wirkt ausgeglichener und spürt selbst den positiven Effekt des hydrostatischen Drucks auf das Ödem. Das Kissengefühl am Thorax reduziert sich ebenfalls.

PRAKTISCHER TIPP

Wassergymnastik beim Lymphödem

Wassergymnastik, Aquacycling oder auch Schwimmen werden bei einem Lymphödem besonders empfohlen. Einerseits wirkt sich die Bewegung positiv auf das Lymphödem aus, andererseits wirkt sich das Medium Wasser unter entstauenden Gesichtspunkten positiv auf das Lymphödem aus:

- Der hydrostatische Druck (bedingt durch die Eintauchtiefe in ein Bad) beeinflusst die Volumenregulation und erfährt eine Kompressionswirkung.
- Die Badetemperatur beeinflusst Gefäßmotorik, Mikrozirkulation sowie Stoffwechselaktivität und stimuliert eine Blutumverteilung durch die Mechanismen der Thermoregulation.

Auf der Grundlage externer Evidenz wird eine Wassertemperatur für Lymphödempatienten zwischen 28 °C und 30 °C empfohlen.

3

3.9 Evidenzbasierte Zusammenfassung

Nach der Entstehung des zweiten Tumors auf der linken Seite, muss die lymphtherapeutische Behandlung auf die Behandlung eines beidseitigen sekundären Armlymphödems angepasst werden (siehe hierzu auch Gültig et al., 2015). Hautpflege und Hautschutz sind vor allem während der Kompressionsbandagierung notwendig. Auch die Verbindung von KPE mit anderen physiotherapeutischen Maßnahmen wie Dehnung und Kräftigung sowie aktiver und passiver Mobilisation wird deutlich, um die orthopädischen Probleme, die nach einer Brustkrebsbehandlung entstehen können (bspw. Bewegungseinschränkungen im Arm) zu beheben. Aktive resistive Übungen in Verbindung mit der Durchführung der KPE haben nachweislich einen positiven Effekt auf die Bewegungsfähigkeit des Armes und auf die Steigerung des Lymphabflusses. Dies kann einerseits in Form einer zusätzlichen krankengymnastischen oder manualtherapeutischen Behandlung stattfinden oder aber durch Verbindung der Lymphdrainagegriffe mit Mobilisationsgriffen. Hierunter fallen hubfreie Mobilisationen oder Dehnübungen, aber auch die Anleitung zu Eigenübungen (Übungsbehandlung). Ein Aspekt, der in diesem Fallbeispiel anklang, aber wenig Berücksichtigung fand, war die psychische Belastung der Patientin. Über die zweite Erkrankung wollte die Patientin kaum sprechen, auch fehlte ihr in ihrem sozialen Umfeld die Unterstützung (bisher war sie immer selbst die Pflegende). Hier ist die Unterstützung von Seiten eines Psychoonkologen hilfreich. Besteht noch kein direkter Kontakt, gibt es auch die Möglichkeit, Kontakte über ein Brustkrebszentrum bzw. über die sogenannte Breast Care Nurse herzustellen.

PRAKTISCHER TIPP

Auf einer Verordnung für Manuelle Lymphdrainage mit anschließender Kompressionsbandagierung kann als zweites ergänzendes Heilmittel noch die Übungsbehandlung mit angegeben werden.

LITERATUR

Bringezu G, Schreiner O. Lehrbuch der Entstauungstherapie. Berlin: Springer, 2014.

Földi E, Albert US, Helmbrecht S et al. AG 4 Konservative Therapie. In: Deutsche Gesellschaft Lymphologie. S2k Leitlinie Diagnostik und Therapie der Lymphödeme. 2017. S. 37–49. Aus: https://www.awmf.org/uploads/tx_szleitlinien/058-001l_S2k_Diagnostik_und_Therapie_der_Lymphoedeme_2019-07.pdf (Letzter Zugriff: 16. Dezember 2019).

Do JH, Kim W, Cho YK, Lee J, Song EJ, Chun YM, Jeon JY. Effects of resistance exercises and complex decongestive therapy on arm function and muscular strength in breast cancer relates lymphedema. Lymphology. 2015 Dec; 48(4): 184–96.

Gültig O, Miller A, Zöltzer H. Leitfaden Lymphologie. München: Elsevier, 2015.

Psychrembel: https://www.pschyrembel.de/Erysipel/K077E (letzter Zugriff: 04. Dezember 2019).

Schaverien M, Moeller J, Cleveland S. Nonoperative Treatment of Lymphedema. Semin Plast Surg. 2018; 32(1):17–21.

Seehausen M, Hänel P. Arzt-Patienten-Kommunikation: Adhärenz im Praxisalltag effektiv fördern. Dtsch Arztebl 2011;108(43): A-2278 / B-1918.

Schem C, Walter J, Maass N. Maligne Tumoren der Mamma. In: Petru E, Fink D, Köchli OR, Loibl S (Hrsg.). Praxisbuch Gynäkologische Onkologie. Berlin: Springer, 2019.

Fall

4 Sekundäre lymphostatische Arm-Brust-Thoraxwandödeme

Vilas Beate Göritz

Leitsymptome: progressive Wundheilungsstörung – vegetative Dystonie – Schmerzen – Instabilitätsgefühl in Schulter-Nacken- und Rumpf-Bereich

schwer

Definition

Postoperativ-dekompensierte Wundheilung
Die postoperativ-dekompensierte Wundheilung ist eine Regulationsstörung innerhalb eines Organgewebes, das Fehlfunktionen immunologisch nicht mehr selbstständig ausgleichen oder reparieren kann. Das iatrogen traumatisierte (chirurgisch behandelte) Gewebe reagiert abnorm und in Abweichung zum physiologisch (normalen) Wundheilungsverlauf. Eine Wundheilungsstörung liegt dann vor, wenn das akute Wundgebiet nicht oder schlecht abheilt. Die Wundheilungsphasen Exsudation, Proliferation, Reparation und Konsolidierung werden nicht regulär durchlaufen. Diesen Störungen geht grundsätzlich eine lokale oder auch eine generalisierte Immunabwehrschwäche voraus. Häufig aufeinanderfolgende Reizsetzungen ohne ausreichende Ruhe- und Erholungsphasen für das geschädigte Gewebe (ob iatrogen, psychogen oder durch äußere Umwelteinflüsse ausgelöst) stören den Wundheilungsverlauf unter Umständen nachhaltig.

4.1 Vorgeschichte

Die 50-jährige Patientin mit beidseitig diagnostiziertem Brustkrebs und ist von einer postoperativ dekompensierten (entgleisten) Wundheilung betroffen.

Symptom 1 Wundserom, progressive Fistelgangbildung mit nekrotisierenden Narbenrändern der linken Brust. Differentialdiagnostisch liegt eine Lymphozele mit Lymphfisteln und Zysten vor.

Definition

Wundserom
Das Wundserom beschreibt eine Ansammlung von Wundexsudat (Wundwasser) und Lymphe in nicht organisch vorgebildeten, also künstlich entstandenen Gewebehohlräumen (z. B. nach Entfernung von Tumorgewebe). Diese Flüssigkeit kann aufgrund komplexer Gefäß- und Gewebeschädigungen nicht mehr über einen direkten Weg vom venösen und lymphatischen Gefäßsystem resorbiert und abtransportiert werden.

Wundheilungsstörung
Als Wundheilungsstörung wird ein verzögerter bzw. atypischer Ablauf der Wundheilung bezeichnet. Wundheilungsstörungen können durch systemische und lokale Faktoren bedingt sein.

Lymphozele
Die Lymphozele ist eine Ansammlung von Lymphflüssigkeit im Verletzungs-/Operationsgebiet. In der Regel geht hier eine großflächige Lymphadenektomie regionärer Lymphknoten voraus, in denen die Lymphgefäße operativ ggf. nicht ausreichend unterbunden wurden.

Symptom 2 Brust- und Thoraxwandödeme, Sensibilitätsstörungen, Hyperalgesie, vegetatives Erschöpfungssyndrom, posttraumatische Belastungsreaktion und Hospitalismus (Deprivationssyndrom)

Zum Zeitpunkt des ersten Kontaktes zur physiotherapeutischen Befundbesprechung und Therapieplanung befindet sich die mittlerweile 50 Jahre alte Patientin seit elf Monaten in einem onkotherapeutisch-ambulanten und klinisch-stationären Setting. Ihre Kerndiagnose: primär beidseitig triple-negative Mammakarzinome.

Das onkologische Screening, die Diagnostik und diverse Behandlungen hat die Patientin ambulant in unterschiedlichen zum Teil miteinander kooperierenden, wohnortnah gelegenen, gynäkologisch, hämatologisch und radiologisch ausgerichteten Fachpraxen und zertifizierten Brustkrebszentren absolviert.

Die knotige Veränderung im linken Brustdrüsengewebe wurde von der Patientin selbst ertastet. Sie berichtet, dass sie sich bereits vor der ärztlichen Diagnostik über ein Krebsgeschehen im Klaren war.

Die Patientin ist bis zum Zeitpunkt ihrer ersten Operation (fünf Monate nach Diagnosestellung) in Vollzeit und im Schichtdienst an einem internationalen Flughafen als Mitarbeiterin im mittleren Dienst beschäftigt. Als geschiedene, alleinstehende Frau, Mutter einer erwachsenen Tochter, ist sie für ihre wirtschaftliche Existenzsicherung alleine verantwortlich. Seit ihrer Scheidung hatte sie mit hohen finanziellen Einbußen zu kämpfen und steht im Umgang damit unter hoher Stressbelastung.

Zu diesem Fallbeispiel werden folgende Fragen beantwortet:

- Wie wirkt sich psychogener Stress auf den Wundheilungsverlauf aus?
- In welchem Zusammenhang stehen dicht aufeinander folgende zeitliche Einheiten iatrogen körperlich applizierter Therapien und Schmerzreize mit dem Wundheilungsverlauf?
- Wie wirkt sich eine physiotherapeutische Intervention auf den Wundheilungsverlauf aus?

4.2 Untersuchungsbefunde

KLINISCHER HINTERGRUND

Jedes Jahr werden deutschlandweit rund 70.000 Frauen neu mit Brustkrebs diagnostiziert. 87 % aller Brustkrebspatientinnen überleben heutzutage die Krankheit im Zeitraum von fünf Jahren nach Ersterkrankung. Alle Frauen haben mit z.T. erheblichen Begleiterkrankungen ein Leben lang zu kämpfen. Bei 70 % treten Wundheilungsstörungen mit akut und chronisch invalidisierender Lymphostase auf, 30 % der Frauen leiden unter sekundären Brust-Thoraxwand- und Extremitätenödemen, eine Vielzahl von diesen Frauen hat mit Bewegungseinschränkungen zu kämpfen. Komplikationen, die einer physiologischen Wundheilung entgegenwirken, sind:

- Dysregulation des Autonomen Nervensystems (ANS)
- Radiodermatitis
- Radiogene Fibrosen
- Geigensaiten
- Allergien
- Schmerzen
- Hyperästhesien
- Insuffizienzen des Lymphgefäßsystems
- Venöse Insuffizienzen
- Polyneuropathien an Händen und Füßen
- Fatiquesyndrom
- Traumatisierung durch medizinische Interventionen u.a.m.

Das **Mammographie-Screening** ist ein Programm zur Früherkennung von Brustkrebs bei Frauen zwischen 50 und 69 Jahren ohne Symptome. Die Mammographie ist eine Röntgenuntersuchung der weiblichen Brust.

Das Mammographie-Screening-Programm hat das Ziel, Brustkrebs möglichst in einem Stadium zu entdecken, in dem der Tumor noch klein und die Lymphknoten noch nicht befallen sind. Dann haben Frauen die Chance auf eine günstige Prognose, schonendere Behandlung und darauf, vor dem Tod durch Brustkrebs bewahrt zu werden.

Definition

Mammographie/ Magnetresonanztomographie (MRT)

Die Röntgen-Mammographie stellt weiterhin die Basis der bildgebenden Diagnostik bei Erkrankungen der Brustdrüse dar. Der S3 Leitlinie aus dem Jahr 2018 zufolge ist sie nach wie vor die einzige für die Erkennung von Brustkrebsvorstufen oder frühen Tumorstadien anerkannte Methode. Die Mamma-Kernspintomographie/ MRT ist dieser möglicherweise überlegen und weniger invasiv, jedoch für ein Massenscreening zu teuer.

Zur Kostenübernahme einer MRT-gestützten Diagnostik durch die Kostenträger bedarf es deshalb eines unklaren Befundes als Indikation.

Medizinische Befunde

Zur Befundsicherung werden präoperativ folgende bildgebende Verfahren und Untersuchungen beider Brustdrüsen, der Achselhöhlen, der lymphatischen Abflusswege an Brust- und Thoraxwand, Blut, Leber, Lunge und Knochen veranlasst:

Mammografie, Ultraschall, MRT, Stanz- und Vakuumbiopsien, Klipp- und Drahtmarkierung der Tumorherde unter Ultraschall (ohne Lokalanästhetikum), Ultraschall beider Brustdrüsen und Achselhöhlen, Labor, Oberbauch/Lebersonografie, Lungenröntgen, Knochenszintigramm zur Abklärung von Metastasen.

Ärztliches Untersuchungsergebnis

Histologisch gesicherte triple-negative Karzinome beider Brustdrüsen ohne signifikante Hinweise auf Organmetastasierung.

Der Patientin wird von ärztlicher Seite eine in zwölf Zyklen verlaufende neoadjuvante Chemotherapie angeraten. Im Anschluss an die für etwa sechs Monate ausgelegte systemisch-medikamentöse Therapie sollten beide Tumorherde operativ entfernt werden. Zielsetzung der neoadjuvanten Therapie ist die Tumorverkleinerung sowie im besten Falle eine Tumorremission, um eine Mastektomie zu vermeiden und eine brusterhaltende Operation durchführen zu können.

Nach einer kurzen post-operativen Erholungsphase von etwa zwei Wochen, ein normaler komplikationsloser Wundheilungsverlauf vorausgesetzt, war eine Strahlentherapie mit ca. 36 bis 38 dicht aufeinanderfolgenden Therapieeinheiten geplant.

Eine medikamentöse Weiterbehandlung für die triple-negativen Karzinombefunde steht nach Abschluss der gesamten onkotherapeutischen Maßnahmen nicht zur Verfügung.

Unter der neoadjuvanten Chemotherapie kommt es bei der Patientin zu einer erheblichen Tumorprogression in der linken Brust. Die Chemotherapie wurde nach sechs Zyklen abgebrochen, es kommt zu einer vorzeitigen Operationsentscheidung.

Innerhalb der ersten drei Wochen nach Abbruch der Chemotherapie unterzieht sich die Patientin insgesamt drei operativen Eingriffen.

In der ersten Operation werden folgende Maßnahmen durchgeführt:
- Sentinel-Node-Biopsie linke Axilla
- Segmentresektion linke Brust
- Segmentresektion rechte Brust nach MRT-Markierung
- Tumorextirpation linke Brust nach Ultraschall-Markierung

Einige für die Physiotherapie relevanten Auszüge aus dem Bericht der ersten Operation:

Zugang in die linke Axilla, welche eine maximale Aktivität nach Lymphszintigraphie aufwies. Präparation auf die Thoraxwand, Darstellen von zwei speichernden Lymphknoten, die zum Schnellschnitt gegeben werden. Keine weitere Aktivität. Einlegen einer Blake-Drainage. Es folgen Segmentresektion und Tumorextirpation. Unter palpatorischer Kontrolle wird ein ca. 10 cm großes Segment um den tastbaren Tumor herum Schritt für Schritt bis hinunter auf die Pectoralis-Muskulatur herauspräpariert. Das Drüsengewebe wird mobilisiert.

Der Schnellschnitt wird als negativ gemeldet, sodass die Axilla nicht disseziert werden muss. Das postchemotherapeutische große Mammakarzinom links wurde über eine Lifting- und Mastopexie-Operation reseziert und kosmetisch ausgeglichen. Die axillären Lymphknoten links waren frei.

Wie oben bereits erwähnt, erfolgt kurz nach der ersten Operation ein zweiter operativer Eingriff, bei dem ein kleines Karzinom der rechten Seite biopsiert wird. Das Karzinom wird intraoperativ unter MRT-Steuerung Clip-drahtmarkiert, anschließend erfolgt die Segmentresektion.

Am Vortag zur dritten Operation wird eine Lymphszintigraphie rechts durchgeführt. Es ergeben sich mehrere speichernde Lymphknoten. Sämtliche axillare Strukturen können erhalten bleiben, lediglich die Vena thoracica lateralis muss durchtrennt werden. Während der dritten Operation erfolgt eine Sentinel-Node-Biospie der rechten Axilla sowie eine Nachresektion der rechten Brust.

4.2.1 Therapeutische Befundung

Therapeutische Anamnese

Im Rahmen der lymphologisch physiotherapeutischen Erstuntersuchung wurden zunächst die medizinischen und anamnestischen Befunde analysiert. Ziel war es, zu evaluieren, wodurch es postchemotherapeutisch, post-operativ zu beschriebener progressiver Wundheilungsstörung an der linken Brust gekommen ist. Die Wundheilung der rechten Brust verlief postoperativ komplikationslos.

Der Physiotherapie wird auf Anfrage nur ein OP Bericht vorgelegt. Das Clinical Reasoning stützt sich auf die Anamnese und die enge Zusammenarbeit mit der für die Patientin zuständigen Wundmanagerin im Brustzentrum.

PRAKTISCHER TIPP

Bei Wundheilungsstörungen oder chronischen Wunden werden oft Wundmanager oder Wundtherapeuten herangezogen. Sie haben eine spezielle Ausbildung im pflegerischen Bereich. In einem lymphologischen Netzwerk empfiehlt es sich, engen Kontakt zu den Wundmanagern/Wundtherapeuten aufzunehmen, um das wundtherapeutische Vorgehen auf das lymphtherapeutische Vorgehen abzustimmen.
Informationen zu Wundmanagern www.icw.de oder www.dgfw.de

Die Patientin wird post-operativ in einem Brustzentrum ambulant versorgt. Hier findet seit über vier Monaten an zwei bis drei Tagen in der Woche die Wundkontrolle und -Behandlung in Form eines chirurgischen Debridements statt. Nachdem die Tumoren operativ entfernt wurden, hat sich linksseitig ein persistierender Fistelgang (5 bis 20 cm lang, 1,5 bis 2 cm breit) mit Narbenrandnekrosen und ein beständig nachexsudierendes Wundserom manifestiert (Differentialdiagnose, DD: Lymphozele). Die regelmäßig wöchentlich durchgeführten Punktionen (zu diesem Zeitpunkt über 20 Punktionen) und chirurgischen Interventionen zum Teil auch unter Narkose nehmen der Patientin nur kurzzeitig den Druck und Spannungsschmerz im Bereich der linken Brustdrüse und der axillanahen Flanke. Die Brust ist zunehmend berührungsempfindlich und schmerzhaft. Der BH drückt und stört die Patientin erheblich. Ohne ihn geht es auch nicht, da ihr ohne die Stabilisation des BH's jede Art von Bewegung, jede Rumpf- und Schulter-Arm Aktivität und jeder Positionswechsel große Beschwerden bereiten. An Sport ist nicht zu denken. Das klinische Wundmanagement lässt die Patientin über sich ergehen: *„Es war ja nicht zu ändern"*.

Die Patientin leidet seit ihrer ersten Chemotherapie an einem gestörten Schlaf- und Wachrhythmus, an starken nächtlichen Hitzewallungen, Übelkeit, innerer Unruhe und depressiver Verstimmung.

Diffuse Beschwerden, eine berührungsempfindsame Haut, Schmerzen in den langen Röhrenknochen der Arme und Beine, Gelenk- und Muskelschmerzen sowie eine eingeschränkte Beweglichkeit bzw. Feinmotorik an Händen und Füßen machen ihr in den frühen Morgenstunden besonders zu schaffen. Im Laufe eines Tages werden die Beschwerden besser. Die Patientin verbringt möglichst viel Zeit mit Spaziergängen und in der freien Natur. Sie berichtet, hier könne sie sich mental und körperlich recht gut von den beschwerlichen Nächten und körperlichen Strapazen ihrer frühmorgendlichen Schmerzen erholen.

An die vorausgegangenen Chemotherapien denkt sie mit Schaudern zurück. Nach dem dritten Zyklus sind ihr die Haare ausgefallen, die Perücke war im Vorfeld zur Chemotherapie nicht gut gewählt. Sie fühlt sich sehr unwohl damit. Während der sechs Zyklen an Chemotherapie hat sie 20 kg an Körpergewicht zugenommen. Beschwerden wie Übelkeit und Erbrechen sitzt sie aus, setzt die für die Symptomatik zur Verfügung stehenden Medikamente eigenständig ab und leidet in Intervallen an Heißhungerattacken, welchen sie auch nachgibt (*„Essen gegen den schlechten Geschmack im Mund"*). Nach 18 Wochen post-OP hat sie dann bereits 30 kg an Körpergewicht zugenommen, ist darüber sehr unglücklich und mit ihrem Körperbild sehr unzufrieden.

Psychologische bzw. onkopsychologische Hilfestellung bekommt sie nicht angeboten.

Anamnestische Nebenbefunde

Im Zuge der ersten physiotherapeutischen Anwendungen (MLD-KPE) berichtet die Patientin von einer postnatalen Depression und dass sie bereits nach der Entbindung ihrer jetzt erwachsenen Tochter mit Komplikationen und Wundheilungsstörungen zu kämpfen hatte. Postnatal war ein gutartiger Tumor in der Tubenregion entstanden. Dieser wurde chirurgisch entfernt, diese Wunde habe mit überschießender Narbenausbildung reagiert. Die Immobilität der Tuben ein ausgebreitetes Wundgeschehen hatten weitere operative Eingriffe, Narbenkorrekturen und schlussendlich die Entfernung der Gebärmutter zur Folge. Ihre daraufhin entstandene Sterilität und die Tatsache, keine weiteren Kinder gebären zu können, bereitete ihr lange Zeit psychische Konflikte und Probleme.

Eine psychologische Unterstützung habe sie damals nicht in Betracht gezogen.

Inspektion

Bei der Inspektion werden folgende Befunde erhoben:
- Ödemabgrenzung
- Lokalisation von Hämatomen
- Lokalisation von post-chemotherapeutischen Sekundärschädigungen (z. B. Ekzeme, Allergien, chronisch venöse Insuffizienz u. a.)
- Narben und ihre Beschaffenheit
- Entzündungszeichen
- Ausweichbewegungen, Schonhaltungen, Atemlenkung
- Hilfsmittel und Kleidung (z. B. BH-Versorgung, Brustprothesen, Unterwäsche u. a.)
- Fotodokumentation

Ergebnis der Inspektion
Es finden sich inflammatorisch (akut) prall gefüllte Brust- und Thoraxwandödeme in beiden lymphologisch definierten oberen Rumpfquadranten. Ventrolaterale cutane Strukturen sind ebenso von Ödematisierung betroffen wie die dorsolateralen cutanen Strukturen beider Rumpfquadranten, linksseitig in deutlich stärkerer Ausprägung. Hämatome sind nicht sichtbar.

Einschnürungen und Gewebeeinziehung verlaufen zirkulär in horizontaler Ebene unterhalb der Brust, entlang des gesamten Brustkorbes (Verlauf des Bundes eines Kompressions-BH's). Ebenfalls sind Einschnürungen im Bereich des Pektoralismuskel (axillar) und am absteigenden Trapeziusrand (saggital) verlaufend sichtbar (Auswirkung eines permanent zu hohen Kompressionsdruckes auf cutis, subcutis durch BH-Träger und -Bund).

Das Narbengewebe in den Operationsfeldern weist mit seinen farblichen Schattierungen unterschiedliche Wundheilungsphasen auf (akut inflammatorisch/rosa-rot/ventrolaterale Narben und im Bereich des Redons ➤ Abb. 4.1, ➤ Abb. 4.2). Die Hautdecke und Wunde im Bereich der Eintrittspassage einer Redondrainage ist offen und nässt.

Außerdem findet sich eine Ödematisierung mit ausgeprägter Taschenbildung im Bereich beider Mm. Latisimus dorsi sowie in stärkerer Ausprägung laterodorsal im Bereich der Axilla-nahen Flanke.

Palpation

Bei der Palpation werden folgende Gesichtspunkte berücksichtigt:
- Ödembegrenzung (Hautfaltentest nach Kibler)
- Dellbarkeit der Ödeme

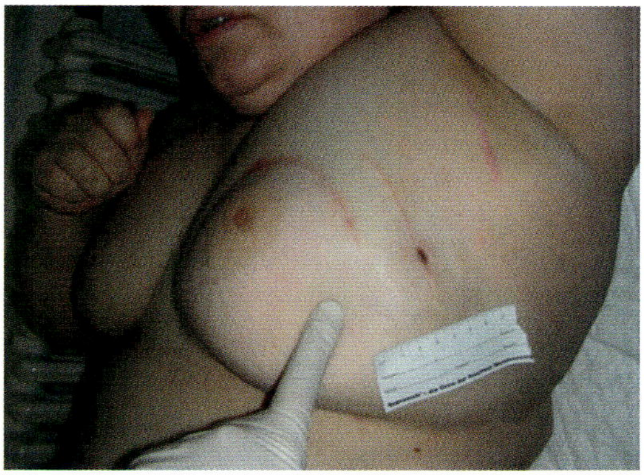

Abb. 4.1 Inspektion der Brust und Wunde [M884]

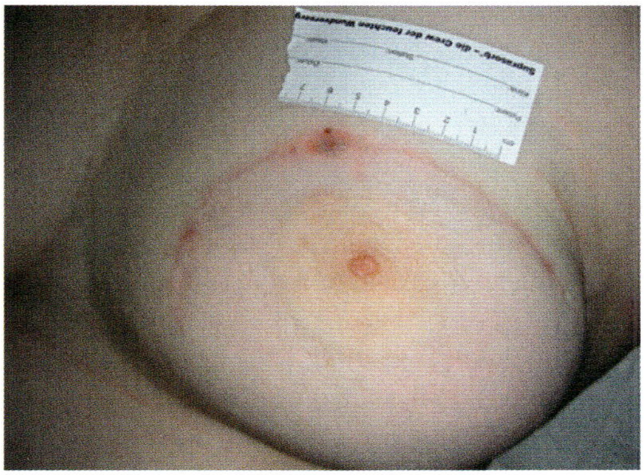

Abb. 4.2 Inspektion der Brust und Wunde [M884]

- Extremitätenödeme (Stemmer-Zeichen)
- Fibrotische Hautveränderungen
- Entzündungszeichen (Rubor, Color, Dolor, Ödem, Functio laesa)
- Hautverschieblichkeit (Elastizitätsprüfung)

Evaluationskriterien

Akute inflammatorische Brust- und Thoraxwandödeme sind aufgrund ihrer hohen Wasserlast prall-elastisch und nur mäßig dellbar (Schmerzrezeption). Charakteristisch sind die Zeichen der Überwärmung, ein Elastizitätsverlust cutaner Strukturen sowie eine durch Druck und Berührung erhöhte Schmerzwahrnehmung.

Chronifizierte, lymphostatisch durchsetzte Brust- und Thoraxwandödeme sind aufgrund ihrer gesteigerter Fibrinsynthesen, proliferierender Gewebeneubildungen und durch Lymphostase-bedingte Fibrotisierung cutaner Strukturen deutlich dellbar (frei fließende Gewebeflüssigkeiten können verdrängt und verschoben werden). Es finden sich keine inflammatorischen Zeichen, die Wahrnehmung von Schmerz ist deutlich reduziert oder nicht vorhanden.

Maligne Brust- und Thoraxwandödeme weisen aufgrund eines hohen Zellstoffwechsels und hoher Wasserlast (durch raumfordernde Prozesse und Gefäßverlegung) ein elastisches, stark modellier- und dellbares sowie eher teigiges Gewebe auf. Hier variiert die Schmerzwahrnehmung je nach Tagesform und in Abhängigkeit von akut bestehenden inflammatorischen Prozessen.

Ergebnis der Palpation

Die Kibler-Hautfaltentestung, der Dellentest und Ödembefund ergeben einen beidseitig die Rumpfquadranten betreffenden positiven Befund. Auch hier zeigt sich der linke Rumpfquadrant ventral wie dorsal stärker von einer prallen Ödematisierung, einer dickeren Hautfalte und einer verminderten cutanen Dehnfähigkeit und Elastizität betroffen. Lymphostatische Fibrosen (LSF), rudimentäre Gewebeverhärtungen und Narbenplatten sind in den Bereichen entlang des BH-Trägers palpierbar. Eine dezente Überwärmung rund um das Narben- und OP-Gebiet liegt in beiden Brustdrüsen vor, links in ausgeprägter Form. Berührungs- und Spannungsschmerzen, dissoziative Missempfindungen und Parästhesien fokussieren sich im Wesentlichen auf die linke Brust und Axilla-nahen Flanke sowie auf den Narbenbereich. Die Atemaktivität costae-diaphragmal, intercostal (Rippenmobilität) ist flach mit nur geringer Brustkorbausdehnung während der Inspiration. Die Exspiration wirkt gehalten. Mobilitätseinschränkungen finden sich in den Bereichen der Articulationes thorakovertebrales und thorakosternales, in Acromioklavikular- und Sternoklavikulargelenken mit teilweise Verbackungen ligamentärer Strukturen und athrogenen Blockaden. Ein Kapselmuster beider Schultergelenke liegt nicht vor.

4.3 Evaluation des Gesundheitszustandes nach ICF

Personenbezogene Faktoren

Perspektivisch steht die Patientin ihrer aktuellen Krankheitssituation verunsichert, angstvoll und skeptisch gegenüber. Aktuell nimmt ihr die Angst vor dem Verlust ihres Arbeitsplatzes viel Kraft. Während der Chemotherapien ist es ihr gelungen mit wenigen Krankentagen auszukommen, um nicht frühzeitig auf den vollen Lohn verzichten zu müssen. Seit ihren Operationen sei sie krankgeschrieben und empfand dies als Niederlage und eigenes Versagen. Sie lebt mittlerweile von Krankengeld (60 % ihres Gehaltes) und mit einem hochverzinsten Dispositionskredit am und über dem genehmigten Limit. Ihr Ziel ist es, schnellstmöglich mit der Strahlentherapie zu beginnen, entsprechend schnell und parallel zur Strahlentherapie ihre Vollzeittätigkeit wieder aufzunehmen.

Spät- und Nachtschichten hatte sie sich als wirtschaftlich lukrativ und mit den täglichen Terminen der Strahlentherapie als gut vereinbares Ziel gesetzt.

Die monatlichen Differenzen zu ihren laufenden Kosten durch das reduzierte Gehalt, die vermehrten finanziellen Belastungen durch Zuzahlungen für Medikamente, Heil- und Hilfsmittel, welche die jeweiligen Therapiephasen begleiteten, haben mittlerweile ein großes Loch in ihre Haushaltskasse gerissen, sodass die Patientin zunehmend unter Existenzängsten leidet.

Bezugspersonen, soziale Kontakte, Freunde, Ärzte, Selbsthilfegruppen, Gemeinschaften und Menschen an ihrer Seite, welche ihren Krankheits-/Genesungsprozess begleiten, hat sie nicht. Sie befindet sich in einer Lebenspartnerschaft, getrennt voneinander wohnend und wie sie erklärt „gut harmonierend", da sie ihren Partner somit nicht allzu sehr mit ihren Problemen und Sorgen belasten würde. Regelmäßiger Kontakt zur Tochter besteht, findet allerdings hauptsächlich telefonisch statt, da diese in weiter Entfernung zum Wohnort der Mutter lebt.

Umweltfaktoren

Die Patientin hat eine starke finanzielle und seelische Belastung. Sie muss darüber hinaus schnell wieder in den Arbeitsprozess finden. Sie hat seit elf Monaten sehr hohen körperlichen und psychischen Stress. Vielschichtige iatrogene Maßnahmen (zu häufige, zu heftige, zu schnelle, zu starke Reizsetzungen für das ANS), ihre persönliche Lebenssituation sowie gesellschaftlich und umweltbedingte Faktoren erhalten ihre Ausnahme- und Überlastungssituation. Stress, ein dysreguliertes autonomes Nervensystem und ein damit verbundener permanent erhöhter Kortisolspiegel im Blut sowie eine verlorengegangene Regulationsfähigkeit sind Ursache für die vorliegenden Wundheilungsstörungen (posttraumatische Belastungsreaktion).

Funktions- und Strukturebene

Zustand nach Mammadiagnostik und neoadjuvanter Chemotherapie:
Die präoperativen, prächemotherapeutischen Drahtmarkierungen erfolgten ohne Anästhesie und laut Patientin ohne vorhergehende Aufklärung über das, was ihr bevorstand. Die Patientin erinnert diesen Eingriff als ein sehr schmerzhaftes Prozedere.

Die reduzierte Anzahl an Leukozyten während der Chemotherapien machen in Abständen wiederholt eine stationäre Aufnahmen notwendig. Es erfolgte ein Behandlungsabbruch der chemotherapeutischen Intervention aufgrund der linksseitigen, atypischen Tumorprogression auf ca. 6 cm Tumorgröße. Das Tumorgewebe der rechten Mamma reagierte mit Teilremission.

Während der Vorbereitung auf die Tumorresektion der rechten Brust wurde aufgrund der Teilremission des Tumorgewebes eine intraoperative MRT gesteuerte weitere Draht-/Clipmarkierung notwendig. Insgesamt haben vier große operative Eingriffe in kurzen aneinander folgenden Zeitabständen stattgefunden. Postoperativ lag bereits eine Wundheilungsstörung im Drainage- und Kanülenbereich der linken Brust nach brusterhaltender Therapie (Lifting- und Mastopexie-Operation) vor.

Im operierten Gebiet hat sich ein Wundserom gebildet, ein das Gewebe untertunnelnder Fistelkanal mit auseinander gewichenen, teilweise nekrotisierten Wundrändern innerhalb der linken Brustdrüse. Zudem liegt Gewebeuntergang bei einer fehlenden Kapillarisierung durch toxisch wirkendes Wundexsudat vor. Die Reabsorbtionsfähigkeit der Haut ist im gesamten Wundgebiet reduziert.

Die Patientin hat insgesamt 30 kg an Gewicht zugenommen. Über einen Zeitraum von fünf Monaten hat sie eine intensive ambulante Wundmanagementversorgung erhalten (Debridement, Wundtoiletten und zwei- bis dreimal in der Woche Punktionen).

4.4 Zielsetzung

Vor dem Hintergrund ihrer aktuellen finanziellen Belastung ist das Ziel der Patientin die Wiedereingliederung in den Arbeitsprozess. Die sehr zeitintensive Wundtherapie muss abgeschlossen werden können, um dieses Ziel zu erreichen. Deshalb steht die Stressreduktion im Fokus. Das vegetative Nervensystem soll wieder optimal reguliert werden. Die behandelnde Therapeutin und die Patientin haben dazu gemeinsam die Ziele der Wundbehandlung vereinbart. Es sollen eine Ödembehandlung und eine ganzheitliche physiotherapeutische Behandlung stattfinden, die durch Achtsamkeitstrainings und Bewegung zur Stressreduktion beiträgt.

KLINISCHER HINTERGRUND

Wirkung von Reizen auf das Lymphgefäßsystem

Jeder Reiz, der über ein physiologisches Maß hinaus geht, führt im Gefäßsystem stereotyp zu einer akuten (sterilen) Entzündungsreaktion. Das Lymphgefäßsystem (LGS) reagiert (zum Schutz der Organsysteme) mit einem Lymphangiospasmus. Dieser Mechanismus

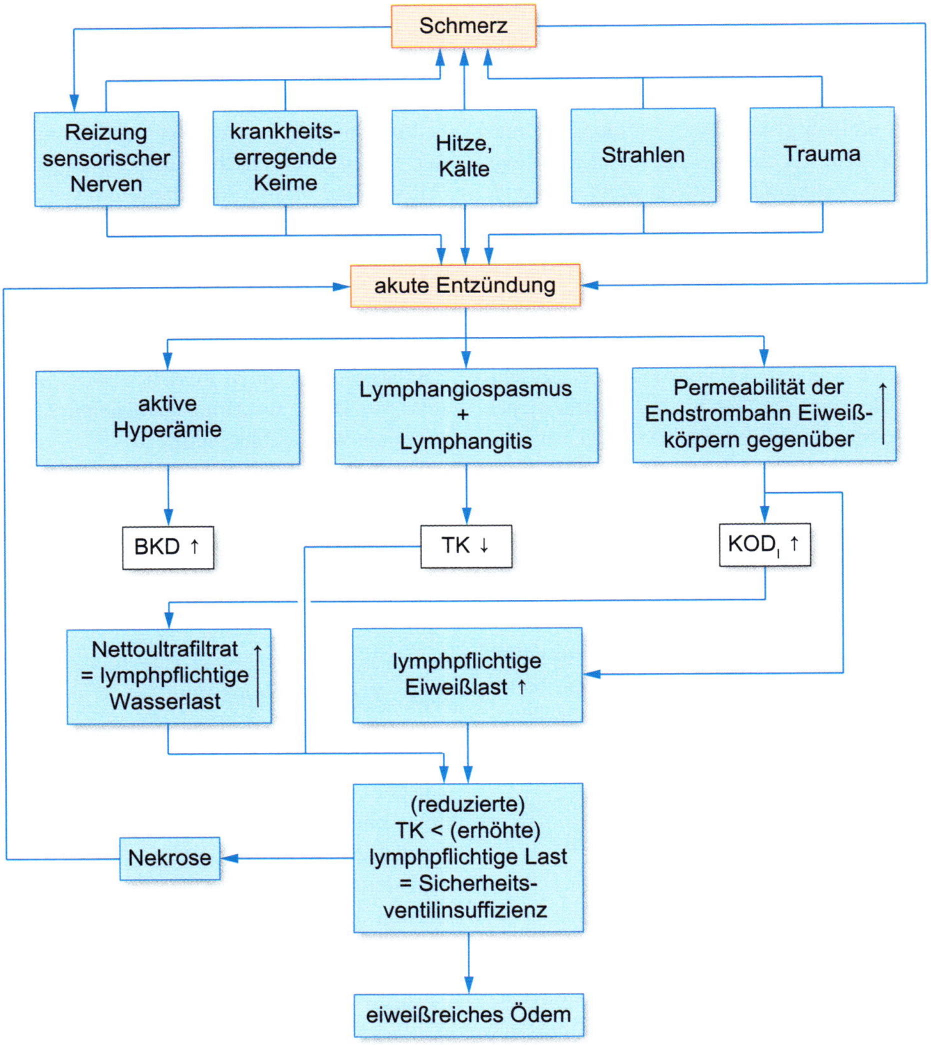

Abb. 4.3 Entstehungsmechanismus Lymphödem [M884/L231]

wird in ➢ Abb. 4.3 dargestellt. Daraus resultiert eine Sicherheitsventilinsuffizienz des tiefen und oberflächig liegenden Lymphgefäßsystems, der regionär agierende Lymphknoten der Wundregion. Das umliegende gesunde Gewebe der Haut dient mit den darin befindlichen suffizient arbeitenden Systemen von Lymphsinus (Lymphbildung/Resorbtion) und Lymphgefäßen (Reabsorbtion und Abtransport) dazu, Wundflüssigkeiten weiterzuleiten und Ansatomosen des Lymphgefäßsystems und/oder lymphovenösen Anastomosen auszubilden.

4.5 Therapieplan

KLINISCHER HINTERGRUND

Lymphogene Unterstützung der Wundheilung

Die fünf Antworten des Körpers auf eine drohende Lymphostase

1. Umgehungskreisläufe entstehen über bereits aktivierte, durchlässige oder bestehende Anastomosen, über

Anastomosen der Wasserscheiden und über das Netz der klappenlosen Hautlymphgefäße (Lymphsinus).
2. Es bilden sich lympholymphatische oder lymphovenöse Anastomosen.
3. Die Sicherheitsventilfunktion des LGS wird aktiviert (Die Fähigkeit des gesunden LGS kurzweilig das 50-fache, längerfristig das 10-fache an lymphpflichtiger Lasten zu reabsorbieren und zu transportieren).
4. Extralymphvaskuläre zellulare Plasmaproteinbewältigung durch vermehrte Makrophagenaktivität (Makrophagen sog. Fresszellen bauen Eiweißkörper ab – Proteolyse) entsteht.
5. Vermehrter Abtransport über prälymphatische Kanäle und Gewebsspalten findet statt.

Die fünf Antworten des Körpers werden durch die Physiotherapie und Maßnahmen der MLD-KPE unterstützt.

Kann ein in Wundheilung befindliches Organsystem an beschriebenen Kompensationsmenchanismen des LGS nicht anknüpfen, so kommt es zur Chronifizierung und zu einem Circulum vitiosus der Wundheilung ➤ Abb. 4.4.

Folgende Aspekte formen die therapeutische Zielsetzung und Arbeitshypothese:

- Stressreduktion (weitere überdosierte Reizsetzungen sollen vermieden und die für die Wundheilung notwendigen Erholungsphasen beachtet werden)
- Minderung von Noxen, von gewebeschädigenden Einflüssen, welche von außen auf die Haut einwirken (z. B. cutane Einschnürungen durch zu enge Kleidung, BH-Träger u. a.)
- Schmerz- und Ödemreduktion (MLD/ lymphologischer Kompressionsverband, LKV)
- Verbesserung des Selbstwert- und Körpergefühls durch Übungen der Körperwahrnehmung (Übungsprogramme/mobilitätssteigernde Maßnahmen, z. B. Funktionelle Bewegungslehre, FBL/schnelle Lagerungen/Propriozeptive Neuromuskuläre Fazilitation, PNF u. a.)
- Kompensationskräfte des Körpers und des LGS unterstützen (z. B. Vergrößerung der lymphatischen Resorbtionsflächen durch LKV, die fünf Antworten des Körpers auf eine drohende Lymphostase)
- Passagen beidseitig der Rumpf- und Unterbauchregion über axillo-inguinale Wege eröffnen
- Latenzphasen des Lymphödems erhalten

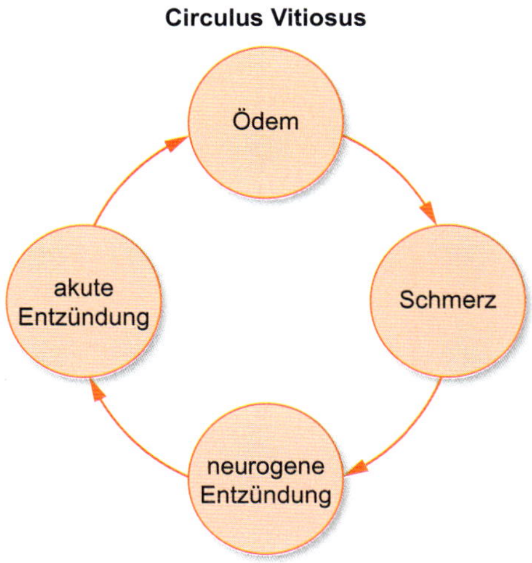

Abb. 4.4 Circulus vitiosus der Wundheilung [M884/L231]

KLINISCHER HINTERGRUND

Der MLD wird unter anderem auch eine schmerzlindernde Wirkung zugeschrieben. Dies wird vor allem mit der Gate-Control-Theorie erklärt. Es wird ihr ebenfalls eine regulierende Wirkung bzgl. des Sympathikus zugeschrieben. Das bedeutet, dass der sympathische Anteil des vegetativen Nervensystems auf globaler Ebene gedämpft wird. Auf der Gefäßebene allerdings findet eine anregende Wirkung statt. Dies zeigt sich darin, dass die Kontraktion der Lymphgefäße unter der MLD um das Achtfache gesteigert wird. Die sympathikusdämpfende Wirkung auf globaler Ebene unterstützt die Regulierung der Wundheilung, so kann durch die MLD die Wundheilungstendenz des Körpers unterstützt werden.

Trotz einer nicht erforderlichen Lymphknotendissektion (DD: Lymphozele) im Bereich der Achselhöhlen und Brustdrüsen kommt es aus den dargelegten Gründen bei der Patientin zu einer großflächigen Lymphostase, einer ausgeprägten Wundheilungsstörung und einer lokal massiv reduzierten Immunsituation der linken Brust. Im Bereich der Wundheilung ist die enge Absprache und Zusammenarbeit mit der Wundmanagerin notwendig.

Der Behandlungsplan sieht vor, dass mit Hilfe der KPE nicht nur eine Ödemreduktion erfolgen, sondern auch der Körper wieder in Einklang gebracht werden soll.

4.6 Therapeutische Behandlung

Die therapeutische Behandlung wird wie folgt aufgebaut:

Manuelle Lymphdrainage

- Terminusbehandlung
- Atemtherapie: Atemtechniken und Mobilisation der Rippen
- Zentrale Vorbehandlungen in ausreichender Entfernung zur Wundregion
- Entstauende Lymphdrainagegriffe weit distal zur Wundregion nach Befund (MLD/mit Handschuhen)
- Anastomosenarbeit axillo-inguinal beidseits

Physiotherapie

- Massagen/Ausstreichungen der Interkostalräume
- Vibrationen/Sanfte Mobilisation der Interkostalräume sowie der Akromioklavikular- und Sternoklavikulargelenke (ACG, SCG)
- Schmerzphysiotherapie/ Aufmerksamkeitsschulung und Drehtürprinzip
- Allgemeine Physiotherapie nach Befund

Kompressionstherapie

Das Umfangsmaß des oberen Brustkorbes, das Längenmaß des Rumpfes sowie die Ödemausbreitung in die Rumpfquadranten bestimmen die Art der Anfertigung eines maßangefertigten Kompressionsleibteiles/Bolero in entweder Langarm-, Mittelarm-, Kurzarm- oder als achselnahe ausgeschnittene Form.

Die derzeit verwendeten Materialien sind Schlauchverbände für die Extremitäten (Gr: K/M/L) und Schlauchverband für den Rumpf (Gr. M) (➤ Abb. 4.5 ➤ Abb. 4.6 ➤ Abb. 4.7).

WAS WÄRE, WENN …

…der Arm noch mehr mitbetroffen gewesen wäre?

Häufig liegt ein Thoraxwandödem mit einem sekundären Armlymphödem kombiniert vor. Aufgrund der operativen Behandlung des Mamma CA erfolgt eine Abflussbehinderung im Thoraxbereich (meist durch Narben und Entfernung der Lymphknoten, aber auch durch Strahlenschäden). Entstehen ein Thoraxwandödem und ein Brustödem, geschieht dies oft nicht nur postoperaiv, sondern auch als manifestes sekundäres Lymphödem. Im Zuge des Rückstaus aufgrund des bestehenden Thoraxwandödems bildet sich ein sekundäres Armlymphödem. Ist beides noch nicht entstaut, muss sowohl der Thoraxbereich als auch der betroffene Arm im Sinne der KPE mit einer sanften und weichen Kompressionsbandage versorgt werden. Wichtig ist, dass die Kompressionsbandagierung so gewählt wird, dass die Patientin sich wohl fühlt und sich noch ausreichend bewegen kann, vor allem dann, wenn Thorax und Arm gleichzeitig bandagiert werden.

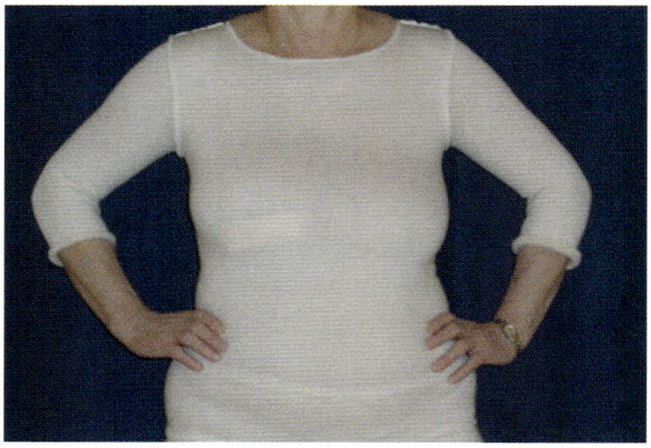

Abb. 4.5 Kompressionsversorgung aus Schlauchverband für Arme und Oberkörper von ventral [M884]

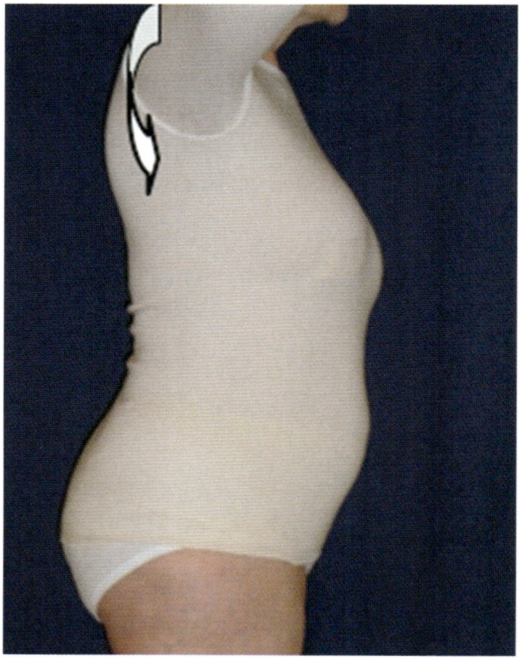

Abb. 4.6 Kompressionsversorgung aus Schlauchverband für Arme und Oberkörper von lateral [M884]

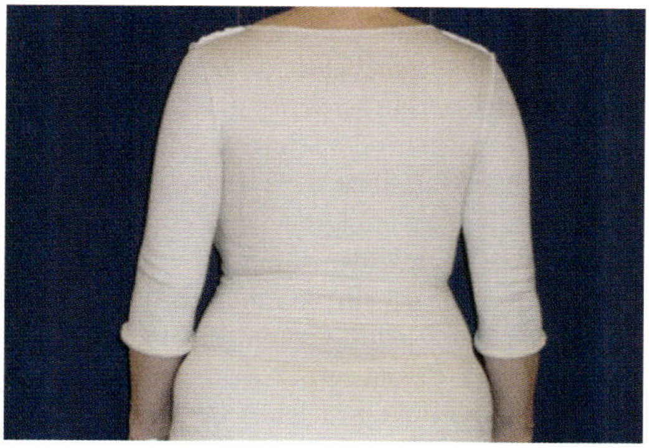

Abb. 4.7 Kompressionsversorgung aus Schlauchverband für Arme und Oberkörper für Arme und Oberkörper von dorsal [M884]

4.7 Reflexion des therapeutischen Vorgehens

Innerhalb der ersten zweieinhalb Wochen finden drei Behandlungen à 60 bis 90 Minuten wöchentlich statt. Es wird mit einer losen Auflage von sterilen Kompressen gearbeitet werden, um zu vermeiden, dass Keime in die Wunde eindringen. Es kann ein erhebliches Maß an Wundexsudat aus der offenen Hautwunde abfließen. Die durchfeuchtete Kompresse muss in der Anfangsphase deshalb zwei- bis dreimal pro Sitzung ausgetauscht werden. Die Patientin nimmt bereits in der ersten Behandlung ihre weniger gespannte und weicher gewordene linke Brustdrüse wahr. Den Austausch ihres BH's gegen einen Bolero kann sie sofort gut annehmen, denn auch der Bolero gibt ihr das notwendige Gefühl von Stabilität.

Das klinische Wundmanagement wird in Absprache mit der Wundmanagerin auf einmal wöchentlich reduziert, Debridement und Punktion werden ausgesetzt.

Ein im Vorfeld zur MLD/KPE bereits geplantes chirurgisches Debridement der nekrotisierten Wundränder entlang des Fistelkanales kann entfallen, da der Fistelkanal sich bereits von ca. 15 bis 20 cm auf 7 cm reduziert hat. Es erfolgt eine letzte Punktion des Wundseroms mit lediglich 5 ml gezogenem Wundexsudat. Nach acht physiotherapeutischen Behandlungen wird ein trockener Wundverschluss erreicht.

Die Radiotherapie beginnt nach weiteren vier Wochen Physiotherapie. Mittels Ultraschall wird ein weiterer Rückgang des Fistelkanales ohne Wundserom festgestellt. Zu einer kompletten Ausheilung kommt es vor der Bestrahlung nicht. Die Patientin blickt dem Therapiebeginn der Radiotherapie mit gemischten Gefühlen entgegen.

Ihr wird deutlich bewusst, wie sehr die vergangenen 13 Monate an ihren Kräften gezerrt haben. Trotzdem schaut sie zielgerichtet, optimistisch und mit festem Blick auf die bald bevorstehende Wiederaufnahme ihrer beruflichen Tätigkeit. Die ersten beiden Wochen der Radiotherapie will sie sich „Zeit geben", schauen wie sie mit ihrer körperlichen Fitness, den nun wieder eng getakteten Terminplanungen (tägliche Strahlentherapie, zwei- bis dreimal wöchentlich Physiotherapie, Termine bei diversen Ärzten) zurechtkommen wird, bevor sie sich gesund schreiben lassen will. Eine Phase der Wiedereingliederung in ihren Berufsalltag, mit einer reduzierten Stundenzahl von zwei bis drei Stunden täglich, will sie aufgrund ihrer existenziell bedrohlichen wirtschaftlichen Situation nicht durchlaufen.

Die Patientin ist zu diesem Zeitpunkt vegetativ deutlich ausgeglichener, regulierter als zu Beginn der Behandlungen. Es gelingt ihr zunehmend, tiefe Entspanntheit und Wachheit, Konzentration und Wahrnehmung ihres Körpers zuzulassen. Die Symptome der Brustdrüse wie Schwellung, Spannung, Schmerz und Parästhesien sind gut erträglich und spürbar gemindert.

Aufgrund der physio- bzw. manualtherapeutischen Techniken kann die Mobilität im gesamten Brust- und Thoraxbereich gesteigert werden, ACG, SCG und Kostovertebralgelenke sind teilweise deblockiert, eine freie Atemlenkung bei detonisierter Atemmuskulatur (insbesondere M. pectoralis minor und Mm. intercostalis) gelingt spontaner, ihre Kurzatmigkeit ist deutlich reduziert. Ihr ANS ist mit immer kürzer werdenden Zeiträumen innerhalb einer Behandlung in der Lage zur Regulation.

Die direkten Stunden und Nächte nach den Behandlungen empfindet die Patientin als nachwirkend und erholsam. Die therapiefreien Tage jedoch sind nach wie vor belastend und mit den unterschiedlichsten diffusen und für sie nicht nachvollziehbaren Beschwerden und Schmerzen behaftet, sodass sie immer wieder auch in Krisen hineinrutscht. Diese können in der Therapie gut aufgefangen und auch für den Moment behoben werden. Ohne die

4

physiotherapeutische Begleitung zu sein, kann und will sie sich nicht vorstellen. Ihrem Ärgernis und ihrer teilweise großen Verbitterung darüber, dass sie von ärztlicher Seite nicht auf diese Behandlung und die damit verbundene Unterstützung hingewiesen wurde, bringt sie zunehmend zum Ausdruck.

Aus Sicht der Physiotherapie ist der Zeitraum zwischen Wundverschluss und Beginn der Radiatio zu knapp bemessen. Es ist nicht nachvollziehbar, warum die Patientin nicht die notwendigen acht bis zwölf Wochen zur Erholung und Ausheilung der Wunde bekommt. Obwohl eine Radiotherapie immer im direkten Anschluss an die OP stattfinden soll, ist diese Entscheidung dennoch nicht nachvollziehbar, da aufgrund des progressiv entgleisten Wundgeschehens der Patientin die Radiatio bereits um fünf Monate nach hinten verschoben werden musste. Die Patientin wird weiterhin physiotherapeutisch den aktuellen Befunden entsprechend behandelt.

Die Patientin reagiert bereits bei der dritten Bestrahlung mit einer starken Radiodermatitis im Bereich der Rumpfquadranten. Sie ist sichtlich erschöpft und wirkt wieder zunehmend verunsichert und deprimiert. Fatigue und die thermische Dysregulation stehen nunmehr im Vordergrund.

Definition

Fatigue

Die sogenannte Fatigue (franz. müde, abgeschlagen) tritt nicht speziell durch bestimmte Aktivitäten und Belastungen auf und bessert sich auch nicht durch Erholung. Sie wird sowohl körperlich als auch mental oder emotional erlebt. Fatigue kann sich im gesamten Verlauf einer Krebserkrankung bei Diagnosestellung, Therapie oder in der Nachsorge manifestieren und wird während der Behandlung bei 60 bis 80 % und in der chronischen Form bei 30 bis 40 % aller Patienten erlebt. Eine frühzeitige Information über dieses Phänomen und die rechtzeitige Diagnosestellung ist wichtig, um präventive Maßnahmen und ggf. eine Therapie einleiten zu können. Die Diagnose kann nach einem ärztlichen Gespräch gestellt werden. Meist lässt sich durch die Anamnese klären, ob bereits vor der Tumorerkrankung Erschöpfungszustände bestanden. Wegen der Häufigkeit des Krankheitsbildes sollte bei allen Tumorpatienten ein Screening durch Befragung und die Beurteilung des Schweregrades durch eine globale Skala (0 bis 10 zwischen keiner und extremer Fatigue) erfolgen.

Die genaue Ursache der chronischen Tumorfatigue ist nicht geklärt, da zahlreiche Faktoren zur Erkrankung beitragen können. Möglicherweise geht sie darauf zurück, dass vermehrt Botenstoffe (Zytokine) gebildet werden, der Tagesrhythmus gestört ist und chronische Entzündung oder Störungen im Muskelstoffwechsel vorliegen.

In der dritten Bestrahlungswoche teilt der Lebensgefährte telefonisch mit, dass die Patientin gestürzt sei, sich den rechten Arm gebrochen hat und nun klinisch chirurgisch versorgt werden muss. Die Patientin beendet die physiotherapeutische Behandlung vorzeitig und ungeplant.

Die behandelnden Unfallchirurgen veranlassen die selektive Physiotherapie zur Behandlung des verunfallten Armes, ohne zu berücksichtigen, dass die physiotherapeutisch notwendigen MLD/KPE weitergeführt werden. Die Strahlentherapie wird kurzweilig ausgesetzt. Die Patientin kann aufgrund des Unfalls kein Auto mehr fahren und somit nicht mehr ohne Unterstützung die physiotherapeutische Praxis erreichen. Ein Krankentransport auf Kosten der Krankenkasse wird ihr durch den behandelnden Arzt verwehrt, das führte zu einem Behandlungsabbruch.

4.8 Evidenzbasierte Zusammenfassung

Bei dem hier beschriebenen Fallbeispiel wird deutlich, wie eng Wundheilung/-therapie und die lymphologische Behandlung miteinander verzahnt sein können. Der oberflächige Lymphkollektorenverbund innerhalb der Cutis, Lymphsinus und der Präkollektoren, welche den Abtransport anfallender lymphpflichtiger Lasten aus dem Bereich der Wunde über benachbarte Hautkollektoren vornehmen, werden über den von BH-Trägern und -Bund erzeugten Kompressionsdruck mechanisch behindert und verlegt. Das Wundexsudat kann interstitiell keinen Anschluss an Abflusswege finden und wird somit im Wundmilieu gehalten. Interstitieller Raum gesunder angrenzender Hautareale wird nicht genutzt. Weitere Faktoren sind der Einsatz häufigen Wundmanagements sowie zahlreiche iatrogene Traumasetzungen. Gesunde Haut und gesundes Gewebe werden in das Wundgeschehen mit eingebunden.

Die psychische, physische und soziale Belastungssituation der Patientin muss berücksichtigt werden. Eine Einbindung der Physiotherapie in die postoperative, posttherapeutische onkologische Behandlungssituation reduziert das Risiko entgleisender Wundheilung. Empfohlen wird eine physiotherapeutische Befunderhebung und Behandlung bereits zu Beginn der onkologischen Therapieplanung. Eine ganzheitliche onkolymphologische physiotherapeutische Begleitung der Patientinnen ist notwendig.

LITERATUR

Gültig O, Miller A, Zölzer H, (Hrsg.). Leitfaden Lymphologie, München: Elsevier 2016.

Stiftung Deutsche Krebshilfe. Fatigue – chronische Müdigkeit bei Krebs, Ratgeber Blaue Reihe Band 51, 2017.

Weiger A. Der Einfluss von psychischem Stress auf die Wundheilung Projektarbeit, Weiterbildung Wundmanagement, 2012.

Weissleder H, Schuchhardt C. Erkrankungen des Lymphgefäßsystems, Köln: Viavital, 2006.

Zentrum für Krebsregisterdaten des RKI. https://www.krebsdaten.de/Krebs/DE/Content/Krebsarten/Brustkrebs/brustkrebs_node.html (letzter Zugriff: 16. Dezember 2019).

Fall

5

Linda Fahlbusch, Wilke Fahlbusch

Primäres Beinlymphödem

Leitsymptome: Schwellung beider Beine – Spannungsschmerzen – verminderte Mobilität

leicht

Definition

Primäres Beinlymphödem

Das primäre Beinlymphödem entsteht durch eine verminderte Lymphtransportkapazität aufgrund einer Fehlanlage des Lymphgefäßsystems. Die Fehlanlage kann sowohl die Präkollektoren/Kollektoren als auch Lymphknoten betreffen.

Leitsymptome des primären Lymphödems des Beines:

- Stemmer-Zeichen Zehen
- Schmerzhafte Schwellung
- Dellbarkeit des Gewebes
- Vertiefte natürliche Hautfurchen
- Retromalleolare Schwellung
- Entwicklung von distal nach proximal

Cave: Differentialdiagnostisch muss eine Thrombose ausgeschlossen werden.

5.1 Vorgeschichte

Die 85-jährige Rentnerin Frau H. leidet an einem hereditären primären Lymphödem an beiden Beinen. Auf der rechten Seite ist es aufgrund einer vorhergegangenen Weber-C-Fraktur stärker ausgeprägt.

Erstmals aufgetreten ist das Lymphödem während der Pubertät. Anfang der 1990er Jahre begann sie erstmals mit einer Lymphdrainagetherapie, da sich das Lymphödem verschlimmerte (auch aufgrund des zunehmenden Körpergewichtes).

Auf Anraten eines Sanitätshauses ging Frau H. nach langer Diagnosesuche zu einem ansässigen Lymphologen, der ein primäres chronisch schmerzhaftes und manifestes Lymphödem mit Sekundärschäden an Haut- und Unterhautgewebe diagnostizierte. Er verordnete eine manuelle Lymphdrainage mit Kompressionstherapie.

Frau H. kommt auf Empfehlung ihres Arztes zur KPE in eine lymphologische Schwerpunktpraxis. Bisher hat noch keine Kompressionstherapie in dem vorgesehenen Ausmaß stattgefunden. Die Schwellung und die Schmerzen in den Beinen haben sich insgesamt nicht verbessert, sondern verstärkten sich zunehmend. Durch die starken Spannungsgefühle in den Beinen wurde Frau H. in ihrer Mobilität eingeschränkt.

Zusätzlich leidet Frau H. an einer vom Arzt medikamentös gut eingestellten Hypertonie.

WAS WÄRE, WENN…

…die Hypertonie nicht gut eingestellt wäre…

Eine nicht eingestellte Hypertonie kann langfristig zu einer Herzinsuffizienz führen. Eine Herzinsuffizienz kann vor allem bei einer bestehenden Rechtsherzinsuffizienz zu kardialen oder kardiogenen Ödemen führen. Diese Ödeme sind generalisiert, weich, nicht schmerzhaft und lagerungs- bzw. tageszeitabhängig. Sie zeigen sich zuerst an den unteren Extremitäten. Bei kardialen Ödemen sollte die KPE nur nach Rücksprache mit dem behandelnden Arzt und auch nur in modifizierter Form durchgeführt werden (d.h. nur leichte Kompression bis zum Knie, Oberkörper hochlagern etc.).

In diesem Fallbeispiel werden folgende Fragen beantwortet:

- Warum ist es wichtig, die Patientin aufzuklären und aktiv mit einzubeziehen?

- Welchen Einfluss haben orthopädische und internistische Probleme?
- Wie sieht die Kompressionstherapie bei einem primären Lymphödem aus?

5.2 Untersuchungsbefunde

5.2.1 Therapeutische Befundung

Therapeutische Anamnese

Frau H. hat seit Jahren geschwollene Beine. Die Schwellung nimmt weiterhin zu und führt aufgrund des Schweregefühls zu Bewegungseinschränkungen. Die Patientin fühlt sich in ihrer Mobilität eingeschränkt. Internistische Ödeme sind ausgeschlossen worden. Aufgrund einer früheren Fraktur des rechten Sprunggelenks, ist das Ödem am rechten Fuß ausgeprägter.

WAS WÄRE, WENN...

...der rechte Fuß kein Trauma erlitten hätte.

Primäre Lymphödeme können ein- oder beidseitig auftreten. Liegt ein akutes Trauma vor, bildet sich zusätzlich zu dem bestehenden primären Lymphödem ein traumatisches Ödem. Das traumatische Ödem verschlechtert die Ödemsituation kurzzeitig. In der Regel bilden sich traumatische Ödeme im Zuge der Wundheilung vollständig zurück. Liegt aber ein Traum vor, welches eine verminderte Gelenkbeweglichkeit nach sich zieht, so kann die eingeschränkte Beweglichkeit des Gelenks dazu führen, dass sich zusätzlich Lymphflüssigkeit einstaut. Vor allem dann, wenn die geringe Beweglichkeit im Sprunggelenk vorhanden ist und die Muskel-Venen-Pumpe somit nur eingeschränkt arbeiten kann. Dies verhindert einerseits, dass die Lymphflüssigkeit aktiv abtransportiert, und andererseits, dass auch die venöse Flüssigkeit aktiv zurück transportiert werden kann. Auf diese Weise kann sich zusätzlich zu dem vorhandenen primären Lymphödem auch noch ein Phlebödem bilden (auch vor dem Hintergrund des Alters der Patientin). Deshalb ist es wichtig, die Muskel-Venen-Pumpe innerhalb der Behandlung wieder anzuregen.

Inspektion

Frau H. hat, wie auf ➤ Abb. 5.1 zu erkennen, deutlich geschwollene Fußrücken, Knöchel und Unterschenkel. Die Unterschenkel wirken säulenartig. Die Zehen haben eine Vierkantform. Die Haut ist intakt und gepflegt, sie weist dennoch einen typischen „Spannungsglanz" auf ➤ Abb. 5.1. Frau H. leidet unter leichtem Übergewicht.

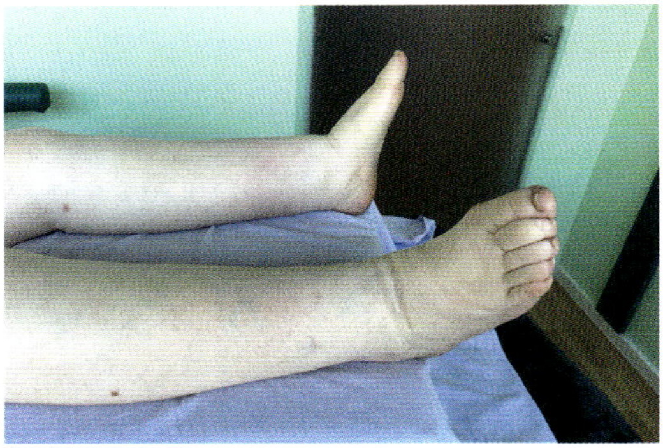

Abb. 5.1 Inspektion Unterschenkel: Auffällig ist u.a. der typische „Spannungsglanz". [M1039]

Die Nagelform ist verändert: sehr kurze und nach oben wachsende Nägel. Das Nagelbett wölbt sich über die Zehennägel ➤ Abb. 5.2.

Am rechten Malleolenknochen sind medial und lateral etwa 10 cm lange Narben sichtbar. Deshalb sind hier auch deutlich sichtbare retromalleolare Kissen erkennbar ➤ Abb. 5.3.

Ventral am rechten sowie am linken Fußrücken sind starke horizontal verlaufende Hautfurchen in Höhe des OSG sichtbar.

Ganganalyse Der Gang ist tapsig und leicht schwerfällig. Es entstehen keine flüssigen Abrollphasen, aber kurze Schrittlängen. Der Gangrhythmus ist unregelmäßig.

Definition

Stemmer-Zeichen

Das Stemmer-Zeichen dient der Beurteilung, ob eine Verhärtung des Gewebes vorliegt. Dies erfolgt durch die Prüfung, ob die Haut an der proximalen Phalanx des zweiten und/ oder dritten Strahls an den Fingern bzw. Zehen abgehoben werden kann. Hierbei zeigt sich bei Verhärtung eine, durch Induration des Haut- und Unterhautgewebes verminderte bis völlig fehlende Hautfaltenabhebbarkeit. Dies deutet auf ein fortgeschittenes Lymphödemstadium hin.

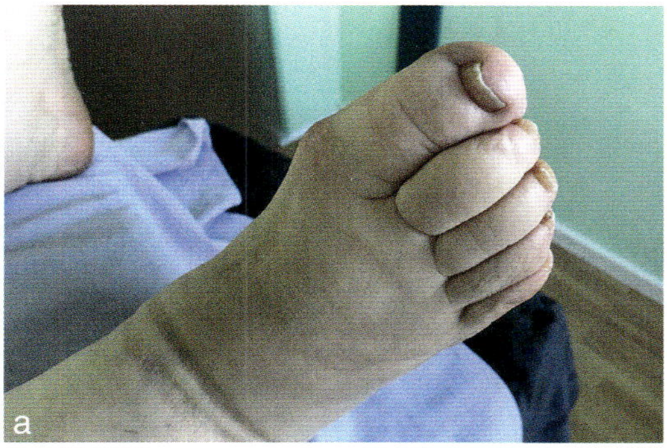

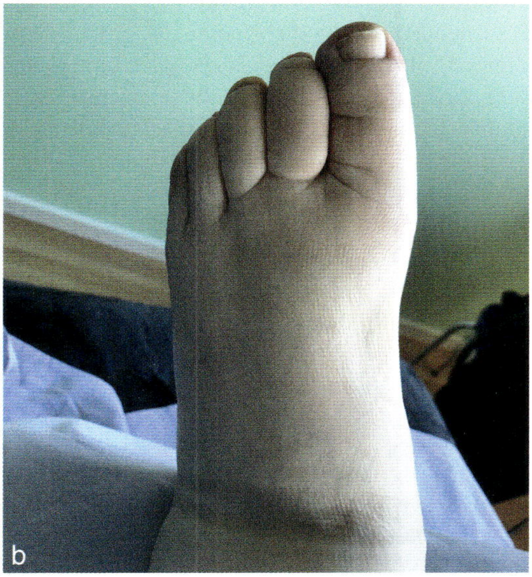

Abb. 5.2 a) und b) Inspektion Zehennägel und Fuß: kurze, nach oben wachsende Nägel, das Nagelbett wölbt sich über die Zehennägel. Die Zehen sind kastenförmig verändert. [M1039]

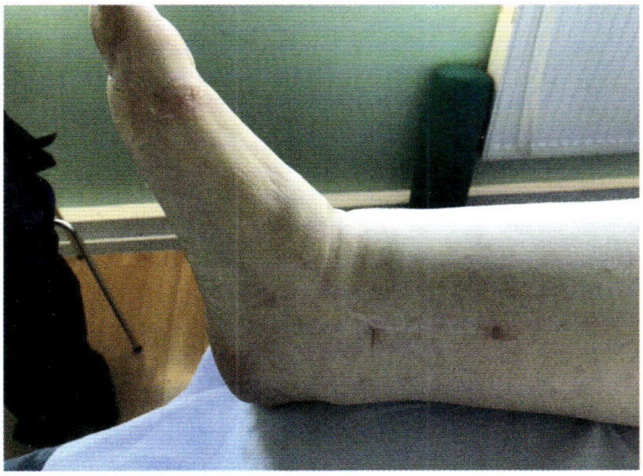

Abb. 5.3 Inspektion rechter Fuß: sichtbare Narben und retromalleolare Kissen [M1039]

Palpation

Das Stemmer-Zeichen an jeweils der rechten und linken zweiten Zehe ist positiv. Das Gewebe an den Beinen ist fest und teigig.

Dellentest Durch mäßigen Daumendruck lassen sich tiefe Hautdellen erzeugen, die lange bestehen bleiben. Die Dellbarkeit nimmt Richtung proximal ab und ist oberhalb der Knie am Oberschenkel nicht mehr nachweisbar.

Die Narben des rechten Fußes sind sehr fest und stark eingezogen. Bei Berührung sind diese besonders schmerzhaft.

5.2.2 Evaluation des Gesundheitszustandes nach ICF

Personenbezogene Faktoren

Frau H. ist Rentnerin und lebt alleine in einer Dreizimmerwohnung in der Stadt.

Sie ist eine fröhliche, optimistisch gestimmte und sehr aktive Frau, die ihre täglichen Erledigungen zu Fuß und mit der Straßenbahn erledigt.

Umweltfaktoren

Frau H. ist sozial sehr gut integriert. Sie hat viele Freunde und Bekannte, mit denen sie aktiv ihren zahlreichen Hobbies und Interessen nachgeht.

Funktions- und Strukturebene

Es liegen starke ödematöse Veränderungen beider Beine mit säulenförmigen Ausprägungen vor sowie starke Fibrosen und Hautfalten im Bereich der Gelenke. Die Zehen sind kastenförmig und das Gangbild ist deutlich verändert.

Partizipationsebene

Die Patientin ist recht mobil und nimmt an unterschiedliche Aktivitäten teil. Dies möchte sie auch weiterhin uneingeschränkt tun können. Außerdem möchte sie ihre Autonomie behalten.

5.3 Zielsetzung

Frau H. möchte wieder längere Gehstrecken ohne starke Schmerzen und Spannungsgefühle in den Beinen zurücklegen. Somit kann sie alltäglichen Erledigungen, ihren Hobbies und Interessen uneingeschränkt nachkommen.

Die therapeutischen Ziele liegen bei einer Ödemreduktion innerhalb von zwei bis vier Wochen und einer Verbesserung des Lymphabflusses.

KLINISCHER HINTERGRUND

Die entödematisierende Wirkung der Manuellen Lymphdrainage

MLD unterstützt die physiologische Angiomotorik und regt sie an. Liegt eine dynamische Insuffizienz des Lymphgefäßsystems vor, kann MLD bewirken, dass bisher nicht genutzte Lymphgefäßabschnitte (vor allem in proximal gelegenen, nicht überforderten Körperabschnitten) erschlossen werden. Darüber hinaus wird Flüssigkeit und lymphpflichtige Last im Interstitium in „gesunde" Lymphgefäßabschnitte verschoben.

Wird das Ödem reduziert, geht der Umfang der Beine zurück und es wird wieder einfacher, sich Hose und Schuhe anzuziehen. Darüber hinaus soll die Muskel- und Venenpumpe verbessert werden, in dem die Wadenmuskulatur aufgebaut wird und alltägliche Kompression stattfindet. Darüber hinaus wird eine Gangschule empfohlen, um den Gang zu verbessern und eine Sturzprophylaxe einzuleiten. Das verbesserte Gangbild soll ebenfalls fördern, dass Frau H. weiterhin ihren Hobbies und Interessen nachkommen kann.

5.4 Therapieplan

Wichtig ist zunächst eine umfangreiche Aufklärung der Patientin bezüglich:

1. Krankheitsbild allgemein
2. Hygiene und Hautpflege
3. Entstauungstherapie und -gymnastik
4. Eigenverantwortung

Diese Themen werden Frau H. als Merkblatt in schriftlicher Form an die Hand gegeben.

Darüber hinaus wird mit ihr das Thema einer begleitenden physiotherapeutischen Behandlung erörtert, mit dem Ziel eine Gangschule/Sturzprophylaxe durchzuführen. Dies wird ihr an einem anderen Standort empfohlen, in einer halbstationären Einrichtung, die ein Konzept zur Sturzprophylaxe anbietet und in der Nähe ihres Wohnortes gelegen ist.

Frau H. bekommt eine 60-minütige Behandlung. Während der KPE Phase I findet die Behandlung täglich statt. Mit der Strumpfversorgung findet die MLD-Therapie zweimal wöchentlich statt ➢ Abb. 5.4.

PRAKTISCHER TIPP

Im Zuge der Arbeit im lymphologischen Netzwerk empfiehlt sich eine frühe Kontaktaufnahme mit dem versorgenden Sanitätshaus. Einerseits können so Erfahrungen, die während der Bandagierung gesammelt wurden, weitergegeben werden und in die Planung der Kompressionsversorgung mit einfließen. Andererseits kann rechtzeitig das notwendige Genehmigungsverfahren bei dem zuständigen Kostenträger eingeleitet werden, um unnötige Wartezeiten zu vermeiden.

5.5 Therapeutische Behandlung

Die Patientin liegt zunächst in Rückenlage auf der Behandlungsbank. Die Beine werden mit einem Venenkissen unterlagert. So wird der venöse, aber auch der lymphatische Rückstrom durch die Wirkung der Schwerkraft unterstützt. Gegebenenfalls muss der Oberkörper etwas erhöht gelagert werden,

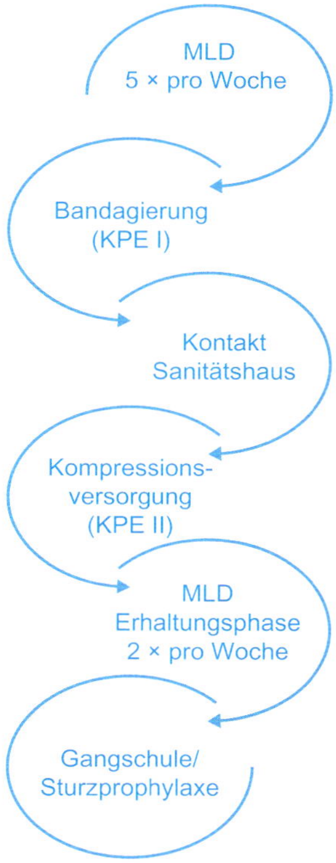

Abb. 5.4 Therapieplan [M1039/L231]

um die kompensierte Herzinsuffizienz zu berücksichtigen. Hierbei ist auf Kreislaufzeichen zu achten, bzw. wird die Patientin angeleitet, dem Therapeuten Bescheid zu geben, wenn Atemprobleme oder Schwindel o. ä. auftreten.

Die Behandlung beginnt mit der Halslymphknotenkette (Terminus profundus). Danach folgt die Bauchbehandlung. Zunächst werden die oberflächlichen Lymphgefäße angeregt, bevor die Bauchtiefdrainage folgt. Im Anschluss werden die tiefliegenden iliakalen Lymphknoten mit stehenden Kreisen entlang der Crista iliaca aktiviert.

Nach diesem Schritt ist es wichtig, auch die axillären Lymphknoten auf beiden Seiten anzuregen, um alle möglichen Abflussgebiete auszunutzen. Anschießend werden beide Flanken vom Becken bis zur Axel bearbeitet.

Jetzt beginnt die Behandlung der Beine zunächst rechts, dann links mit einer einleitenden Effleurage.

Weiter werden die Leistenlymphknoten angeregt. Ist das beendet, beginnt die Behandlung des Oberschenkels von medial und lateral. Weiter geht es über das Knie (Flaschenhals) zum Unterschenkel. Durch die starken Eiweißablagerungen sind hier, neben den normalen Handgriffen, die tiefen Fibroselockerungsgriffe und die Eiweißverschiebegriffe indiziert.

⚠ **VORSICHT**

Wasserscheiden nicht vergessen!

Auch die lymphgefäßarmen Zonen zwischen zwei Abflussgebieten werden bearbeitet.

Ist das Gewebe des Unterschenkels merkbar weicher geworden, kann die Behandlung am Fuß beginnen. Zunächst wird sorgfältig der Bereich hinter den Malleolen an der Achillessehne behandelt, da hier eine starke Schwellung (vor allem rechts) vorliegt. Außerdem befinden sich hier viele Lymphknoten, die den Fuß entsorgen. Am rechten Fuß wird noch eine gesonderte Narbenbehandlung integriert, damit die Lymphflüssigkeit diese Barriere besser passieren kann. Es folgt die Fußrückenbehandlung. Auch hier werden Fibroselockerungsgriffe und Eiweißverschiebegriffe angewendet. Danach werden die Zehen einzeln behandelt.

Nach jedem behandelten Teilabschnitt des Beines wird die Lymphflüssigkeit mit Dreh- oder Schöpfgriffen hoch bis zu den axillären Lymphknoten nachbearbeitet.

PRAKTISCHER TIPP

Fibroselockerung

Statt Fibroselockerungsgriffe mit den Fingerkuppen kann vorsichtig der Igelball zur Fibroselockerung eingesetzt werden.

KPE Phase I: Anlegen der Kompressionsbandagierung beider Beine

Durch die Kompressionstherapie mit Bandage oder Bestrumpfung wird der äußere Druck auf das Gewebe und die Muskulatur der betroffenen Extremität erhöht. Auf diese Weise wird unterstützt, dass die Lymphflüssigkeit in die umliegenden Lymphgefäße und Venen zurückfließt. Die nachfolgenden Bilder der ➤ Abb. 5.5 zeigen den Aufbau der Kompressionsbandagierung.

⚠ VORSICHT

Schlaf geht vor Bandage!

Im klinischen Setting wird abends oft die Kompressionsbandagierung abgewickelt, um einen erholsamen Schlaf zu ermöglichen. Da in der Ambulanz die Phase ohne Kompression dann aber nachts zu lange wäre, wird in der ambulanten Entstauungstherapie versucht, die Kompressionsbandagierung auch nachts zu tragen. Allerdings sollte die Patientin darüber aufgeklärt werden, dass die Kompression etappenweise abgenommen werden kann, wenn der Schlaf dadurch gestört wird.

Nach jeder Lymphdrainagetherapie bekommt Frau H. beide Beine bis zum Knie bandagiert. Da sie mit der Oberschenkelbandagierung zu stark eingeschränkt wäre, ist die Kniebandagierung für Frau H. die bessere Variante. Außerdem hält die Langbandagierung den Bewegungen des Kniegelenkes nur wenig stand (Treppensteigen ins dritte Stockwerk) und fängt schnell an zu rutschen. Die Bandagetherapie wird etwa zwei Wochen lang durchgeführt. Sobald sich die Umfangsmaße nicht mehr verringern und/oder das Gewebe keinerlei Fibrosierungen mehr aufweist, wird mit der Bestrumpfung begonnen.

Für eine gute Hygiene und Hautpflege hatte die Patientin die Möglichkeit 30 Minuten vor Behandlungsbeginn ihre Bandagierung in den Praxisräumen zu entfernen, um die Beine zu reinigen und die Haut mit entsprechenden Cremes zu pflegen.

Sie bekommt ein verschreibungsfähiges Bandageset für die untere Extremität. Die Bandage wird folgendermaßen angelegt: (➤ Abb. 5.5 a-c))

Zunächst wird der Trikot-Schlauchverband von den Zehenspitzen bis über das Kniegelenk gezogen. Dann wird die Schaumstoffbinde (10 cm) von den Zehengrundgelenken bis unterhalb der Kniescheibe aufgebracht.

Die Zehen werden mittels elastischen Fixierbinde bandagiert, beginnend an der Großzehe, der kleine Zeh bleibt frei, ebenso die Ferse.

Die Kurzzugbandagen werden nun mit Kornährentechnik auf das Bein gebracht. Bei Frau H. werden unterhalb der Malleolen Schaumstoffnierchen eingearbeitet. So entsteht hier eine stärkere Kompression an den retromalleolare Ödemkissen und eine bessere Entstauung in dieser Region.

PRAKTISCHER TIPP

Überstehendes Material lässt sich nach Aufbringen der Wattierung für einen sauberen Randabschluss umschlagen. Die Ferse bleibt frei. Sie erfährt durch den Schuh meist ausreichend Kompressionsdruck.

Bei kurzen Zehen die 4 cm breite Binde zuvor der Länge nach umschlagen, so halbiert sich die Breite der Binde auf 2 cm.

Durch das retropatellare Einarbeiten von Schaumstoffpolster in einer Nierenform kann im Sinne des Laplace-Gesetzes ein durchgehender Druckverlauf erfolgen.

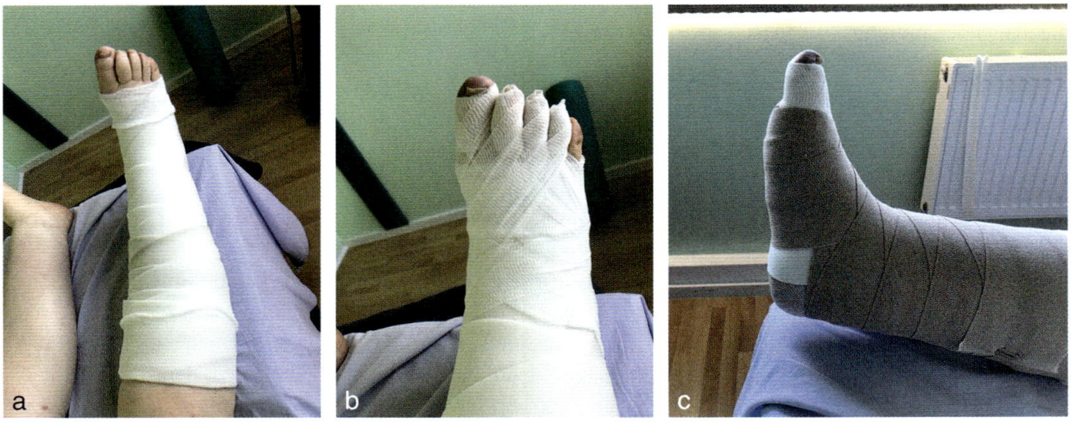

Abb. 5.5 Aufbau des lymphologischen Kompressionsverbands: a) Trikot Schlauchverband und Schaumstoffbinde, b) Bandagierung der Zehen mittels einer elastischen Fixierbinde, c) Bandagierung mit Langzugbinde [M1039]

Zum Schluss wird die Langzugbandage locker um die übrigen Lagen aufgebracht. Diese kann zur Schlafenszeit selbstständig entfernt werden und am Tag selbst wieder aufgebracht werden. Somit entsteht ein mehrlagiger (vierlagiger) Kompressionsverband, dessen hohe Kompressionswirkung wissenschaftlich belegt ist (➢ Abb. 5.6 a, b).

Um einen gleichmäßigen Druckverlauf zu erreichen, sollte sich die Anzahl der Bandagelagen von distal (ca. drei bis vier Lagen) nach proximal auf ein bis zwei Lagen verringern. Jede einzelne Bandage wird zum Abschluss mit Rollpflaster fixiert.

⚠ **VORSICHT**

Nicht zu viel Zug beim Anlegen der Bandagierung

Die Kompressionswirkung wird durch die Anzahl der Bandagelagen erreicht und nicht durch erhöhte Zugkraft. Das bedeutet, wenn mehr Druck notwendig ist, sollte die Anzahl der Lagen der Bandagen erhöht werden, nicht der Zug auf die Bandage. Denn sonst besteht die Gefahr von Abschnürungen.

Nylonstrumpf fixiert die Kompressionsbandagierung

Ein über die Bandagierung gezogener Nylonstrumpf schafft eine bessere Fixierung während des An- und Ausziehens der Hosen und Schuhe.

KPE Phase II: Anpassen der Kompressionsversorgung beider Beine

Den Zeitpunkt für die folgende Kompressionsversorgung legt letztendlich der verordnende Arzt nach Rücksprache und Austausch mit den behandelnden Therapeuten und dem zuständigen Sanitätshaus fest.

Ist die Verordnung für eine Kompressionsversorgung ausgestellt, wird ein Sanitätshaus beauftragt, das Bein auszumessen und die Kompressionsversorgung zu bestellen (➢ Abb. 5.7).

⚠ **VORSICHT**

Zeitmanagement

Bis die Kompressionsversorgung (nach ca. zehn Tagen) ausgeliefert wird, wird weiterhin nach jeder MLD bandagiert und deshalb meist die hochfrequente Therapie durchgeführt. Dies sollte bei der Terminplanung berücksichtigt werden. Es ist auch ratsam, einen Puffer einzuplanen, falls sich die Abgabe der Kompressionsversorgung verzögert oder aber die Kompressionsversorgung nicht direkt passt.

Im Fall von Frau H. wurde sich für folgende Bestrumpfung entschieden:

1. Flachstrick; Kompressionsklasse KKL II; Oberschenkellang, Zehen geschlossen, mit Haftband für überwiegend stehende und gehende Aktivitäten
2. Als Zweitbestrumpfung, Flachstrick; KKL II; Unterschenkellang; Zehen geschlossen, mit Haftband für überwiegend sitzende Aktivität, um Einschnürungen in der Kniekehle zu vermeiden.

Zehenkappen wären bei Frau H. grundsätzlich sinnvoll gewesen, sind im alltäglichen Handling für Frau H. jedoch ungeeignet.

Übungen für die Entstauung

Nachdem Frau H. mit einer Kompressionsversorgung versorgt ist, wird ein Hausaufgabenprogramm zur Ödemgymnastik erstellt und besprochen. Dieses soll sie in Eigenverantwortung regelmäßig durchführen. Empfehlenswert ist es, die Übungen täglich und in der Kompression durchzuführen. Dieses Programm sieht wie folgt aus:

- Vorbereiten und Entleeren des Venenwinkels. Dafür steht oder sitzt die Patientin aufrecht und legt ihre Hände mit den Fingerspitzen nach hinten links und rechts an den Hals. Jetzt führt die Patientin Drehbewegungen mit den Händen mit Druckrichtung nach hinten und unten aus. Dann werden die Finger in die Schlüsselbeingrube gelegt. Hier führt die Patientin nun auch kreisende Bewegungen mit den Fingern mit Druck in die Tiefe durch. Als nächsten Schritt legt die Patientin ihre Hände auf den Bach und atmet fünfmal tief ein und aus. Während der Ausatmung wird ein leichter Druck mit den Händen in die Tiefe gegeben.
- Die Patientin stellt sich an einen Tisch. Die Beine in leichter Schrittstellung. Nun geht sie zehnmal in die Hocke und komme langsam wieder hoch.
- Die Patientin macht einen Ausfallschritt nach vorne und wieder zurück im Wechsel mit beiden Beinen. Der Oberkörper bleibt dabei aufrecht.

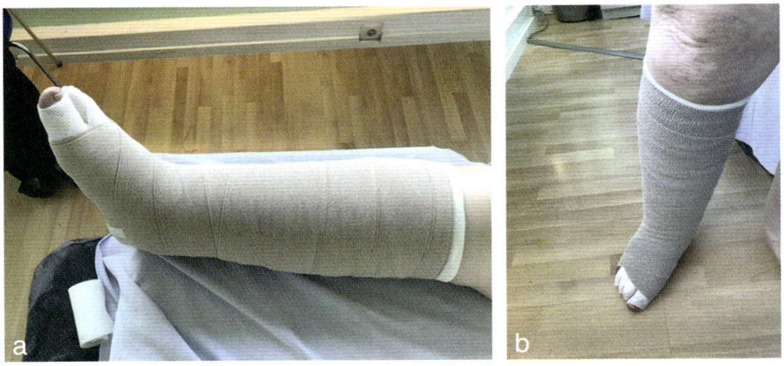

Abb. 5.6 Lymphologischer Kompressionsverband a) im Liegen, b) im Stehen [M1039]

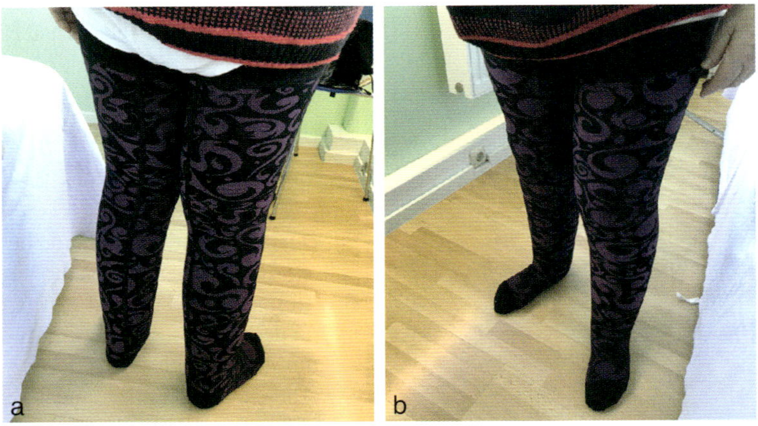

Abb. 5.7 Angepasste flachgestrickte Kompressionsstrumpfhose a) von dorsal, b) von ventral [M1039]

- Die Patientin stellt ihre Beine hüftbreit auseinander und beugt leicht in die Knie und geht dann abwechselnd auf die Zehenspitzen. Anschließend stellt sie den Fuß wieder auf und streckt die Beine wieder. Dieses wiederholt sie etwa zehn- bis fünfzehnmal.
- Die Patientin steht an einer Sofalehne oder an der Küchenanrichte und schaukelt mit beiden Füßen von der Ferse auf die Zehenspitzen und geht langsam wieder auf den vollen Fuß zurück. Dieses wird auch etwa zehn- bis fünfzehnmal durchgeführt.
- Zum Schluss setzt sich die Patientin auf einen Stuhl und krallt fünfzehnmal ihre Zehen.

Neben dem entstauenden Effekt werden durch diese Übungen gleichzeitig die unteren Extremitäten gekräftigt. Dadurch entsteht auch eine Grundlage für die sich anschließende Gangschule.

5.6 Reflexion des therapeutischen Vorgehens

Nach der KPE Phase I haben sich die Umfangsmaße des Beines von Frau H. gut verringert. Die Schmerzen und Spannungsgefühle sind kaum bis gar nicht mehr vorhanden. Dadurch kann Frau H. besser am sozialen Leben teilnehmen. Ohne Kompressionstherapie während der Lymphdrainagetherapie wäre eine derartige Umfangsreduktion nicht möglich gewesen. Nachdem die Kompressionsversorgung erfolgt ist, kommt Frau H. regelmäßig zweimal in der Woche zur MLD und trägt zuverlässig ihre Kompressionsversorgung. Außerdem absolviert sie das Hausaufgabenprogramm selbstständig zuhause. Somit der Zustand des Ödems erhalten bleiben. Welchen Einfluss andere Faktoren, wie Ernährung und Über-

gewicht, auf den Ödemzustand haben, wird zur Zeit noch erforscht.
Des Weiteren wurden folgende Punkte erarbeitet:

- Festigkeit des Ödems ist vermindert
- Umfangsmaße sind verringert
- Schmerzreduktion an den Beinen
- Das Wissen mit dem Umgang (Kompressionsbestrumpfung: wann, wie, wo) und Vorsichtsmaßnahmen (Erysipel) sind erhöht
- Strategien zur Eigenverantwortung wurden erarbeitet (selbstständiges Anziehen der Kompressionsversorgung Übungen, Bewegung unter Kompression)

5.7 Evidenzbasierte Zusammenfassung

Es gibt zur Zeit keine Evidenz zu anderen wirksame konservativen Behandlungsformen des primären Beinlymphödems, neben der Manuellen Lymphdrainage mit Kompressionstherapie im Sinne der KPE. Im Zuge der Behandlung wurden alle Säulen der KPE beachtet sowie Patientenpräferenzen integriert. Die MLD wurde fachgerecht unter Berücksichtigung relevanter Nebenerkrankungen durchgeführt, die Kompressionstherapie ebenso. Des Weiteren wurden physikalische Grundlagen, wie die Berücksichtigung des Laplace-Gesetzes, beachtet und umgesetzt, indem die „kritischen" Stellen im Bereich des Unterschenkels aufgepolstert wurden. Auch die Hautpflege wurde berücksichtigt, bzw. die Patienten wurde dazu angeleitet, die Hautpflege vor der Behandlung in den Räumlichkeiten der Praxis durchzuführen. Darüber hinaus erhielt die Patientin sowohl schriftliche als auch mündliche Informationen über das Krankheitsbild und den Umgang damit, um so der wichtigen Säule des Selbstmanagements Rechnung zu tragen. Darüber hinaus wurde die Patientin zu Eigenübungen angeleitet, die ein elementarer Bestandteil des Selbstmanagements sind. Alles in allem konnte durch die Zusammenarbeit aller an der Versorgung Beteiligten und der Patientin ein überaus zufriedenstellendes Ergebnis erzielt werden. Aktuell stehen noch die Sturzprophylaxe und ihre Evaluation an. Allerdings kann bereits zu diesem Zeitpunkt festgehalten werden, dass die Patientin ihren Hobbies und Interessen nachkommen kann und ihr Leben selbstständig und ohne äußere Hilfe, etwa durch einen Pflegedienst, meistert. Allerdings hat dies zur Folge, dass die aus lymphtherapeutischer Sicht notwendige Kompressionsversorgung der Zehen in Form von Zehenkappen nicht durchgeführt werden kann. Diese würde die Patientin nicht ohne Hilfe anziehen können, sie hat deshalb darauf verzichtet und nimmt eine eventuelle Verschlechterung im Bereich der Zehen in Kauf. Dies ist vor dem Hintergrund des Selbstmanagements tragbar, vor allem, da sich die Patientin aktuell in Therapie befindet, und somit im regen Austausch mit dem behandelnden Arzt, den behandelnden Therapeuten und dem versorgenden Sanitätshaus.

LITERATUR

Bringezu G, Schreiner O. Lehrbuch der Entstauungstherapie. Berlin: Springer, 2014.
Douglass J, Graves P, GordonS. Self-Care for Management of Secondary Lymphedema: A Systematic Review, PLoS Negl Trop Dis. 2016 Jun; 10(6): e0004740.
Lee-Schultze A. Über die Wirkung der Manuellen Lymphdrainage: Eine retrospektive Studie. LymphForsch. 2010; 14(2):81–4.
Schaverien MV, Moeller JA, ClevelandS D. Nonoperative Treatment of Lymphedema. Semin Plast Surg. 2018 Feb; 32(1): 17–21.
Deutsche Gesellschaft für Lymphologie. Leitlinie Diagnostik und Therapie des Lymphödems 2017. https://www.awmf.org/uploads/tx_szleitlinien/058-001l_S2k_Diagnostik_und_Therapie_der_Lymphoedeme_2019-07.pdf (Letzter Zugriff: 16. Dezember 2019)

Fall

6

Henry Schulze

Sekundäres Beinlymphödem

Leitsymptome: postoperative Hämatome und Ödeme – zunehmendes Spannungsgefühl – verändertes Gangbild

mittel

Definition

Sekundäres Lymphödem

Sekundäre Lymphödeme sind die Folge einer Schädigung des Lymphgefäßsystems. Ein chronisches Lymphödem entsteht dann, wenn der erworbene Schaden erheblich ist und die Kompensationsmechanismen des Körpers nicht mehr ausreichen, um eine Lymphostase zu verhindern.

6.1 Vorgeschichte

Frau P., Beruf Ärztin, 58 Jahre alt, mit Zustand nach einer Hysterektomie vor 19 Jahren mit vielen Verwachsungen und Adhäsionen im kleinen Becken, war im Oktober vor fünf Jahren bei einer internistischen Routineuntersuchung mit Gastro- und Koloskopie sowie Abdomensonographie. Dabei wurde ein Verdacht auf ein endometrioides Ovarialkarzinom links (3,3 cm) vom Internisten geäußert. Dieser Verdacht wurde radiologisch mittels MRT abgeklärt und bestätigt. Darauf erfolgte im November desselben Jahres eine Adnexektomie links sowie vier Wochen später rechts mit einer Zervixstumpfentfernung und eine Omentektomie mit einer Resektion von 49 paraaortalen und iliakalen Lymphknoten. Die entnommenen Lymphknoten waren alle samt ohne Tumornachweis, es erfolgte keine Bestrahlung und keine Chemotherapie. Die Patientin hat noch Nebenbefunde einer chronischen Gastritis und gastroösophagealen Refluxkrankheit ohne Ösophagitis. Durch die große Resektion der paraaortalen und iliakalen Lymphknoten sind Lymphödeme im Stadium II im Bereich der Beine entstanden sowie im Inguinal- und Genitalbereich.

Die Patientin stellte sich im Dezember vor fünf Jahren in der Physiotherapiepraxis vor. Die erste Befunderhebung der Patientin wurde am fünften Tag postoperativ durchgeführt. Dabei waren deutliche, via Inspektion erkennbare, postoperative Ödeme und Hämatome im Narbenbereich des Unterbauchs, ein Genitallymphödem (links > rechts), ein inguinales Lymphödem (links > rechts) und sekundäre Beinlymphödeme (links > rechts) zu sehen. Die Operationsnaht am Unterbauch war noch mit Fäden versehen. Die Wundheilung war analog zum Status der Heilung und ohne Auffälligkeiten, das Gangbild leicht eingeschränkt und deutlich vorsichtig. Frau P. berichtete, dass ihr im Krankenhaus am zweiten postoperativen Tag unverkennbar auffiel, wie sich die Ödeme entwickelten und das Druckgefühl auch deutlich zunahm.

In diesem Fallbeispiel werden folgende Fragen analysiert und beantwortet:

- Wie hängen postoperative Ödeme mit der Entstehung eines sekundären Lymphödems zusammen?
- Wir wirkt sich eine frühe postoperative und konsequente KPE auf den Verlauf/die Entwicklung eines Lymphödems aus?

6.2 Untersuchungsbefunde

6.2.1 Therapeutische Befundung

Therapeutische Anamnese

Frau P. erzählt ihren Krankheitsverlauf und ist dem umsichtigen Internisten sehr dankbar, weil er direkt die richtige Diagnostik und Therapie eingeleitet hat. Die Patientin ist selbst Ärztin und weiß um postoperative Ödeme und Hämatome. Im Krankenhaus ist ihr am zweiten postoperativen Tag unverkennbar aufgefallen, wie sich die Ödeme zu entwickeln begannen und das Druckgefühl auch deutlich zunahm.

WAS WÄRE, WENN …

…Hämatom und Ödeme rückläufig wären und das Druckgefühl abnehmen würde?

Wenn das Druckgefühl im Verlauf der regelgerechten Wundheilung abnimmt, so handelt es sich eher um ein postoperatives Ödem. Zur verbesserten Wundheilung kann hier MLD eingesetzt werden, eine Kompressionstherapie muss in Abhängigkeit der Wundheilungsphasen mit dem behandelnden Arzt abgestimmt werden. Auch eignen sich hier Maßnahmen aus dem Bereich der Lymphtapes. Es muss hier abgewogen werden, ob eine KPE notwendig ist. In jedem Fall ist es sinnvoll, Entzündungsmediatoren zu reduzieren und somit die Wundheilung zu begünstigen.

Inspektion

Die Haltung der Patientin war direkt postoperativ leicht gebeugt und der Bewegungsablauf vorsichtig. Im späteren Therapieverlauf normalisierte sich das Bewegungsverhalten wieder. Es gibt eine deutlich erkennbare Operationsnaht am Unterbauch mit Fäden. Postoperative Ödeme und Hämatome im Bereich der Naht des Unterbauchs entsprechen der Art der Operation und dem Heilungsstadium. Es sind deutlich erkennbare sekundäre Lymphödeme im Stadium II im Genitalbereich (links > rechts), im Inguinalbereich (links > rechts) und an den unteren Extremitäten (links > rechts) zu beobachten. Im weiteren Behandlungsverlauf sind keine Komplikationen der Wundheilung zu beobachten. Die ➤ Abb. 6.1 zeigen die Inspektion der Patientin.

Palpation

Direkt postoperativ ist die Haut des linken Beins, des Leistenbereichs und der Schamlippen gespannt und leicht teigig. Es ist eine deutliche Dellenbildung im Bereich des inguinalen Lymphödems möglich. Die Hautabhebbarkeit im Unterbauch- und Inguinalbereich ist sehr eingeschränkt bis fast nicht möglich, linksseitig mehr als rechts. Eine eindeutige Dellenbildung an der Tibiakante links liegt ebenfalls vor. Dies alles lässt auf Lymphödeme im Stadium II schließen.

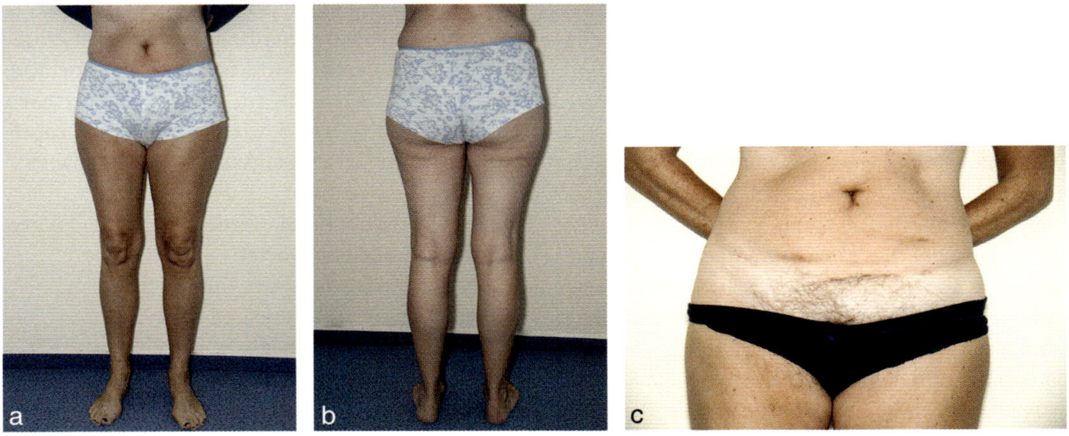

Abb. 6.1 Inspektion der Patientin P a) von ventral, b) von dorsal und c) Genitalbereich von ventral [M1042]

Definition

Stadium II des Lymphödems

Stadium II ist nicht spontan reversibel. Es liegen sekundäre Gewebsveränderungen vor, zum Beispiel Verhärtungen/Fibrosierungen. Außerdem ist eine deutlich länger anhaltende Dellenbildung möglich.

Bei einer groben Testung der Oberflächensensibilität fallen eine Störung im Bereich der Naht (analog zum Status der Heilung), im Bereich der Leiste sowie der Schamlippen auf.

6.2.2 Zusammenfassung vor dem Hintergrund der ICF

Personenbezogene und Umwelt Faktoren

Da die Patientin früh gehandelt hat, in dem sie eine physiotherapeutische Behandlung in Anspruch genommen hat, die Ödeme somit zeitnah nach der OP behandelt werden konnten, konnte verhindert werden, dass sich die Lymphödeme ausweiten. Die postoperative Ödematisierung kann auf diese Weise weitestgehend eingeschränkt werden und die Narben können besser abheilen. Frau P. war vor der Tumoroperation etwa zehn Jahre sportlich sehr aktiv und hat sogar an mehreren Marathonläufen teilgenommen.

Funktions- und Strukturebene

Frau P. hatte vor 19 Jahren eine Hysterektomie, daraus folgten einige Adhäsionen im gesamten kleinen Becken. Das zufällig diagnostizierte Ovarialkarzinom links (3,3 cm) wurde mittels einer Laparotomie entfernt. Einen Monat später wurde aufgrund der histologischen Befunde des Ovars links eine erneute Laparotomie mit einer Adnexektomie rechts durchgeführt sowie eine Lymphknotenresektion von 19 Lnn. iliacales sinister, 16 Lnn. iliacales dexter und 12 Lnn. paraaortal, zwei Lymphknoten des Omentum majus sowie eine Omentektomie und eine Zervixstumpfentfernung. Alle histologischen Befunde bis auf den Befund des Ovarialkarzinoms links bleiben ohne Tumornachweis. Innerhalb der ersten Woche nach der zweiten Operation entwickelt die Patientin ein Genitallymphödem (links > rechts) im Stadium II, ein inguinales Lymphödem (links > rechts) im Stadium II und ein sekundäres Beinlymphödem (proximal > distal) im Stadium II vorerst nur links. Die Untersuchungen im Rahmen der Nachsorge (MRT) ergeben eine Lymphozele im Bereich des kleinen Beckens. Es gibt weitere Diagnosen, die den Allgemeinzustand der Patientin beeinflussen, maßgeblich sind das eine Borreliose und eine Unverträglichkeit tierischer Fette. Die Intoleranz gegenüber tierischer Fette ist erst nach der Resektion der 49 Lymphknoten aufgetreten.

Partizipationsebene

Die Patientin lebt gemeinsam mit ihrem Mann in einem Haus und kann die anfallenden Arbeiten im Haus und im Garten zwar selbständig durchführen, allerdings ist sie aufgrund einiger Nebendiagnosen, wie vor allem die Borreliose, jedoch phasenweise eingeschränkt leistungsfähig. Frau P. ist selbständig als Ärztin beruflich tätig und kann ihren Beruf in Vollzeit ausüben.

6.3 Zielsetzung

Die Patientin möchte schnellstmöglich wieder uneingeschränkt ihrem Beruf und Leben nachgehen können. Aufgrund der Borreliose hat sie bereits erfahren, was es bedeutet, mit gesundheitlichen Einschränkungen leben zu müssen. Außerdem ist ihr aufgrund ihres medizinischen Hintergrunds bewusst, dass auch durch das sich entwickelnde sekundäre Lymphödem weitere Einschränkungen auf sie zukommen werden. Das Therapieziel sind vorerst die Reduzierung der postoperativen Ödeme, die Umfangsminderung und die Narbenbehandlung. Im weiteren Verlauf der KPE liegt das Augenmerk mehr darauf, die Lymphostase und Fibrotisierung zu verhindern. Wichtig hierbei ist auch, dass die Ödemkonsistenz weich bleibt und der gute Ernährungszustand der Haut erhalten bleibt. Auf diese Weise kann größeren Sekundärschäden vorgebeugt werden. Große Bedeutung hat dabei die Kompressionsversorgung in der KPE Phase II (Phase der Erhaltung).

6.4 Therapieplan

Durch die Resektion der großen Anzahl von Lymphknoten im Beckenraum und unterem Abdomen ist die Transportkapazität des Lymphgefäßsystems deutlich im Bereich des kleinen Beckens aber auch der Lymphabfluss der Beine herabgesetzt. Es besteht eine mechanische Insuffizienz des tiefen Lymphgefäßsystems abdominal. Da die intakten inguinalen Lymphknoten über die iliakalen Lymphknoten in Richtung der Truncii lymphaticus dexter/sinister zur Cisterna chyli leiten würden, dieser Abfluss jedoch durch die Resektion der ilikalen und abdominalen Lymphknoten gestört ist, muss die Manuelle Lymphdrainage beidseits über die axillo-inguinalen Anastomosen erfolgen. Eine schematische Darstellung der Abfluss- und Behandlungswege erfolgt in ➤ Abb. 6.2.

Die Manuelle Lymphdrainage (MLD 60) mit anschließender Kompressionsbandagierung wird ab dem fünften Tag postoperativ durchgeführt.

KLINISCHER HINTERGRUND

Prävention von sekundären Lymphödemen

Die Möglichkeit zur Prävention sekundärer Lymphödeme wird vor allem im Bereich der Brustkrebstherapie näher erforscht. In erster Linie werden schonende Operationsmethoden empfohlen, um sekundären Lymphödemen vorzubeugen. Außerdem wird nach einer Operation

6

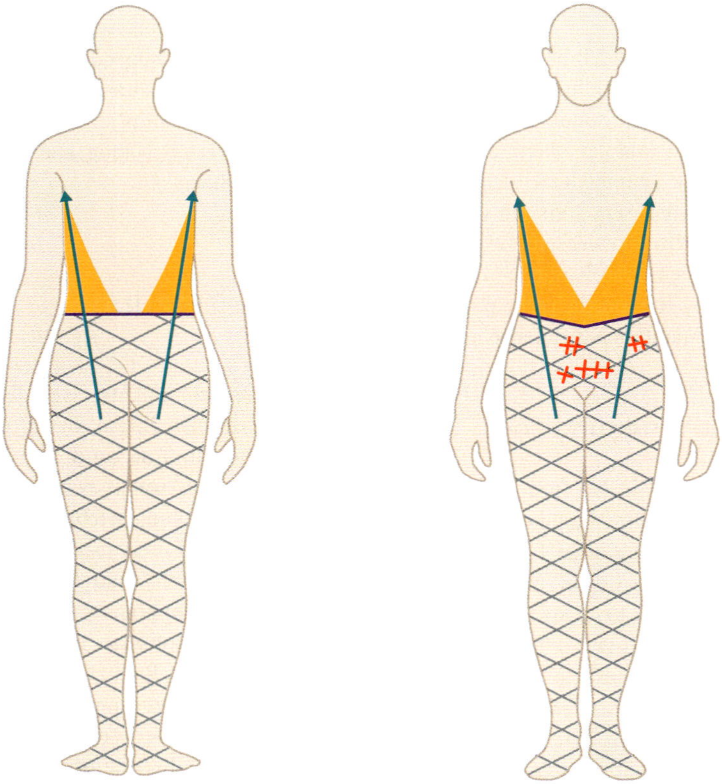

Abb. 6.2 Behandlungsaufbau der Patientin P. Gelb: Abflussgebiet Rumpf/Flanken; Rot: Narben; Rauten: Ödembereich; Pfeile: Abflussrichtung zu den axillären Lymphknoten [M1042/L231]

eine frühe lymphtherapeutische Behandlung mit MLD empfohlen. Das dient sowohl einer verbesserten Wundheilung als auch zur Vorbeugung eines sekundären Lymphödems. Außerdem wird empfohlen, Betroffene, die aufgrund der durchgeführten Operation ein erhöhtes Risiko für ein sekundäres Lymphödem haben, durch Aufklärung zum Thema Lymphödem zu sensibilisieren. Dieser Punkt wird auch in der aktuellen S2k Leitlinie zum Thema Lymphödem mit der Säule Selbstmanagement thematisiert.

6.5 Therapeutische Behandlung

Die Manuelle Lymphdrainage wird wie folgt durchgeführt: Patientin liegt in Rückenlage, die Beine werden hochgelagert. Zu beachten ist, dass die Bauchtiefdrainage aufgrund des frischen Operationsbereichs vorerst nicht durchgeführt werden darf.

Definition

Bauchtiefdrainage

Die Bauchtiefengriffe zielen sowohl auf die Lymphknoten als auch auf den Verlauf der Lymphkollektoren und Lymphgefäßstämme im Retroperitonealraum. Die tiefliegenden Lymphgefäße im Beckenbereich werden dadurch angeregt und somit der Sog erhöht. Dies gilt als elementarer Bestandteil der Beinbehandlung. Die Bauchtiefdrainage wird in Verbindung mit dem Atemrhythmus der Patientin durchgeführt. Kontraindikationen für die Bauchtiefdrainage sind:

- Akute Erkrankungen des Becken-Bauch-Raumes
- Ungeklärte Beschwerden des Bauchraumes, z. B. (Verdachts-)Diagnosen der Gefäße wie Bauchaortenaneurysmen o. ä.
- Entzündliche Darmerkrankungen
- Menstruationsbeschwerden
- Schwangerschaft
- Spastische Obstipation
- Arteriosklerose im Bauchraum
- Ileus
- Z. n. Bestrahlungen im Bauchraum
- Beckenvenenthrombose
- Epilepsie

PRAKTISCHER TIPP

Sollte eine Bauchtiefdrainage nicht möglich sein, können atemtherapeutische Maßnahmen (etwa die tiefe Bauchatmung) durchgeführt werden, um die Wirkung der Bauchtiefdrainage dennoch zu erzeugen.

Zu Beginn erfolgt die Kontaktaufnahme am Hals und die Behandlung des Terminus profundus (Venenwinkel). Außerdem wird eine Atemtherapie (tiefe Bauchatmung) eingeleitet.

Ventraler Behandlungspfad axillo-inguinal

1. Vorbehandlung der gesunden oberen Rumpfquadranten von ventral: Behandlung der Lnn. axillares und Ausarbeiten des therapeutischen Dreiecks
2. Anregen der Verbindungen: axillo-inguinale Anastomosen (10-20-10)
3. Entstauung des ventralen betroffenen Rumpfquadranten in Richtung Lnn. axillares der gleichen Seite

Begonnen wird rechts und die Behandlung der linken Seite auf die gleiche Weise fortgeführt. Es wird beidseits an der Flanke in Richtung Lnn. axillares nachgearbeitet, dabei liegt die Patientin jeweils in **Seitenlage.**

PRAKTISCHER TIPP

Insbesondere der Bereich der Flanken kann sehr gut erreicht bzw. behandelt werden, wenn die Patientin in Seitenlage liegt. Außerdem ist die Seitenlage eine gute Alternative, sollte die Patientin nicht auf dem Bauch liegen können.

Dorsaler Behandlungspfad axillo-inguinal

1. Vorbehandlung des gesunden oberen Rumpfquadranten von dorsal: Behandlung der Lnn. axillares und Ausarbeiten des therapeutischen Dreiecks
2. Anregen der Verbindungen: axillo-inguinale Anastomosen (10-20-10)
3. Entstauung des ventralen betroffenen Rumpfquadranten in Richtung Lnn. axillares der gleichen Seite

Es folgt die Behandlung mit tiefen Griffen paravertebral im betroffenen Gebiet. Die linke Seite wird auf die gleiche Weise behandelt. Beidseits wird dann an der Flanke in Richtung Lnn. axillares nachbehandelt.

Weitere Maßnahmen

- Freiarbeiten des Oberschenkels lateral, danach wechselt die Patientin in Rückenlage
- Freiarbeiten des gesamten Oberschenkels und der Leistenregion nach lateral zu den vorbereiteten Anastomosewegen
- Anregung der Ischiasanastomosen und Vasa vasorum
- Freiarbeiten der lymphödematösen Region von proximal nach distal: Knieregion (Lnn. poplitei werden ausgelassen), Unterschenkel, Fuß und Zehen, häufiges Nacharbeiten über die vorbereiteten Anastomosewege
- Hautpflege, in der KPE Phase II führt die Patientin diese selbständig durch
- Anlegen der lymphologischen Kompressionsverbands bzw. in der KPE Phase II Anziehen der Kompressionsstrumpfhose
- Entstauende Übungsbehandlung in Kompression
- Patientenberatung

Die Entstauungsphase (KPE Phase I) hat bei der Patientin ungefähr vier bis fünf Wochen angedauert, da der Lymphkompressionsverband während der Wundheilungsphase zeitweilig nur mäßig toleriert werden konnte. Erschwert hat dies auch die postoperative Phase, in der sich die Patientin befand. Da auch während Entstauungsphase parallel die Wundheilung stattgefunden hat und somit auch die Leistungsfähigkeit der Patientin herabgesetzt war, konnten additive Maßnahmen wie Bewegungsübungen nicht im wünschenswerten Umfang ausgeführt werden. Frau P. wurde über Eigenmaßnahmen wie Selbstdrainage, Eigenbandagierung, Hautpflege und Bewegungsübungen (in ihrem Fall hauptsächlich Atemgymnastik) aufgeklärt und darin geschult. Diese Maßnahmen führt sie mit einer hohen Adhärenz durch.

Nach ca. fünf Wochen wurde dann in der Physiotherapiepraxis direkt nach der Manuellen Lymphdrainage von einer Mitarbeiterin des Sanitätshauses eine Kompressionsstrumpfhose in Flachstickware der Kompressionsklasse II abgemessen. In diese Kompressionsstrumpfhose legt Frau P. nach Bedarf verschiedene, variabel verschiebbare Kompressen aus diversen festen und weichen Schaumstoffen zur Erhöhung und Verteilung des Drucks im Genital- und Inguinalbereich ein. In diesen Bereichen können die Hersteller von Kompressionsbekleidung leider keine anderweitigen Lösungen anbieten. Im weiteren Verlauf der Therapie kommen mehrere additive Maßnahmen hinzu wie Joggen und Wandern in Kompressionsbestrumpfung sowie Wassergymnastik. Die Umfangsmaße der unteren Extremitäten sind stabil bis leicht variabel vor allem bei Temperaturschwankungen und Hoch-/Tiefdruckgebietswechsel (➤ Tab. 6.1).

6.6 Reflexion des therapeutischen Vorgehens

Frau P. wird gemäß der AWMF Leitlinie der Deutschen Gesellschaft für Lymphologie Diagnostik und Therapie der Lymphödeme behandelt. Sie durch-

Tab. 6.1 Umfangsmaße zu Beginn und am Ende der Entstauung

	Erste Behandlung		Ende der Entstauung	
Messpunkte	Rechts	Links	Rechts	Links
1	20,5	21,0	20,0	20,5
2	21,0	21,5	21,0	21,5
3	23,0	23,6	23,0	22,5
4	30,0	30,5	30,0	30,5
5	35,5	35,6	34,0	35,2
6	40,5	41,0	39,0	40,2
7	43,5	46,3	43,0	45,6
8	52,6	53,5	50,5	52,6
9	58,0	60,5	57,5	60,0
10	59,5	60,5	59,0	60,2

läuft zeitnah postoperativ die KPE Phase I und wechselte dann über in die KPE Phase II. Die KPE Phase II hält aufgrund der chronischen Schäden des Lymphgefäßsystems an und die Patientin arbeitet mit einer hohen Adhärenz mit. Es wird ein- bis zweimal wöchentlich MLD durchgeführt. Die Kompressionsversorgung in der Form einer flachgestrickten Kompressionsstrumpfhose mit Kompressionsklasse II wird regelmäßig aktualisiert und Frau P. betreibt darin regelmäßig Bewegungsübungen. Die Lymphödeme können stabil gehalten und sekundäre Gewebsschäden vermieden werden.

Aktuell, nach vierjähriger kontinuierlich andauernden KPE, ist die Haut in einem guten Ernährungszustand und die Narben sind vollständig verheilt. Die aktuellen Palpationsbefunde weisen weiterhin eine teigige Konsistenz der Lymphödems auf. Eine Dellenbildung an der Tibiakante sowie im Inguinalbereich sind je nach Kompressionsadhärenz und Allgemeinzustand möglich. Daraus kann weiterhin auf Lymphödeme im Stadium II geschlossen werden, allerdings sind sie vom Umfang her stabil bis leicht variabel. Die Ödeme reagieren oft auf Schwankungen der Temperaturen und auf Wechsel von Tief- und Hochdruckgebieten. Varizen sind keine erkennbar.

Im weiteren Behandlungsverlauf verschwinden die eingangs erwähnten sensiblen Störungen weitestgehend. Dies lässt darauf schließen, dass die Sensibilitätsstörungen eine vorübergehende Operationsfolge waren.

Die Patientin ist passionierte Läuferin. Diese Sportart, die überwiegend im anaeroben Bereich stattfindet, kann sie mittlerweile nicht mehr im gewohnten Ausmaß ausüben. Vielmehr läuft die Patientin jetzt wesentlich kürzere Strecken und versucht dabei im aeroben Bereich zu bleiben. Beim Sport trägt sie immer eine Kompressionsstrumpfhose. Anfangs trug sie noch die maßangefertigte Flachstrickware, mittlerweile jedoch immer öfter Sportkompressionsware, da die mäßigen Umfangsmaße es zulassen. Das macht sie um das Flachstrickmaterial zu schonen und nutzt sie auch als normale Sportbekleidung. Im Sommer zieht sie Übungen im Wasser wie Schwimmen oder Wassergymnastik in Betracht, um die Kompression des hydrostatischen Drucks zu nutzen. Die Patientin führt auch oft die MLD in Eigenanwendung durch.

Die Ödeme behindern ihre Arbeit meist nur gering bis gar nicht, jedoch schränkt die Borreliose ihre Leistungsfähigkeit immer wieder ein. Ihre flachgestrickte Kompressionsstrumpfhose trägt sie regelmäßig und sehr gewissenhaft, da sie lymphologisch aufgeklärt und auch geschult ist.

Seit der Tumoroperation und nachdem die 49 paraaortalen und iliakalen Lymphknoten entfernt wurden, hat die Patientin einen gestörten Fettstoffwechsel und eine Unverträglichkeit gegenüber tierischen Fetten entwickelt. Anfangs war diese Problematik für ungefähr vier Jahre sehr massiv, mittlerweile versucht Frau P. sich an kleine Mengen tierischer Fette heranzutasten, so erzeugen sie keine Durchfälle mehr.

Frau P. hatte vor 19 Jahren eine Hysterektomie, daraus folgend entstanden einige Adhäsionen im gesamten kleinen Beckenbereich. Diese Adhäsionen können ebenfalls eine Abflussbehinderung darstellen und hätten mit osteopathischen Techniken noch intensiver behandelt werden können. Mittlerweile befindet sie sich parallel in osteopathischer Behandlung.

PRAKTISCHER TIPP

Osteopathie bei Lymphödemen

Hierzu existiert noch kaum externe Evidenz. Allerdings zeigt die praktische Erfahrung, dass der Lymphabfluss besonders bei Genitallymphödemen oder sekundären Lymphödemen mit Hilfe osteopathischer Behandlungstechniken unterstützt werden kann. Einerseits geschieht dies dadurch, dass das Zwerchfell beeinflusst wird, andererseits aber auch dadurch, dass Adhäsionen gelöst werden. Aus der praktischen, therapeutischen Erfahrung heraus empfiehlt es sich, einen Osteopathen in das therapeutische Netzwerk einzubinden, der auch lymphologische Krankheitsbilder behandelt.

6.7 Evidenzbasierte Zusammenfassung

Frau P. wird im Zuge der postoperativen Versorgung schnell lympholog behandelt. Durch die frühzeitige MLD erfolgt vermutlich eine gute postoperative Wundheilung, zumindest konnte die positive

Wirkung der MLD auf den Verlauf der Wundheilung und der Schmerzreduktion in Studien nachgewiesen werden. Durch die frühe Behandlung und die damit verbundene Aufklärung und Beobachtung kann das sekundäre Lymphödemstadium II zwar nicht verhindert, aber im Rahmen gehalten werden. Das sekundäre Lymphödem entsteht aufgrund der starken Abflussbehinderung durch die entnommenen Lymphknoten und der Adhäsionen als Folge der Operation von vor 19 Jahren. Das postoperative, eiweißarme Ödem entwickelt sich im Rahmen der Wundheilung zurück, trotzdem entsteht ein eiweißreiches sekundäres Lymphödem. Aufgrund der hohen Adhärenz der Patientin und der passenden Kompressionsversorgung ist sie in der Lage, ihr „altes" Leben mit kleinen Einschränkungen zu leben und auch wieder Laufen zu gehen. Die Patientin wird weiterhin in Behandlung bleiben müssen, um zu vermeiden, dass sich die Ödemsituation verschlechtert. Vermutlich muss in den Sommermonaten eine erhöhte Behandlungsfrequenz erfolgen, denn wie bereits festgestellt wurde, unterliegt das Lymphödem dem Einfluss von Temperaturschwankungen.

LITERATUR

Bringezu G, Schreiner O. Lehrbuch der Entstauungstherapie. Berlin: Springer, 2014.

Földi E, Albert US, Helmbrecht S et al., AG 6 Primärprävention der Lymphödeme In: Deutsche Gesellschaft für Lymphologie, Diagnostik und Therapie der Lymphödeme S2k Leitlinie. 2017. S. 54-62

Gültig O, Miller A, Zöltzer H (Hrsg). Leitfaden Lymphologie. München: Elsevier, 2015.

Shaitelman SF, Lin HY, Smith BD et al. Practical Implications of the Publication of Consensus Guidelines by the American Society for Radiation Oncology: Accelerated Partial Breast Irradiation and the National Cancer Data Base. Int J Radiat Oncol Biol. 2016; 94(2):338-48.

Fall

7

Kerstin Waldvogel-Röcker

KPE bei Ulcus cruris venosum

Leitsymptome: Ulcus cruris venosum – Schmerzen – Geruchsbelastung – Phleblymphödem

schwer

Definition

Ulcus cruris venosum

Das Ulcus cruris vensoum ist die schwerste Form einer chronisch venösen Insuffizienz dar. Dabei handelt es sich um eine offene, schlecht heilende Wunde zumeist im Bereich des Unterschenkels, aufgrund einer vorliegenden chronisch venösen Insuffizienz (CVI).

Chronisch venöse Insuffizienz

Die chronisch venöse Insuffizienz beschreibt pathophysiologische Vorgänge im venösen Anteil des Blutkreislaufs. Klinisch wird die chronisch-venöse Insuffizienz nach Widmer und der Modifikation nach Marshall und Wüstenberg (u. a.) in drei Grade untergeteilt. Diese Einteilung bezieht sich auf die sichtbaren und ertastbaren Veränderungen der Haut.

- Grad I: Reversible Ödeme, Corona phlebectatica (dunkelblaue Hautvenenveränderungen am medialen und lateralen Fußrand), perimalleoläre Kölbchenvenen
- Grad II: Persistierende Ödeme unterschiedlicher Genese, Hämosiderose und Purpura jaune d'ocre (ockerfarbene Verfärbungen der Haut infolge der Einlagerung wasserunlöslicher Eisen-Eiweiß-Verbindungen im Unterschenkelbereich), Dermatosklerosen und Lipodermatosklerose, Atrophie blanche, Stauungsekzem, zyanotische Hautfarbe
- Grad IIIa: Abgeheiltes Ulcus cruris (Ulkusnarbe)
- Grad IIIb: Stark entwickeltes (florides) Ulcus cruris

Ab Grad II spricht man vor dem lymphologischen Hintergrund auch von einem Phleblymphödem

7.1 Vorgeschichte

Männlicher Patient im Alter von 56 Jahren wird von der behandelnden Wundtherapeutin nach Rücksprache mit dem behandelnden Phlebologen zur begleitenden lymphtherapeutischen Behandlung überwiesen. Der Patient hat seit 3 Jahren „offene Beine". Davor hatte er immer wieder mit schlecht zuheilenden Wunden an den Knöcheln, vor allem an den Innenknöcheln, zu tun. Dem Patienten gehört eine Tankstelle, er steht den ganzen Tag. Des Weiteren ist er starker Raucher und trinkt gerne Alkohol, vor allem Bier. Der Patient hat Übergewicht und ist im Allgemeinen wenig an Gesundheitsthemen interessiert. Er möchte nur, dass seine Beine wieder „zu" sind.

Von ärztlicher Seite sind zusätzliche Diagnosen wie beispielweise eine periphere arterielle Verschlusskrankheit (pAVK, aufgrund des Rauchens) oder Diabetes mellitus ausgeschlossen. Auch das weitere Herz-Kreislaufsystem ist in Ordnung. Die vorliegende Grunderkrankung scheint demnach tatsächlich die CVI zu sein. Eine eindeutige Diagnose ist ausschlaggebend für die Planung der Wundtherapie: Die S3 Leitlinie „Lokaltherapie chronischer Wunden bei Patienten mit den Risiken periphere arterielle Verschlusskrankheit, Diabetes mellitus, chronische venöse Insuffizienz“ empfiehlt, die Grunderkrankung genau abzuklären, um die korrekte und leitliniengerechte Wundtherapie einleiten zu können.

WAS WÄRE, WENN ...

...die Grunderkrankung nicht genau abgeklärt wäre?

Läge bei dem hier beschriebenen Patienten bspw. eine unerkannte pAVK oder Diabetes vor, könnte eine eingeleitete Kompressionstherapie sogar schädlich sein: Bei einer bestehenden pAVK muss mit anderen Kompressionsdrücken gearbeitet werden als bei einer CVI. Auch bei einem vorliegenden Diabetes muss die Kompressionstherapie angepasst werden. Darüber hinaus ist auch für die Wahl der Wundauflagen und Wundtherapie eine genaue Kenntnis der Grunderkrankung notwendig.

Der Patient befindet sich bereits seit einem halben Jahr in wundtherapeutischer Behandlung ohne große Behandlungsfortschritte. Die Wundtherapeutin führt bereits eine Kompressionstherapie mittels Kompressionsbandage durch.

Die Wundverhältnisse sind unauffällig, es liegt keine bakterielle Besiedelung o. ä. vor.

In diesem Fallbeispiel werden folgende Fragen analysiert und beantwortet:

- Welchen Zusammenhang gibt es zwischen Phlebödem und Phleblymphödem?
- Wie unterscheidet sich die KPE bei einem Phleblymphödem/Ulcus cruris venosum von der KPE bei einem Lymphödem?

KLINISCHER HINTERGRUND

Das Phlebödem

Das Phlebödem entsteht auf Basis einer CVI. Entscheidend für die Ödembildung ist eine Störung der Klappenfunktion, die wiederum zu einer Druckerhöhung in den Venen führt. Dieser Druckanstieg führt zu eiweißarmen Wassereinlagerungen, es entsteht ein Phlebödem. Das zeigt sich zunächst an den Knöcheln, die durch dellbare Verdickungen auffallen. Schreitet die CVI weiter voran, so entwickelt sich ein eiweißreiches Ödem, es entsteht das sogenannte Phleblymphödem.

7.2 Untersuchungsbefunde

Therapeutische Anamnese

Der Patient leidet seit drei Jahren an offenen Beinen beidseits. Die Eigentherapie mit diversen Hausmitteln hat keine Veränderung gebracht, die Wunden werden immer größer, es kamen noch Schmerzen und eine hohe Geruchsbelästigung hinzu. Die Schmerzen führten letztlich dazu, dass der Patient immer eigenbrötlerischer wurde und sich zurückzog, auch seinen Aufgaben in der eigenen Tankstelle kann er inzwischen nicht mehr nachkommen. Dies und die Geruchsbelästigung (aufgrund der offenen Wunden) führen dazu, dass die Tankstelle kaum noch genug Gewinn abwirft, um den Lebensunterhalt für ihn und seine Frau zu sichern. Vor einem dreiviertel Jahr stellte ihm seine Frau dann ein Ultimatum und er suchte einen Phlebologen auf, der erst einmal eine umfangreiche Diagnostik durchführte. Anschließend zog der Phlebologe eine Wundtherapeutin hinzu, die nun seit einem halben Jahr mit mäßigem Erfolg versucht die Wunden zu schließen. Der Patient spricht eher genervt von den vorherigen Behandlern und beklagt sich über die einschränkende Wundbehandlung mit Wundlauflagen und Kompressionsbandagierung. Auch sieht er nicht ein, das Rauchen und seinen Alkoholkonsum zu reduzieren oder sich mehr zu bewegen. Beim Thema Bewegung fällt auch die Aussage „*Ich kann doch nichts machen, bei meinem Gewicht. Ich weiß ja gar nicht, was ich machen kann und darf.*“ Das führt auch dazu, dass er nicht mehr kegeln geht, was er vorher ein- bis zweimal pro Woche gemacht hat.

Über weitere Therapieerfahrung verfügt der Patient nicht. Im weiteren Gespräch stellt sich heraus, dass er seit seinem 40. Lebensjahr mit „dicken“ Beinen zu kämpfen hat. Seine Frau läge ihm seither in den Ohren sich darum zu kümmern. Bereits seine Mutter hätte mit offenen Beinen zu kämpfen gehabt.

Inspektion

Der Patient hat starkes Übergewicht. An beiden Beinen sind Ödeme deutlich zu erkennen, vor allem im Bereich des Vorfußes und der Unterschenkel. Die Malleolen sind stark geschwollen.

An beiden Unterschenkeln sind mehrere offene Wunden zu sehen, sowohl medial als auch lateral. Die Wunden sind teilweise gerötet und wirken entzündet ➤ Abb. 7.1. Deshalb wird vor der weiteren Behandlung noch einmal Kontakt mit dem behandelnden Phlebologen und der Wundtherapeutin aufgenommen, um den Wundstatus zu klären. An den Fußnägeln sind Spuren von Fußpilz zu erkennen.

WAS WÄRE, WENN...

...die Wunden bakteriell besiedelt wären?

Wenn die Wunden entzündet bzw. bakteriell besiedelt wären, müsste vorher ärztlich abgeklärt werden, ob eine Manuelle Lymphdrainage durchgeführt werden darf.

Palpation

Die Palpation erfolgt mit Handschuhen. Am zweiten Zeh kann auf beiden Seiten ein Stemmer-Zeichen nachgewiesen werden. Das Ödem am Vorfuß ist beidseits gut verschieblich. Die Haut im Bereich des Unterschenkels dagegen ist schwer verschieblich, sie scheint auch teilweise vernarbt zu sein, was auf bereits abgeheilte Ulcera hinweist.

Die Gelenkbeweglichkeit im Bereich der OSG/USG ist passiv eingeschränkt. Der Patient beschreibt aber auch Schmerzen bei assistiven Bewegungen beider Gelenke.

KLINISCHER HINTERGRUND

Arthrogenes Stauungssyndrom

Aufgrund der Progredienz der CVI wird diskutiert, ob sich die fortschreitende Ödematisierung und die daraus resultierende Fibrosierung auf die Faszien und den Kapsel-Band-Apparat im OSG auswirken. Dies führt zu Schmerzen und als Reaktion darauf zu einer Schonhaltung in Plantarflexion und zu einem veränderten Gangbild. Häufig findet somit kaum noch eine Abrollbewegung statt, was wiederum die Muskel-Wadenpumpe stark einschränkt.

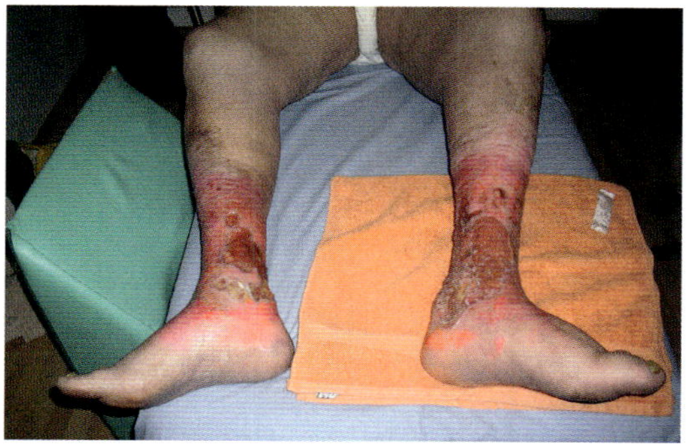

Abb. 7.1 Sichtbefund der Beine zu Beginn der Behandlung [M1039]

7.2.1 Evaluation des Gesundheitszustandes nach ICF

Personenbezogene Faktoren

Der Patient ist 56 Jahre alt, verheiratet und kinderlos. Seine Frau hat ein hohes Interesse an einer erfolgreichen Therapie und setzt ihn unter Druck bzw. leitet Therapieformen ein. Der Patient ist beruflich selbstständig tätig und kann aufgrund seiner Erkrankung den Lebensunterhalt für sich und seine Frau kaum noch sichern. Er hat wenig Interesse an Gesundheitsthemen oder an seiner Erkrankung und überlässt (eigene) Therapieversuche der Organisation seiner Frau. Er selbst zieht sich immer mehr zurück. Der Patient ist starker Raucher, trinkt gerne Alkohol (Bier) und ist übergewichtig.

Umweltfaktoren

Aufgrund seiner beruflichen Tätigkeit muss der Patient den ganzen Tag stehen, aber auch teilweise körperlich schwer arbeiten. Der Patient muss sich sein Einkommen selbst erwirtschaften und hat aufgrund der Pacht der Tankstelle hohe Fixkosten zu tragen. Aufgrund der angespannten beruflichen Situation raucht der Patient vermehrt.

Funktions-und Strukturebene

Es liegt eine gesicherte CVI in Stadium III vor. Der Patient hat außer der Adipositas und des Alkohol- und Nikotinabusus keine weiteren Nebendiagnosen. Es liegt demnach ein Phleblymphödem und beidseits mehrere Ulcera crurum venosum vor. Eine leitliniengerechte Therapie der chronischen Wunde und der CVI wurde eingeleitet.

Der Patient hat eine eingeschränkte Gelenkbeweglichkeit im Bereich des OSG/USG. Des Weiteren liegt vermutlich eine Fußpilzbefall vor.

Partizipationsebene

Der Patient zieht sich immer mehr zurück und pflegt kaum noch soziale Kontakte. Auch seinen Kunden gegenüber verhält er sich zunehmend ruppig und abweisend. Aufgrund der Schmerzen in den Beinen und der Unsicherheit darüber, was er noch darf oder auch nicht darf, geht er seinem Hobby (Kegeln) nicht mehr nach.

7.3 Zielsetzung

Der Patient möchte einen schnellen Wundverschluss erreichen, um wieder arbeiten zu können und um seine Frau zufrieden zu stellen. Aus therapeutischer Sicht ist es zusätzlich zum Wundverschluss noch notwendig, den Patienten umfangreich aufzuklären (Rezidivprophylaxe). Außerdem ist ein weiteres Ziel die adäquate Kompressionsversorgung.

KLINISCHER HINTERGRUND

Die Prävention von erneuten Ulcera ist laut der S3 Leitlinie „Lokaltherapie chronischer Wunden" ein elementarer Bestandteil der Therapie des Ulcus cruris venosum bzw. von chronischen Wunden. Dies ist allerdings nicht nur ein Ziel der therapeutischen Seite, sondern auch ein wichtiger Punkt bei Patientenpräferenzen oder bzgl. des Informationsbedürfnisses von Patienten.

7

7.4 Therapieplan

Eine besondere Herausforderung liegt bei diesem Fall in der Koordination der Behandlungspartner, denn neben einer Behandlung im Sinne der KPE muss auch gleichzeitig eine Wundversorgung erfolgen. Im Sinne von Synergien wird entschieden, dass die Wundtherapeutin in die lymphtherapeutische Praxis kommt und den Patienten vor Ort versorgt, sodass die anschließende Kompressionstherapie über die Wundauflagen erfolgen kann.

Die lymphtherapeutische Behandlung erfolgt nach dem Behandlungsablauf eines primären Lymphödems. Aufgrund der Krankheitsgeschichte kann davon ausgegangen werden, dass die Abflusswege intakt sind, das Lymphgefäßsystem lediglich überlastet ist. Die Ergebnisse der Palpation begründen es, einen Fokus darauf zu legen, die Fibrosen im Bereich des OSG zu lösen. Außerdem werden hier manualtherapeutische Techniken zur Mobilisation des OSG zum Tragen kommen.

Die Kompressionstherapie bildet ein zentrales Element des Therapieplans, sie muss die Wundbehandlung berücksichtigen. Auch wird bereits zu einem sehr frühen Zeitpunkt Kontakt mit dem versorgenden Sanitätshaus aufgenommen werden, um Möglichkeiten der Kompressionsversorgung beispielsweise mit speziellen Kompressionsstrümpfen (mit Silberfäden etc.) zu erörtern.

KLINISCHER HINTERGRUND

Bei der Behandlung der CVI ist die Kompressionstherapie die wichtigste Säule, um das venöse System zu unterstützen. Mit Hilfe der Kompressionstherapie kann die Resorption der Flüssigkeit zurück in das venöse System erfolgen und der Abtransport unterstützt werden. Auch in der Prävention erneuter Ulcera spielt die Kompressionstherapie eine entscheidende Rolle.

Nach diesen Vorüberlegungen ergibt sich eine Behandlungsmatrix ➤ Abb. 7.2, sie zeigt die Zusammenarbeit der einzelnen Partner im Netzwerk. Adhärenz ist sehr wichtig, damit die Behandlung erfolgreich sein kann. Von Seiten des Patienten bedeutet dies, dass er oder sie regelmäßig die Thera-

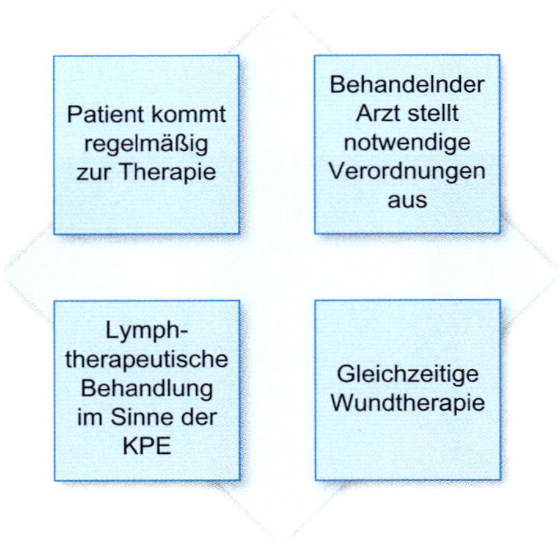

Abb. 7.2 Behandlungsmatrix bei Ulcus cruris venosum [L231]

pietermine wahrnimmt. Der Arzt erstellt die genaue Diagnostik der Grunderkrankung und verordnet die notwendigen Therapien. Auf therapeutischer Ebene erfolgt die KPE verzahnt mit der Wundtherapie.

7.5 Therapeutische Behandlung

Die Therapie erfolgt fünfmal wöchentlich mit 60 Minuten MLD und anschließender Kompressionsbandagierung. Bei der Organisation der Termine muss einerseits der Termin mit der behandelnden Wundtherapeutin abgesprochen werden, andererseits soll auch ein ausreichend großer und gut zu lüftender Raum zur Verfügung stehen, der aufgrund der Geruchsentwicklung durch die chronischen Wunden ausreichend gelüftet werden kann. Da die Frau des Patienten die Tankstelle in den Ausfallzeiten ihres Mannes betreuen kann, ist zumindest der Patient zeitlich recht flexibel.

Die Behandlung erfolgt von ventral. Der Patient kann aufgrund seines Übergewichts und der Wunden/Schmerzen nicht auf dem Bauch liegen. Während er auf dem Rücken liegt, sind die Beine hochgelagert. Neben der Halsbehandlung liegt ein großer Schwerpunkt der Behandlung auf der zentralen Abflussbehandlung. Des Weiteren werden die Oberschenkel von ventral behandelt. Ab Höhe der Knie wird die Behandlung im Sinne der lymphtherapeutischen Wundbehandlung, in den fibrosierten Bereichen werden hauptsächlich stehende Kreise durchgeführt. Die Therapeutin trägt während der Behandlung Handschuhe. Im Bereich der Füße wird eine passive und auch aktive Mobilisation der Sprunggelenke sowie Dehnung des M. gastrocnemius (soweit möglich) durchgeführt. Im Anschluss an die MLD erfolgt die Wundbehandlung durch die Wundtherapeutin und danach die Kompressionsbandagierung, wie in ➤ Kapitel 5.5 beschrieben. Allerdings wird im Zusammenhang mit der vorliegenden CVI ein besonderer Fokus auf den Kompressionsdruck im Bereich der Malleolen gelegt und die Nierchen passgenau eingearbeitet.

Der Patient wird zur aktiven Mobilisation der Sprunggelenke angeleitet. Neben den entstauenden Übungen wie tiefe Bauchatmung und Schulterkreisen, erhält der Patient noch folgende aktive Übungen als tägliches Programm für zu Hause, die in Kompression durchgeführt werden sollen (was nicht ganz einfach ist):

- Fußkreisen
- Fußspitze zur Nase ziehen und Fuß lang strecken
- Im Liegen Rad fahren
- Zehenspitzen- und Fersengang
- Dehnen des M. gastrocnemius
- Fußmuskeltraining

7.6 Reflexion des therapeutischen Vorgehens

Nach einer Woche sind bereits erste Verbesserungen sichtbar. Die Wundtherapeutin ist mit dieser Entwicklung sehr zufrieden und leitet den Patienten zum selbstständigen Wechseln der Wundauflage an. Diesen führt er zwischen der MLD und der Anlage der Kompressionsbandagierung selbstständig durch. Das Eigenübungsprogramm scheint der Patient zu Hause nicht durchzuführen. Auf direkte Nachfrage gibt er dies auch zu und äußert wieder, dass er nicht genau weiß, wie und wann er das machen soll. Gemeinsam mit der behandelnden Therapeutin wird ein genauer Trainingsplan erarbeitet, schriftlich festgehalten und dem Patienten ausgehändigt. In der dritten Woche beginnt die Behandlung zu stagnieren. Der Patient kommt immer öfter zu spät zur Behandlung oder aber ohne Kompression. Das Eigenübungsprogramm wird zu Hause kaum durchgeführt. Der Patient beklagt die hohe zeitliche Belastung durch die Therapie und, dass er in der Kompression nicht seiner beruflichen Tätigkeit nachgehen könne.

➤ Abb. 7.3 zeigt, dass die Wunden zwar etwas verkleinert, aber nach wie vor vorhanden sind und es noch einige Therapie benötigen würde, einen Wundverschluss zu erzielen.

In der vierten Woche der KPE Phase I erscheint der Patient nur zu zwei von fünf Terminen. Gemeinsam mit dem Patienten und dem behandelnden Arzt wird eine Rehamaßnahme in einer stationären Behandlung eingeleitet. Das therapeutische Team hofft, dass der zeitliche Aufwand, den die Therapie mit sich bringt, für den Patienten in der Reha besser

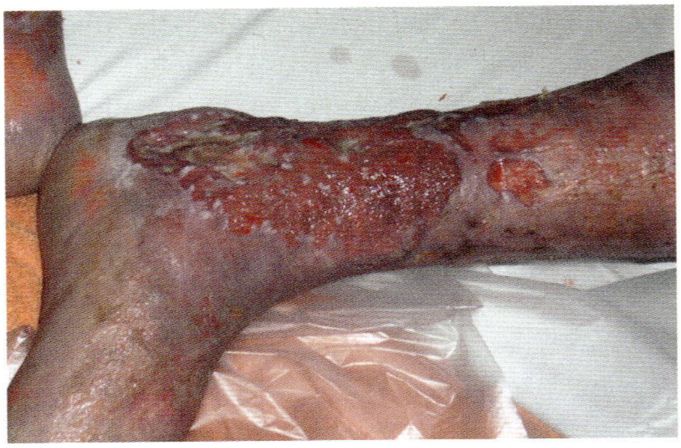

Abb. 7.3 Stand nach drei Wochen [M1039]

anzunehmen ist. Bevor er die Reha beginnt, bricht er die Behandlung in der ambulanten Praxis nach vier Wochen ab.

Die Behandlung verlief erfolgreich, solange die Adhärenz des Patienten hoch war und er die Behandlung mitgetragen hat. Die Zusammenarbeit mit der Wundtherapeutin verläuft hervorragend. Die Kommunikation mit dem Patienten, aber auch mit der Ehefrau gestaltet sich im weiteren Verlauf der Behandlung schwierig. Offensichtlich sind die Behandlungsergebnisse nicht ausreichend bzw. schnell genug erreicht worden, um eine ausreichende Therapiemotivation erzielen zu können.

7

7.7 Evidenzbasierte Zusammenfassung

Vor dem Hintergrund des Ulcus cruris venosum spielt die leitliniengerechte Wundtherapie eine ebenso große Rolle wie die lymphtherapeutische Behandlung. Obwohl die Behandlungsschritte klinisch begründet werden können und dem aktuellen Stand der externen Evidenz entsprochen haben, ist der Behandlungserfolg ausgeblieben. Eine enge Verzahnung der Wundtherapie mit der lymphtherapeutischen Behandlung ist wünschenswert, aber abhängig von äußeren Bedingungen (wie die Arbeitsbelastung, psychische Belastung, Bewegung, Umsetzung der Therapieempfehlungen etc.) und dem Engagement der einzelnen Behandlungspartner. Die S3 Leitlinie „Lokaltherapie chronische Wunde" empfiehlt, dass Patienten intensiv in die Behandlung einbezogen werden, um die Therapiemotivation aufrecht zu erhalten. Dies ist in dem vorliegenden Fall nicht gelungen. Hier hätten eventuell bereits früher Maßnahmen zur Erfolgskontrolle der Behandlung erfolgen müssen. Die Kompressionstherapie hat in der Behandlung der CVI einen sehr hohen Stellenwert. Im vorliegenden Fallbeispiel war eine Kompressionsbehandlung mittels Kompressionsbandagierung indiziert, da aufgrund der Wundbehandlung noch keine Kompressionsversorgung möglich war.

LITERATUR

Bringezu G, Schreiner O. Lehrbuch der Entstauungstherapie. Berlin: Springer, 2014.

Deutsche Gesellschaft für Wundheilung und Wundbehandlung (Hrsg.). Lokaltherapie chronische Wunde bei Patienten mit den Risiken periphere arterielle Verschlusskrankheit, Diabetes mellitus, chronische venöse Insuffizienz. AWMF-Register Nr. 091/001, 2012.

Fall

Kerstin Waldvogel-Röcker

8 Lymphödem und Kompression bei peripherer arterieller Verschlusskrankheit (pAVK)

Leitsymptome: Schmerzen in den Beinen – Schwellung – Hautveränderung

mittel

Definition

Periphere arterielle Verschlusskrankheit

Die S3 Leitlinie zur Diagnostik, Therapie und Nachsorge der peripheren arteriellen Verschlusskrankheit (pAVK) definiert diese als eine Einschränkung der Durchblutung der Arterien, welche die Extremitäten versorgen. In seltenen Fällen kann auch die Aorta betroffen sein. Die Einschränkung kann graduell (durch eine Stenose) oder komplett (Okklusion) vorliegen. Eine pAVK entsteht in etwa 95 % der Fälle aufgrund einer Arteriosklerose.

Die pAVK wird in Stadien nach Fontaine bzw. in Kategorien nach Rutherford eingeteilt (➤ Tab. 8.1).

8.1 Vorgeschichte

Die hier beschriebene Patientin ist 65 Jahre alt. Sie raucht seit ihrem 18. Lebensjahr und leidet schon seit ca. 30 Jahren unter einer Adipositas Grad III. Aufgrund psychischer Probleme raucht die Patientin seit mehr als fünf Jahren täglich ein bis zwei Schachteln Zigaretten. Sie bewegt sich kaum, auch aufgrund von Schmerzen im Bereich der Lendenwirbelsäule und des Beckens. Seit etwa fünf Jahren bemerkt die Patientin, dass die Schmerzen in den Beinen stetig zu nehmen, die Gehstrecke sich deutlich verringert und sowohl die Hauttemperatur als auch das Hautbild der Beine sich

Tab. 8.1 Stadien der pAVK

Fontaine		Rutherford		
Stadium	**Klinisches Bild**	**Grad**	**Kategorie**	**Klinisches Bild**
I	Asymptomatisch	0	0	Asymptomatisch
IIa	Gehstrecke > 200 m	I	1	Leichte Claudicatio intermittens
IIb	Gehstrecke < 200 m	I	2	Mäßige Claudicatio intermittens
IIb	Gehstrecke < 200 m	I	3	Schwere Claudicatio intermittens
III	Ischämischer Ruheschmerz	II	4	Ischämischer Ruheschmerz
IV	Ulkus, Gangrän	III	5	Kleinflächige Nekrose
IV	Ulkus, Gangrän	III	6	Großflächige Nekrose

verändert. Vor etwa zwei Jahren suchte die Patientin einen Angiologen auf, der die Diagnose pAVK stellte. Seit ca. einem Jahr schwellen die Beine der Patientin im Bereich der Knöchel und der Unterschenkel an und es bilden sich immer wieder kleinere Wunden, die nur sehr schwer abheilen. Im Zuge der Diagnostik werden renale und kardiale Ödeme ausgeschlossen. Allerdings liegt eine CVI mit einem leichten Phlebödem vor.

KLINISCHER HINTERGRUND

Im Rahmen einer Rechtsherzinsuffizienz entsteht aufgrund des Rückstaus eine venöse Hypertonie, die ein proteinarmes Ödem zur Folge hat. Das sogenannte kardiale (Stauungs-)ödem entsteht symmetrisch und beginnt an den Füßen. Die kardialen Ödeme werden hauptsächlich medikamentös und nur in seltenen Fällen mit MLD oder gar Kompressionstherapie behandelt. Eine kompensierte Herzinsuffizienz stellt auch eine relative Kontraindikation für eine MLD dar. Liegt eine kompensierte Herzinsuffizienz vor, so sollte der Oberkörper während der MLD erhöht gelagert werden und nur eine sanfte MLD erfolgen. Hierbei ist auf das subjektive Empfinden des Patienten bzgl. Kreislaufzeichen zu achten. Auch eine Kompression sollte vorsichtig und bis zu den Knien erfolgen.

Da die Schwellung subjektiv weiter zunimmt sowie Hautbild und Wunden sich weiter verschlechtern, verordnet der behandelnde Angiologe eine Entstauungstherapie im Sinne der KPE mit MLD 45 Minuten und Bandagierung ein- bis fünfmal pro Woche sowie Krankengymnastik.

In diesem Fallbespiel werden folgende Fragen analysiert und beantwortet:

- Wie erfolgt die KPE bei einer pAVK?
- Welche Besonderheiten und Herausforderungen sind dabei zu beachten?

8.2 Untersuchungsbefunde

8.2.1 Therapeutische Befundung

Therapeutische Anamnese

Die Patientin kommt am Rollator gehend in die Praxis. Sie geht nach eigener Aussage etwa seit drei Wochen am Rollator, weil sie Schmerzen in den Beinen hat und da sie öfter eine Pause brauche. Dabei nutzt sie den Rollator als Sitzgelegenheit. Die Patientin hat Schwellungen beidseits im Bereich der Knöchel sowie eine rötlich verfärbte und sehr trockene Haut im Bereich des Fußes und der Unterschenkel. Ihre Laufstrecke, die sie ohne Schmerzen bewältigen kann, gibt sie mit ca. 100 Metern an. Den Knöchel-Arm-Index (Ankle-Brachial Index, ABI) beziffert der behandelnde Angiologe auf 0,7, somit liegt eine mittelschwere pAVK vor.

KLINISCHER HINTERGRUND

Der Ankle-Brachial-Index (ABI)

Die Bestimmung des ABI ist eine geeignete nicht invasive Methode zum Nachweis einer pAVK. Dazu werden vier Blutdruckmanschetten und eine Doppler-Gerät benötigt. Der Patient befindet sich in liegender Position. Der ABI wird dann mittels einer Doppler-sonographischen Messung des systolischen Blutdrucks über den Knöchelarterien (A. tibialis posterior und der A. tibialis anterior) und des systolischen Blutdrucks über der A. brachialis ermittelt. Beträgt der ABI in einem Bein einen Wert von < 0,90 liegt eine pAVK vor.
Schweregrade:

- 0,90–0,71 leichte pAVK
- 0,70–0,41 mittelschwere pAVK
- 0,40 schwere pAVK

Die Patientin ist starke Raucherin und versucht derzeit eine Raucherentwöhnung durchzuführen, allerdings mit mäßigem Erfolg. Die Schwellung im Bereich der Unterschenkel empfindet sie als schmerzhaft und gibt eine Spannungsschmerz auf der Numerischen Ratingskala (NRS) mit 7 an. Es belastet sie sehr, dass sie keine längeren Strecken mehr laufen kann, da sie so nur noch eingeschränkt an sozialen Aktivitäten (Kegeln und ausgedehnte Spaziergänge) teilnehmen kann. Ihr Übergewicht belastet sie ebenfalls sehr, sowohl psychisch als auch physisch. Sie hat Schmerzen im Bereich der Lendenwirbelsäule Höhe L3/L4 und teilweise auch im Bereich des ISG.

Inspektion

Die Patientin zeigt ödematöse Veränderungen im Bereich beider Vorfüße und Knöchel, links mehr als rechts. Die Haut ist weiß-blässlich verfärbt. Es ist eine kleine offene Stelle im Bereich des distalen linken Unterschenkels zu sehen (ca. 1 Cent Stück groß).

Palpation

Die Haut im Bereich des Fußes und des Unterschenkels ist kalt. Das Ödem ist schwer dellbar. Die Haut ist sehr trocken. Berührungsschmerzen liegen keine vor. Der distale Fußpuls ist links schwer tastbar, rechts nicht mehr tastbar.

8.2.2 Evaluation des Gesundheitszustandes nach ICF

Personenbezogene Faktoren

Die Patientin lebt mit ihrem Mann zusammen in einer Wohnung im dritten Stock. Sie ist starke Raucherin, raucht ausschließlich auf dem Balkon. Sie versucht derzeit eine Raucherentwöhnung, hat dies bereits viermal erfolglos begonnen. Mit Unterstützung ihres Ehemannes bewältigt sie ihren Haushalt noch alleine. Ihr Ehemann ist aktuell nach einer Hüft-TEP Operation vor etwa drei Monaten gesundheitlich selbst angeschlagen. Die Patientin hat Angst vor Operationen und lehnt bereits jetzt eine operative Behandlung ihrer pAVK kategorisch ab. Ihre Schmerzen beeinträchtigen sie sehr, sie möchte sich gerne wieder schmerzfreier und länger am Stück bewegen können.

Umweltfaktoren

Die Patientin und auch ihr Mann sind Rentner und haben sich auf ihr Rentnerdasein gefreut – sie wollten viel Reisen. Die Patientin ist über die Rente und über private Rücklagen finanziell abgesichert und hat eine Eigentumswohnung in der Stadt im dritten Stock, die sie über ca. 30 Stufen erreichen kann. Ein Fahrstuhl existiert im Haus nicht. Diese Tatsache macht ihr Angst, da sie Sorge hat, ihre Wohnung irgendwann nicht mehr ohne Hilfe verlassen zu können. Sie nutzt einen Rollator, den sie im Hausflur hinter der Tür stehen lassen kann, um die täglichen Gehstrecken zu bewältigen. Sie muss mehrere Pausen einlegen, um die Treppen in den dritten Stock bewältigen zu können.

Funktions- und Strukturebene

Die Patientin hat eine diagnostizierte pAVK im mittleren Stadium und eine CVI mit beginnendem Phlebödem. Sie gibt eine Gehstrecke von weniger als 100 Metern an, die sie schmerzfrei bewältigen kann. Treten Schmerzen auf bzw. auch die Schmerzen, die durch die Schwellung entstehen (Spannungsschmerz), beziffert sie diese mit NRS 8. Die Patientin hat eine Adipositas Grad III und leitet unter orthopädischen Schmerzen im Bereich der LWS (L3/L4) und des ISG.

Partizipation und Teilhabe

Die Patientin hat bis vor etwa einem Jahr einmal pro Woche gekegelt und hat gerne lange Spaziergänge mit ihrem Mann oder Freunden unternommen. Beides kann sie aktuell nicht umsetzen. Sie fühlt sich dadurch sehr einsam – dies führt zu einem erhöhten Verlangen nach Nikotin. Seit ca. vier Wochen nimmt sie an einem Raucherentwöhnungsprogramm teil.

8.3 Zielsetzung

Die Patientin möchte die Spannungsschmerzen auf ein Niveau auf der NRS von 2 bis 3 reduzieren und ihre Gehstrecke deutlich erhöhen. Gerne würde sie wieder 30 Minuten spazieren gehen (mit Pausen) und wieder besser in den dritten Stock gehen können. Die therapeutische Zielsetzung umfasst die Ödemreduktion, Verschluss der Wunde, Verbesserung der Trophik und die Entwicklung eines Gehtrainings für ein Eigenübungsprogramm sowie Eigenübungen zur Kräftigung und Stabilisation im Bereich der LWS.

8.4 Therapieplan

Die lymphtherapeutische Behandlung im Sinne der KPE wird in der ersten Woche mit fünf Terminen veranschlagt. In der zweiten Woche soll, wenn möglich, die Therapiefrequenz auf dreimal pro Woche reduziert werden, da der Ehemann im Moment die Fahrten noch schwer bewältigen kann. Ein besonderes Augenmerk wird auf die Hautpflege gelegt, außerdem wird Kontakt zur Wundtherapeutin aufgenommen, um eine Aufklärung bzgl. der Wunden durchzuführen. Die Kompressionstherapie soll sehr dosiert durchgeführt werden, das bedeutet mit wenigen Lagen mit Kurzzugbinden und starker Abpolsterung. Die Zehen sollen vorerst nicht mit bandagiert werden, um mögliche negative Reaktionen auf die Kompression schneller zu bemerken. Bevor die Kompression durchgeführt wird, wird noch einmal Kontakt zum behandelnden Angiologen aufgenommen, um den aktuellen ABI abzufragen.

KLINISCHER HINTERGRUND

Kompression bei pAVK

Die pAVK gilt als relative Kontraindikation der KPE. Je nach verwendeter Quelle darf ab einem ABI < 0,6 oder auch < 0,8 keine Kompression durchgeführt werden. Diese Werte sind jedoch nicht evidenzbasiert. Erste Studien geben Hinweise darauf, dass eine leichte Kompression bis 40 mmHg mittels Kurzzugkompression eine Verbesserung des arteriellen Flusses und der venösen Pumpfunktion zur Folge haben kann. Eine leichte Kompression mit Kurzzugbinden bei bis zu einem ABI von ca. 0,5 soll nach aktuellen Erkenntnissen problemlos möglich sein.

Die MLD wird nach der Behandlungssystematik im Sinne der Behandlung des primären Lymphödems durchgeführt (➤ Kapitel 14). Aufgrund der vorliegenden Wunden wird mit Handschuhen gearbeitet.

Die physiotherapeutische Behandlung erfolgt durch ein strukturiertes Gehtraining und erarbeiten eines Eigenübungsprogramms zur Stabilisierung der LWS. Außerdem soll das Treppengehen trainiert werden.

Darüber hinaus soll mit der Patientin überlegt werden, welche Ansätze möglich sind, ihr Körpergewicht zu reduzieren.

8

8.5 Therapeutische Behandlung

Die MLD wird durchgeführt. Die Hautpflege führt die Patientin selbst mit Hilfe einer stark rückfettenden Creme durch. Anschließend findet die Kompression statt. Die Polsterung erfolgt mit einer Schaumstoffbinde, im Bereich der Knöchel wird mit dünnen nierenförmigen Pads gearbeitet, die aus dünnen Schaumstoffmatten zugeschnitten werden. Danach erfolgt die Bandagierung mit einer 10 cm und einer 12 cm breiten Kurzzugbinde. Es werden wenige Laken gelegt und breitere Abstände genutzt, um den Kompressionsdruck nicht zu stark zu erhöhen. Die Patientin wird angeleitet, auf Verfärbungen im Bereich der Zehen zu achten. Sollten sich die Zehen dunkel verfärben oder Missempfindungen auftreten, muss sie die Kompression direkt entfernen. Im Anschluss an die MLD wird die erste krankengymnastische Behandlung durchgeführt. Dabei wird die Patientin zum Gehtraining im Sinne eines Intervalltrainings angeleitet. Der Rollator wird vorerst mit eingesetzt, um ihr ein sicheres Gefühl zu vermitteln. Dabei wird besonders auf die Abrollphase der Füße geachtet.

Zu Beginn der zweiten Behandlung wird überprüft, ob die Kompression adäquat war oder zu stark. Da keine negative Reaktion auf die Kompression stattgefunden hat, das Ödem im Bereich des Knöchels aber bereits reduziert werden konnte, wird die Kompression wieder auf die gleiche Weise angelegt. Die Patientin wird weiterführend zu einem strukturierten Gehtraining angeleitet.

Das Eigenübungsprogramm für den Rücken erfolgt über Bridging, Kräftigung der unteren Bauchmuskulatur, Squads und Übungen im Stehen auf einem Luftkissen, um das Gleichgewicht zu schulen und die Stabilisation zu erarbeiten.

Bereits nach der vierten Behandlung sind beide Beine entstaut. Die kleine Wunde beginnt sich zu schließen. Das versorgende Sanitätshaus misst nach Rücksprache mit dem behandelnden Arzt Kniestrümpfe mit geschlossener Fußspitze in maßangefertigte Flachstrickqualität Kompressionsklasse I an.

8.6 Reflexion des therapeutischen Vorgehens

Die lymphtherapeutische Behandlung führte schnell zu einem sehr guten Erfolg. Die KPE Phase I konnte nach bereits fünf Tagen abgeschlossen werden. Das

Gehtraining konnte nicht abschließend umgesetzt werden, da der Patientin „nur" für die Physiotherapie der Weg in die Praxis zu weit war. Der Patientin wurde angeraten, konsequent eine Gefäßgymnastik durchzuführen. Rückblickend hätte noch mehr Aufklärung bzgl. der Risikofaktoren der pAVK wie Reduzieren des Rauchens und des Übergewichts durchgeführt werden sollen.

Das Ziel der Schmerzreduktion konnte erreicht werden, die Schmerzen lagen laut NRS bei 4 bis 5. Die weiteren Ziele, ein Eigenübungsprogramm für das Gehtraining sowie zur Stabilisation der LWS und zum Treppensteigen zu erarbeiten und beizubehalten, konnten nur ansatzweise erreicht werden. Außerdem konnte keine umfassende Patientenedukation bzgl. des Umgangs mit Wunden erfolgen.

8.7 Evidenzbasierte Zusammenfassung

Eine Kompressionstherapie bei einer vorliegenden pAVK als Begleiterkrankung eines Lymphödem oder einer CVI wird in Fachkreisen oft kritisch gesehen. Die pAVK wird bei einem ABI von weniger als 0,6 als Kontraindikation für die Kompression angesehen. Neuere Studien weisen aber darauf hin, dass bei einem ABI bis zu 0,5 eine Kompression mit leichtem Druck (40 mmHg) erfolgen kann. Bei der oben beschriebenen Patientin liegt ein ABI von 0,7 vor. Somit kann eine Kompression durchgeführt werden. Wichtig ist es, den Verlauf der Kompressionstherapie engmaschig zu überprüfen und Patienten dazu anzuleiten, die Kompression bei negativen Reaktionen selbstständig entfernen zu können.

Das strukturierte Gehtraining wird als konservative leitliniengerechte Therapie der pAVK empfohlen. Auch bei vorliegender CVI und im Sinne der Säule „Bewegungstherapie" bei einer KPE ist eine Mobilisation unerlässlich.

LITERATUR

Deutsche Gesellschaft für Angiologie, Gesellschaft für Gefäßmedizin (Hrsg). S3 Leitlinie zur Diagnostik, Therapie und Nachsorge der peripheren arteriellen Verschlusskrankheit. AWMF-Register Nr. 065/003, 2015.

Diehm C, Darius H, Pittrow D, Allenberg JR. Knöchel-Arm-Index:

Ein wegweisender Risikomarker für die hausärztliche Praxis. Deutsches Ärzteblatt. 2005; 102(34-35): A-2310/ B-1949/ C-1847.

Eder S. Kompressionstherapie: Ist die pAVK wirklich eine Kontraindikation. Vasomed. 2017; 29(4): 173-174.

Herpertz U. Ödeme und Lymphdrainage, Diagnose und Therapie von Ödemkrankheiten. Stuttgart: Schattauer, 2006.

Fall

9 Genitallymphödem beim Mann

Peter Wörmann

Leitsymptome: Extrem starke Schwellung des Skrotums – Probleme beim Wasserlassen – Flüssigkeitsaustritt aus Lymphzysten und Lymphfisteln

schwer

Defintion

Genitallymphödem

Die meisten lymphostatischen Ödeme im Genitalbereich treten nach malignen Erkrankungen des Beckens und des Abdomens auf und sind nicht selten die Folge therapeutischer Maßnahmen wie der Strahlentherapie. In vielen Fällen durchlaufen Patienten einen jahre- oder gar jahrzehntelangen Leidensweg mit einem daraus resultierenden sozialen Rückzug bis hin zur völligen Isolation. Die Gründe hierfür sind vielfältig: Zum einen liegt dies oftmals am extremen Schamgefühl der Betroffenen selbst, zum anderen daran, dass die Aufklärung über das Krankheitsbild nur sehr lückenhaft besteht.

Lymphzysten und Lymphfisteln

Lymphzysten entstehen dadurch, dass Lymphgefäße im subkutanen Bereich aufgrund des erhöhten Drucks durch gestaute Lymphflüssigkeit sozusagen „aussacken". Lymphzysten entstehen oft im Bereich des Genitals, hier vor allem am Skrotum, können aber auch an den Extremitäten entstehen und sich zu Lymphfisteln entwickeln. Als Lymphfisteln werden sie dann bezeichnet, wenn sich Lymphzysten nach außen öffnen und Flüssigkeit austritt. Durch die Öffnung nach außen können Lymphfisteln als Eintrittsstelle für Keime dienen. Deshalb ist hier besondere Vorsicht geboten (Erysipel).

9.1 Vorgeschichte

Der Patient ist 75 Jahre alt, 175 cm groß und 95 kg schwer. Er ist Rentner und war früher Landwirt.

Mitte der 1960er Jahre kam es im Alter von 25 Jahren nach einem grippalen Infekt mit Schüttelfrost, Fieber und Rückenschmerzen erstmals zu Entzündungssymptomen am Skrotum mit leichten Schwellungen und Rötungen an der Oberhaut. Nach Abklingen des ersten Infektes verschwanden die Symptome wieder vollständig. Im Laufe der darauffolgenden 30 Jahre und mehreren mehrmals wundroseartigen Infektionen, entwickelte sich gegen Ende der 90er Jahre eine stark ansteigende Ödematisierung des gesamten Skrotums und des Penis. Das Skrotum lagerte so stark Lymphflüssigkeit ein, dass der Penis nach einigen Wochen nicht mehr sichtbar war. Lediglich eine kleine Öffnung im vorderen Bereich des Skrotums blieb erhalten. Die Einschränkung der Lebensqualität des Patienten minderte sich nun erheblich. Jeder Toilettengang wurde zur Belastung.

Zusätzlich bildeten sich im gesamten Ödemgebiet zahlreiche Lymphzysten, die permanent Lymphflüssigkeit absonderten. Die Hautstellen des inneren Oberschenkelbereichs auf beiden Seiten konnten nicht mehr trockengelegt werden und wiesen nach kurzer Zeit mazerierende Merkmale auf, was auch die Geruchssituation erheblich negativ beeinflusste.

Vor 19 Jahren nahm die Ödematisierung des Skrotums so stark zu, dass der behandelnde Hausarzt den Patienten an einen niedergelassenen Dermatologen überwies. Dieser überwies ihn weiter in ein Universitätsklinikum. Von dort wurde der Patient wiederum in die dermatologische Abteilung einer Klinik in Hanau zur Laserbehandlung empfohlen, um die Lymphzysten zu schließen. Dies gelang bis auf zwei offene Stellen, aus denen weiterhin Lymphflüssigkeit austrat. Das Feuchtgebiet rund um das Skrotum nahm stetig zu.

Nach der Laserbehandlung nahm das Ausmaß der Ödematisierung des Skrotums extreme Formen an, sodass es für den Patienten nicht mehr möglich war, normale Kleidung zu tragen. Sämtliche Hosen mussten von einem Schneider geändert werden und es entwickelte sich ein gewisser „sozialer Rückzug“: Der Patient nahm nicht mehr oder nur noch selten am öffentlichen Leben teil.

Drei Jahre später wurde dem Patienten von einem Urologen empfohlen, sehr enge Unterhosen zu tragen. Damit könne er das Problem in den Griff bekommen. Es sollte evtl. eine Art Kompression erfolgen. Auf die Frage hin, ob es eine andere Möglichkeit gäbe, das Problem zu lösen, erhielt der Patient keine Antwort. Weitere sechs Jahre vergingen, in denen er mit Wundrosen zu tun hatte und Antibiotikatherapien bekam.

Weitere 7 Jahre später erfolgte die Überweisung eines weiteren Urologen zur Vorstellung in der Universitätsklinik im Rhein-Main Gebiet/Dermatologie. Hier wurden Gewebeproben entnommen und auf bösartig verändertes Material untersucht. Eine operative Entfernung des Skrotums wurde hier abgelehnt. Aktuell hat er einen Blasenkatheter.

PRAKTISCHER TIPP

Ausreichend Zeit für die Befunderhebung einplanen und vorab organisatorische Rahmenbedingungen klären

Diese Informationen sind extrem wichtig im Hinblick auf die Planung und Durchführung der ambulanten Entstauungstherapie. Erfahrungsgemäß zahlt sich die Zeit, die in solche Befunderhebungen investiert wird, im Behandlungserfolg aus.

Der behandelnde Arzt im Uniklinikum hatte den Verdacht, es könne sich hierbei um ein lymphologisches Problem handeln und empfahl den Patienten zum niedergelassenen Dermatologen mit Schwerpunkt Lymphologie.

Nach erfolgter Diagnosestellung eines sekundären Lymphödem/Genitallymphödem, postinflammatorisch, erfolgte eine Verordnung über 24 × manuelle Lymphdrainage (MLD) 60 und einem lymphologischen Kompressionsverband (LKV). Die Verordnungsfrequenz der MLD lag bei ein- bis fünfmal pro Woche (Verordnung außerhalb des Regelfalls, Langfristverordnung).

In diesem Fallbeispiel wird die folgende Frage analysiert und beantwortet:
Welche Besonderheiten in der Durchführung der KPE greifen bei einem Genitallymphödem?

9.2 Untersuchungsbefunde

9.2.1 Therapeutische Befundung

Therapeutische Anamnese

Der Patient kommt in Begleitung seiner Ehefrau und seiner Tochter. Die Tochter fungiert in diesem Zusammenhang als Chauffeurin, die Ehefrau hilft dem Patienten beim Ausziehen. Nachdem der Patient den oben bereits beschriebenen Leidensweg berichtet hat, erzählt er, dass das Ödem weiter zunimmt und er die aus den Lymphfisteln austretende Flüssigkeit momentan mit Hilfe von Küchenrolle oder ähnlichen Vorlagen auffängt. Der Patient leidet sehr unter der Situation: Er fühle sich als würde er Windeln tragen bzw. sich in die Hose machen. Wasserlassen sei nur schwer möglich. Er hat sich von Freunden und Bekannten komplett zurückgezogen. Seine Frau und seine Tochter sind seine einzigen sozialen Kontakte. Er beschreibt Schmerzen am Genital und dass das Gewicht seines Hodens manchmal anstrengend ist. Am liebsten sitzt oder liegt er.

Inspektion

Massives Genitallymphödem im Bereich des Penis, der Hoden und des Skrotums. Das gesamte Skrotum ist in Papiertücher einer Küchenrolle eingepackt. Nässende Stellen sind großflächig sichtbar, die Unterhose ist an vielen Stellen durchnässt.

Der Patient hat seine Unterhose mit Hosenträgern so fixiert, dass sie aufgrund des Gewichts des Skrotums nicht rutschen konnte. Die Beine zeigen keine Ödeme.

Palpation

Die Palpation ergibt starke Verhärtungen im Bereich des Skrotums.

9.2.2 Evaluation des Gesundheitszustandes nach ICF

Personenbezogene Faktoren

Der Patient hat eine Ehefrau, die sich um ihm kümmert und seine Wunden versorgt. Als ehemaliger Landwirt arbeitet er gerne im Garten. Er fürchtet um seine Autonomie, hierbei vor allem darum, sich nicht mehr selbstständig waschen und frei bewegen zu können.

Umweltfaktoren

Aufgrund des massiven Ödems ist Gehen oder körperliche Betätigung nicht mehr möglich. Darüber hinaus hindern die offensichtlich nässenden Wunden (nasse Hose) den Patienten an der Verrichtung von Aktivitäten des täglichen Lebens wie beispielsweise Einkaufen.

Funktions- und Strukturebene

Das massives Genitallymphödem geht mit Schmerzen im Bereich des Genitals und Problemen beim Wasserlassen einher, deshalb hat der Patient einen Katheter. Im Genitalbereich hat der Patient offene, nässende Stellen.

Partizipationsebene

Der Patient zieht sich immer mehr zurück. Er nimmt kaum noch an sozialen Aktivitäten teil und sitzt nur noch in seiner Wohnung im Sessel.

9.3 Zielsetzung

Der Patient will endlich wieder passende Hosen tragen können und keine nässenden Stellen mehr haben. Die Zielsetzung von Seiten des Therapeuten ist es, das Ödem zu reduzieren und gemeinsam mit dem versorgenden Sanitätshaus, eine Möglichkeit der Kompressionstherapie zu entwickeln. Des Weiteren empfiehlt sich eine allgemeine Mobilisation des Patienten, da er sich lange wenig bewegt hat.

Dem Patienten ist es sehr wichtig, seine Frau mit in die Zielsetzung einzubinden. Diese wünscht sich, dass ihr Mann wieder am sozialen Leben teilnimmt.

9.4 Therapieplan

Der Fall wird zusammen mit lymphologisch tätigen Therapeuten aufgrund der besonderen Schwere des Genitallymphödems im Zuge der kollegialen Beratung diskutiert.

PRAKTISCHER TIPP

Kollegiale Beratung

Bei der kollegialen Beratung treffen sich gleichgestellte Angehörige einer Berufsgruppe zur gegenseitigen Beratung. Nachdem ein Fall oder ein Problem dargestellt wurde, erfolgt ein gemeinsamer Austausch auf Augenhöhe. In der Diskussion wird versucht, Antworten und Lösungen zu finden. Die kollegiale Beratung eignet sich besonders für Fallbesprechungen.

So entsteht im Lymphnetzwerk ein umfassender Behandlungsplan:

1. Umfassende Aufklärung des Patienten über die Gestaltung der Behandlung, Selbstorganisation während der täglichen Entstauungsphase, Fahrdienst von zu Hause zur Behandlung und zurück, passende Kleidung und Schuhe hinsichtlich der Kompressionsbandagierung
2. Prüfung der Behandlungsverordnung
3. Organisation der Behandlungstermine über drei Wochen täglich zur MLD 60 mit lymphologischen Kompressionsverband des Skrotums

4. Vorab-Messtermin beim Kompressionsversorger zur Erstellung eines Kostenvoranschlags bei der Krankenkasse, Besprechung der Art der Kompressionsversorgung (Hose, Strumpflänge, Teilung der Versorgung ect.)
5. Regulärer Messtermin beim Kompressionsversorger zur Bestellung der Erstversorgung beim Hersteller, nach ca. 60 bis 70 % der tägl. Therapie
6. Erstellen eines Kurzbefundes, Behandlungsplans sowie eines Berichts über die weiterführende Behandlung für den verordnenden Arzt
7. Zusammenstellung der Materialien für die Kompressionsbandagierung des Skrotums und der unteren Rumpfquadranten
8. Schulung der Ehefrau in der Kompressionsbandagierung des Skrotums während der KPE Phase I
9. Durchführung einer Fotodokumentation

9.5 Durchführung der Behandlung

Der Patient wird im Rahmen einer Komplexen Physikalischen Entstauungstherapie (KPE) der Phase I (MLD, Hautpflege, Kompressionsbandagierung, Entstauungsgymnastik, Selbstmanagement) über einen Zeitraum von insgesamt drei Wochen täglich (fünfmal pro Woche) behandelt.

Die MLD Behandlung/ Behandlungsaufbau

Innerhalb der ersten vier bis fünf Lymphdrainagebehandlungen wird der Fokus der Behandlung auf die Entstauung der beiden oberen und unteren Rumpfquadranten gerichtet. Dies erfolgt über die intensive Bauch- und Bauchtiefdrainage, über das Ausarbeiten der therapeutischen Dreiecke sowie die Öffnung der Anastomosen der inguinal-axillären Behandlungspfade ventral und dorsal im Sinne der zentralen Vorbehandlung. Daraufhin folgt die intensive MLD des Mons pubis und der gesamten Genitalregion in Richtung der Ln. axillares beidseits.

Anfänglich wird bewusst auf die direkte Behandlung des Skrotums mit MLD Behandlungsgriffen verzichtet, da sich an der Skrotumwurzel ventral rechts zwei nässende, schmerzhafte Lymphfisteln befinden.

⚠ VORSICHT

Im Genitalbereich, aber auch grundsätzlich, wenn Lymphzysten/Lymphfisteln vorliegen, wird immer mit Handschuhen gearbeitet.
Besonders beim Genitallymphödem ist der besonderen Intimität der Situation Rechnung zu tragen. Es wird empfohlen, die Behandlung ausschließlich von gleichgeschlechtlichen Therapeuten durchführen zu lassen und nur geschlossene Räume für die Behandlung auszuwählen.

Die manuelle Lymphdrainage verläuft problemlos über die großen Hautareale des Rumpfes in beide axillären Lymphknotenregionen. Während der ersten Woche lernt der Patient im Rahmen eines Selbstmanagements die Atemtechniken der Bauchdrainage sowie das Öffnen der Anostomosenverbindungen an der transversalen Wasserscheide des Rumpfes und das Schulterkreisen zum Öffnen der oberen Lymphgefäße. Er erhält die Aufgabe, diese erlernten Techniken an jedem Morgen vor dem Aufstehen als Vorbereitung auf den Tag intensiv durchzuführen.

Kompressionsbandage

Eine Herausforderung entsteht, eine dadurch, eine perfekt sitzende und wirksame Kompressionsbandagierung an einem lymphgestauten Skrotum dieser Größenordnung anzulegen. Dazu werden während der KPE Phase I und II verschiedenste Materialien und genaue Kenntnisse über ihre Anwendung und Wirkung benötigt. In der einleitenden Phase der Behandlung kommt es darauf an, den „lymphologischen Sumpf" trockenzulegen, der sich innerhalb und mittlerweile durch zwei nässende Lymphzysten auch außerhalb des Skrotums befindet. Es wird versucht, sie mit medizinischen Saugkompressen aus der Wundversorgung zu trocknen. Da die Lymphzysten extrem viel Lymphflüssigkeit absondern, stößt diese Maßnahme schnell an ihre Grenzen.

Problematisch sind unter anderem die Form und Größe des Skrotums und die Tatsache, dass es mit seiner Rückseite komplett auf den ventralen und medialen Flächen beider Oberschenkel aufliegt. Die Kompressen dürfen also nicht zu groß ausfallen und es dürfen nicht zu viele sein, da sie nur sehr schwer am Skrotum fixiert werden können.

Während einer Teamsitzung im Kollegenkreis wurde dieses Thema intensiv diskutiert und die Idee entwickelt, handelsübliche Babywindel einzusetzen. Tatsächlich passt die kleinste Größe genau um das lymphgestaute Skrotum des Patienten. Die Windel wird im vorderen Bereich so eingeschnitten, dass eine kleine Öffnung für das Urinlassen blieb. Fixiert wird die Windel problemlos mit den originalen Klebestreifen.

Als erste Fixierbinden kommen zwei 20 cm Idealbinden in Betracht. Zum einen bilden sie die Basis an der Skrotumwurzel, um weitere Kompressionsbinden zu halten, zum anderen komprimieren sie die beiden gestauten unteren Rumpfquadranten.

Die nächsten Kompressionsbinden, die zum Einsatz kommen, sind handelsübliche Kurzzugkompressionsbinden (10 cm). Diese Binden haben die Eigenschaft, einen niedrigen Ruhedruck auszuüben, wodurch die Bandagierung im Bereich der Genitalien besser von Patienten vertragen und akzeptiert wird.

KLINISCHER HINTERGRUND

Ruhe- und Arbeitsdruck

Der **Ruhedruck** ist der Druck einer Kompressionsbinde, der in Ruhelage der Muskulatur alleine durch die Kompression von außen wirkt. Der **Arbeitsdruck** ist der Druck, der bei aktiver Muskulatur von innen gegen die Bandage wirkt. Beim Aufbau einer Kompressionsbandagierung sind Ruhe- und Arbeitsdruck zu berücksichtigen. So haben Kurzzugbinden einen niedrigen Ruhedruck, aber einen hohen Arbeitsdruck. Langzugbinden haben einen hohen Ruhedruck und einen niedrigen Arbeitsdruck. Bei der Wahl der Kompressionsbinden müssen also die Applikationsstelle und die Aktivität des Patienten berücksichtigt werden.

Im Laufe der ersten sieben Behandlungen bilden sich der Lymphstau im Skrotum und der damit verbundene Austritt von Flüssigkeit aus den beiden offenen Lymphzysten so stark zurück, dass es fortan nicht mehr nötig ist, das gestaute Skrotum mit einer Windel zu bandagieren. Auch die mazerierten Hautareale an beiden medialen Oberschenkelflächen erholen sich durch die Trockenlegung und Hautpflege zunehmend.

In der KPE Phase II (Behandlungsfrequenz dreimal pro Woche) werden die Materialien der lymphologischen Kompressionsbandagierung dem Ödemzustand entsprechend angepasst. Für den Patienten ist es wichtig, dass er innerhalb seines Alltags mit seiner Bandagierung optimal zurechtkommt.

Dazu wird als Inlay ein Stück dünne Schaumstoffmatte mit abgenähten Längsrillen (im medizinischen Fachhandel erhältlich) so zurechtgeschnitten, dass diese das gesamte Skrotum umschließt und somit eine gleichmäßige, flächige Kompression gewährleistet. Wie schon während der KPE Phase I, werden beide unteren Rumpfquadranten mit zwei 20 cm-langen Idealbinden komprimiert und bilden gleichzeitig die Basis für nachfolgende Kompressionsbinden an der Skrotumwurzel. Die eingearbeitete Schaumstoffmatte wird durch zwei 6 cm Mullbinden am Skrotum anmodeliert.

Als Kompressionsbinde in der Phase II der KPE wird jetzt eine kohäsive, elastische Fixierbinde benutzt. Diese Binde haftet und ist deshalb auch für den Patienten selbst sehr leicht zu handhaben. Der Druck der Kohäsivbinde kann hierbei mühelos gesteuert werden.

Während der KPE Phase I (nach 60 bis 70 % der täglichen Behandlung) wird zusätzlich eine lymphologische Kompressionsbestrumpfung Kompressionsklasse II A – T mit Suspensorium gemessen und angefertigt. Das Suspensorium wird vom Kompressionsversorger so erarbeitet, dass sich das bandagierte Skrotum optimal integrieren lässt. Durch die Kombination aus manueller Lymphdrainage, Kompressionsversorgung, Hautpflege und Entstauungsgymnastik, ist es dem Patienten möglich, sich im Alltag wieder normal zu bewegen und damit seine Lebensqualität erheblich zu steigern.

9.6 Reflexion der Behandlung

Bemerkenswert ist, dass der Patient eine partnerschaftliche Betreuung (Ehefrau) an seiner Seite hat, die ihn bei allen Dingen des täglichen Lebens mit aller Kraft unterstützt.

Während der KPE Phase I (2 Wochen täglich MLD, Hautpflege und Kompressionsbandagierung), wird der Patient in der unterstützenden Selbsttherapie geschult, die er zusätzlich zur Behandlung zuhause ebenfalls täglich intensiv durchführt. Seine Ehepartnerin wird in der Kompressionsbandagierung des Skrotums und der unteren Rumpfquadranten geschult und bandagiert ihren Mann in der behandlungsfreien Zeit und am Wochenende.

Ein Aspekt der in der Anfangsphase kaum beachtet wird, ist die eingeschränkte Funktion des Beckenbodens aufgrund des vorliegenden Katheters. Im Zuge der Förderung der Autonomie des Patienten wäre dies nun ein weiterer Ansatzpunkt, nach Rücksprache mit dem behandelnden Urologen, ein Behandlungskonzept zu erarbeiten, das auch vorsieht, den Beckenboden wieder zu aktivieren, um den Katheter überflüssig zu machen.

Dieser Fall zeigt deutlich, wie wichtig es ist, dass das Krankheitsbild durch niedergelassene, aber auch stationär tätige Ärzte richtig erkannt wird. Im Falle einer gut funktionierenden Vernetzung von Patient, Arzt, Therapeut und Kompressionsstrumpfversorger kann Menschen mit, auch schwersten, lymphologischen Krankheitsbildern schnell geholfen werden.

9.7 Evidenzbasierte Zusammenfassung

Das Genitallymphödem ist eine große Herausforderung im Bereich der lymphtherapeutischen Versorgung. Dies liegt auch in der Tabuisierung des Themas, sodass hier aufgrund von langen unbehandelten Zeiträumen massive Befunde vorliegen. Hier wurde die Behandlung noch durch die nässenden Lymphfisteln erschwert. Ein weiterer wichtiger Aspekt dieses Fallbeispiels ist der permanente Austausch unter den Kollegen im Sinne der kollegialen Beratung, um auf diese Weise kreative Lösungen für ein Problem zu entwickeln.

LITERATUR

Bringezu G, Schreiner O. Lehrbuch der Entstauungstherapie. Berlin: Springer, 2014.

Werling U. Supervision und kollegiale Fallberatung. Berlin: Springer, 2018.

Fall

10 Genitallymphödem bei der Frau

Simone Beese

Leitsymptome: Starke Ödemzunahme an Bein und Mons pubis

mittel

Definition

Das sekundäre Lymphödem des äußeren Genitals kommt bei der Frau als Vulva-Lymphödem vor. Neben der Vulva sind der Unterbauch (mons pubis) und die Dammregion mitbetroffen. Meistens treten sekundäre Genitallymphödeme in Verbindung mit sekundären Beinlymphödemen auf.

10.1 Vorgeschichte

Die Patientin, 40 Jahre, kommt mit einem ausgeprägten Genital- und Beinlymphödem in unsere Praxis. Sie wurde mit 36 Jahren nach Wertheim-Meigs operiert. Die Patientin ist 160 cm groß und wiegt 59 kg. Sie ist Lehrerin, verheiratet, kinderlos und hatte bis dahin keine ersichtlichen gesundheitlichen Probleme. Vier Jahre nach der OP nimmt das Bein-Lymphödem massiv zu.

Die Primärdiagnose lautet „Plattenepithelkarzinom/Teratokarzinom des linken Ovars". Es bestehen dazu die Nebendiagnosen „Neurodermitis", „Amoxicillin-Allergie" und „Gräserallergie".

Im Folgenden wird der Verlauf der Erkrankung vor vier Jahren chronologisch dargestellt:

- Januar: OP nach Wertheim-Meigs, tiefe anteriore Rektumresektion (TAR), ausgedehnte pelvine Lymphadenektomie, radikale Lymphknotendissektion paraaortal und aortointervacal, Omentektomie, protektive Ileostomaanlage, Blasenübernähung
- März bis Juli sechsmal Cisplatin 80 mg/m^2/ Vinorelbin 25 mg/m^2
- August: Entfernung des Blasenkatheters
- Oktober: Stomarückverlagerung
- Kontrolluntersuchung im Dezember
- Beim transvaginalen Ultraschall (TVUS) wurden keine freien Flüssigkeiten und Restharnbildung nachgewiesen
- Reha, guter Allgemeinzustand, Wundverhältnisse nach Stomarückverlagerung reizlos, Narbe gut verheilt, Schließmuskel schmerzt zeitweise, Gewicht stabil
- Taubheitsgefühle in den Fingern und Füßen nach der Chemotherapie
- Lymphödem linker Fuß und Unterschenkel

In diesem Fallbeispiel wird folgende Frage analysiert und beantwortet:
Welche Besonderheiten in der Durchführung der KPE greifen bei einem Genitallymphödem der Frau?

10.2 Untersuchungsbefunde

10.2.1 Therapeutische Befundung

Therapeutische Anamnese

Bei der Befragung gibt die Patientin an, dass trotz Intensivierung der manuellen Lymphdrainage keine längerfristige Besserung eintritt. Die Patientin wird seit Jahren mit MLD behandelt und hat für den linken Oberschenkel eine Kompressionsversorgung, die möglicherweise nicht korrekt ausgeführt wurde und daher zu den Oberschenkel stark einschnürt. Daraufhin kam es zu einem Stau im Genitalbereich.

Die Patientin selbst führt die Erkrankung, zumindest teilweise, auf ihre berufliche Situation und den damit einhergehenden Stress und die überwiegend sitzende Tätigkeit zurück.

Das Bein fühlt sich sehr schwer an, beim Stehen und Sitzen hat sie deutliche Probleme in Gang zu kommen. An den Schamlippen und am Os pubis hat Sie ein Taubheitsgefühl und spürt sie einen Druck im Unterleib, der sie aufgrund der Vorgeschichte beängstigt.

Inspektion

Die Patientin empfindet das Ödem als schwer und unbeweglich, es schränkt sie in ihren sportlichen Aktivitäten ein. Die Knieflexion ist nur bis 60 Grad möglich, Hüftflexion bis 80 Grad. Auf der Haut sind deutliche Spuren der Einschnürung durch die Bestrumpfung sichtbar (➤ Abb. 10.1). Das Stemmer-Zeichen ist positiv ➤ Abb. 10.2. Es ist lymphostatische Fibrose erkennbar.

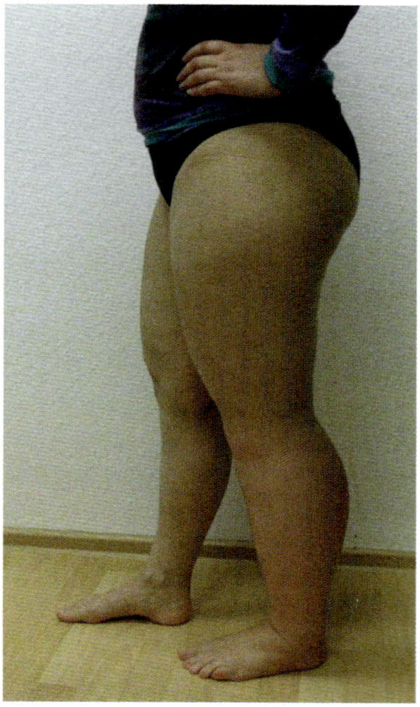

Abb. 10.1 Sekundäres Beinlymphödem von lateral [P771]

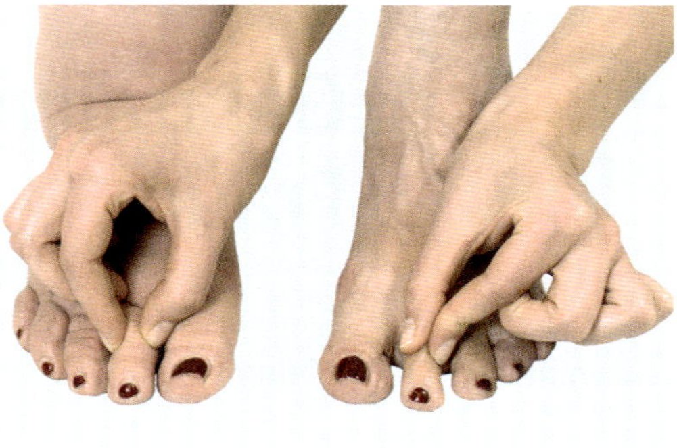

Abb. 10.2 Positives Stemmer-Zeichen [V481]

Dagegen ergibt die Inspektion keinen Hinweis auf Lymphzysten, Lymphfisteln oder Erysipel. Patientin kommt mit der Hautpflege und Hygiene sehr gut zu recht.

Es handelt sich um ein reines Lymphödem.

Palpation

Bei Druckausübung auf die Haut kommt es zu starker Dellenbildung.

10.2.2 Evaluation des Gesundheitszustandes nach ICF

Umwelt und personenbezogene Faktoren

Die Patientin lebt mit ihrem Mann im zweiten Stock eines Mehrfamilienhauses in einer Großstadt mit hoher Feinstaubbelastung und hohem Verkehrsaufkommen.

Den Haushalt führt sie selbständig und arbeitet als Lehrerin häufig im Home-Office.

Funktions- und Strukturebene

Auslöser der Beschwerden waren die Operation eines Karzinoms und die radikale Entfernung von Lymphknoten sowie die mangelhafte Nachbehandlung des Lymphödems.

Es kommt zu weiteren Schwellungen und Verhärtungen durch einen eingeschränkten Lymphabfluss. Die Knie- und Hüftflexion sind deutlich eingeschränkt und es kommt bei längerem Stehen und Sitzen zu Beschwerden.

Aktivitäten und Partizipation

Die Patientin treibt regelmäßig Sport in Form von Rückengymnastik und Fahrradfahren.

10.3 Zielvereinbarung

Die Patientin erwartet von der physiotherapeutischen Behandlung, dass das Ödem signifikant zurückgeht, mindestens stagniert und sich ihre Mobilität verbessert. Damit ginge für sie auch eine Verbesserung der Lebensqualität einher.

Aus therapeutischer Sicht ist eine Ödemreduktion sowohl im Bereich des Genitals als auch im Bereich des Beines zu erwarten. Da aufgrund der Ergebnisse der therapeutischen Befundung der Verdacht nahe liegt, dass die derzeitige Kompressionsversorgung nicht passend ist, wird schnellst mögliche eine neue Versorgung angestrebt.

10.4 Behandlungsplanung

Interprofessionelles Team/ Schnittstellen/Netzwerk

Zusammenarbeit von Arzt, Therapeut und Sanitätshaus bei der KPE

Die Untersuchungen und die Diagnosestellung werden vom behandelnden Arzt durchgeführt, er erstellt Verordnung. Nach Rücksprache mit der behandelnden Therapeutin wird die Behandlungszeit auf 60 Minuten mit anschließender Kompressionsbandagierung festgelegt und die Behandlungsfrequenz „fünfmal pro Woche" verordnet.

Daraufhin erstellt die Therapeutin mit dem Patienten den Therapieplan für die KPE Phase 1. Nach der Entstauung wird die Patientin durch Mitarbeiter des Sanitätshauses für die Kompressionsbestrumpfung vermessen. Dies erfolgt in der Praxis für Physiotherapie.

Nach Absprache mit dem behandelnden Arzt sowie mit dem Sanitätshaus werden verschiedene Möglichkeiten der manuellen Behandlung und der Einsatz verschiedener Hilfsmittel eingesetzt.

Therapieablauf KPE Phase I und additive Maßnahmen

Behandlung Phase I

- MLD von 60 Minuten
- Anschließend Hautpflege mit Reinigung (Wasser + Seife) danach Einreibung mit einer Wund-Heilsalbe
- Dann Kompressionsbandagierung (mit Hilfe eines Lymph-Sets) mit Einlage für das Genitalödem; Die Bandagierung muss mindestens 24 Stunden andauern.
- Entstauungsgymnastik und Bewegungstherapie einmal täglich mit Kompressions-bandagierung
- Die Selbstbandagierung des linken Beines erfolgt mit circaid® juxtafit® von Medi ➢ Abb. 10.3.

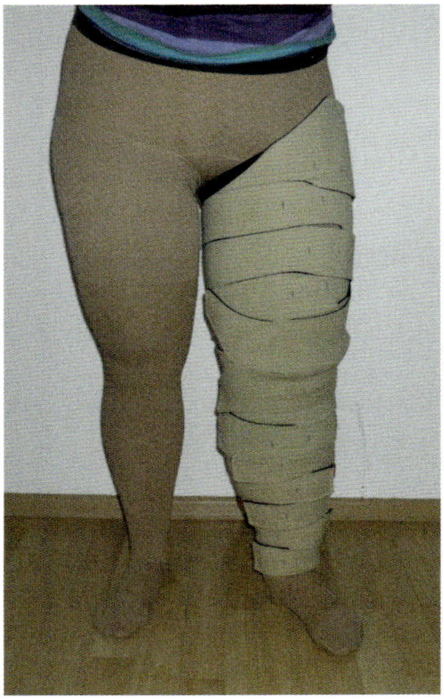

Abb. 10.3 Selbstbandagierung mit Hilfe eines Wrap-Systems [P771]

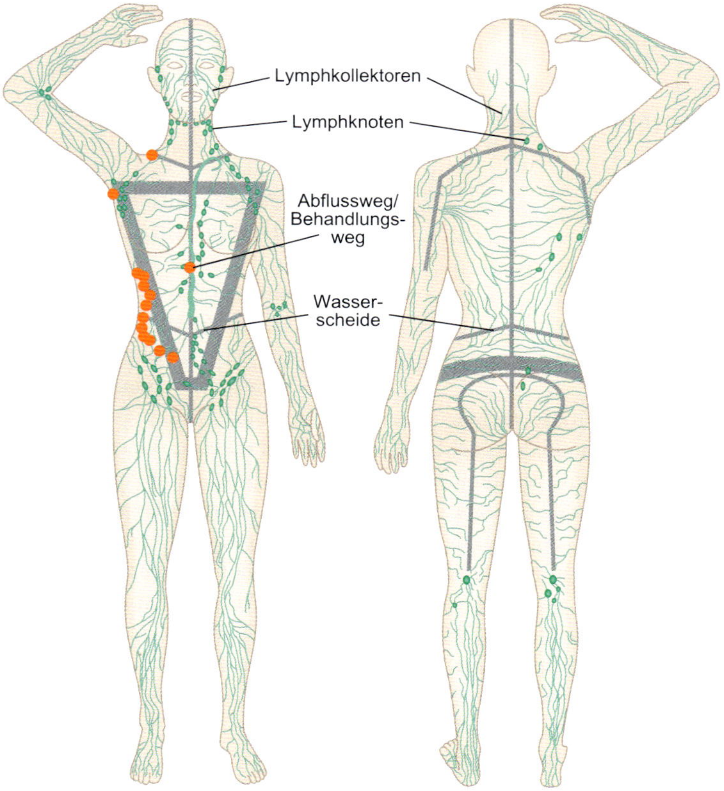

Abb. 10.4 Erster Behandlungsschritt: Ablusswege frei machen [L231]

10.5 Therapeutische Behandlung

Im Folgenden wird der Ablauf der Behandlung dargestellt. ➤ Abb. 10.4 bis ➤ Abb. 10.8 zeigen die verwendeten Behandlungswege.

Erster Behandlungsschritt: Ablusswege frei machen ➤ Abb. 10.4

- Patientin in Rückenlage
- Zentrale Vorbehandlung
- Hals frei machen
- Schultergürtel durchbewegen
- Bauch-, Seitenatmung (tief)
- Entleerung der Inn. axillares beidseits
- Verbindung im Bereich der axillo-inguinalen Anastomosen an den Flanken

Zweiter Behandlungsschritt: Entstauung des ödematösen Rumpfquadranten mit Schub zur Axilla beidseits ➤ Abb. 10.5

- Patientin in Bauch-/Seitenlage
- Nacharbeiten der axillo-inguinalen Anastomosen an den Flanken
- Entstauung der Glutealregion in Richtung Axilla
- Verbindung über die hintere senkrechte Wasserscheide schaffen
- Vorbehandlung der gegenüberliegenden Lende

Dritter Behandlungsschritt: Nutzen der inguinalen Anastomosen ➤ Abb. 10.6

- Verbindung im Bereich der interinguinalen Anastomosen über dem ISG schaffen
- Entstauung der unteren Rumpfquadranten
- Patientin wieder in Rückenlage

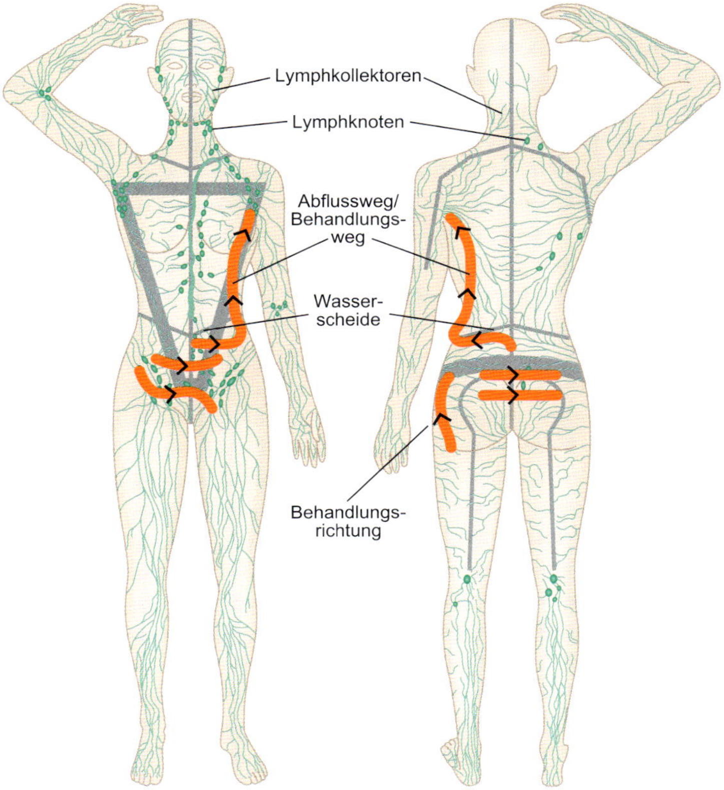

Abb. 10.5 Zweiter Schritt: Entstauung des ödematösen Rumpfquadranten mit Schub zur Axilla beidseits [L231]

- Verbindung der ventralen Anastomosen direkt kranial des Schambeins in Richtung Flanke hinaus arbeiten

Vierter Behandlungsschritt: Entstauen des Genitals in Richtung Oberschenkel ➢ Abb. 10.7

- Das Genital in Richtung Oberschenkel und den Bereich der Schamlippen in Richtung Damm drainieren
- Wegarbeiten über die Anastomosen
- Proximal beginnend den Oberschenkel lateral frei arbeiten und langsam nach distal fortschreiten
- Über die Anastomosenwege wegarbeiten

Fünfter Behandlungsschritt: nach lateral arbeiten ➢ Abb. 10.8

- Von der Oberschenkelinnenseite nach lateral arbeiten
- Die Flüssigkeit über die Anastomosen drainieren
- Den gesamten Oberschenkel von proximal nach distal entstauen
- Knie, Unterschenkel und Fuß über die vorbehandelten Anastomosenwege entstauen

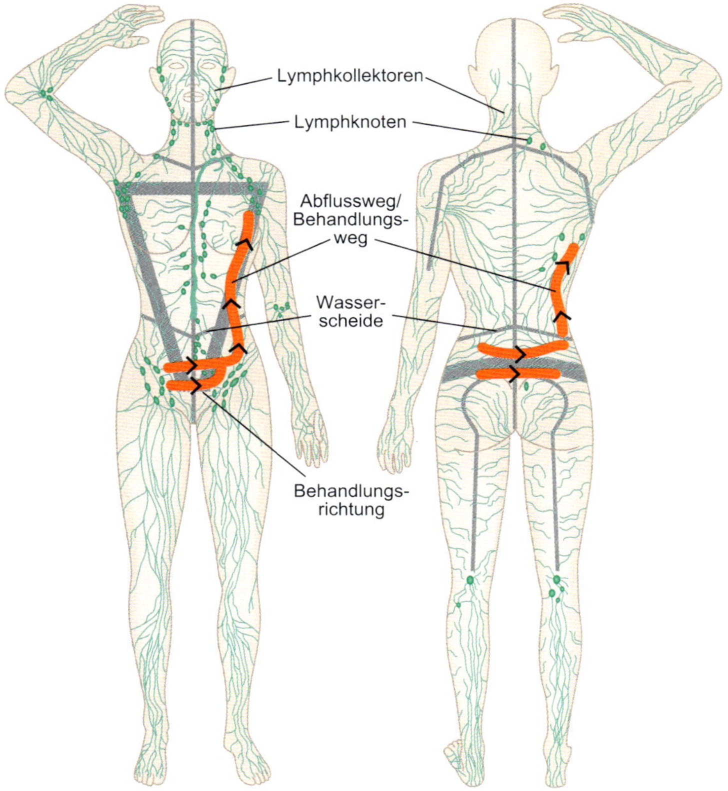

Abb. 10.6 Dritter Behandlungsschritt: Nutzen der inguinalen Anastomosen [L231]

10.6 Reflexion des therapeutischen Vorgehens

Das Lymphödem im Bereich des Beines kann reduziert bzw. gehalten werden ➤ Tab. 10.1.

Eine Herausforderung im Behandlungsverlauf ist es, genügend Druck aufs Genital auszuüben, ohne dass das Ödem wandert. Dazu werden versuchsweise verschiedene Schaumstoffe und Binden eingesetzt. Zuletzt wird das beste Ergebnis mit einer Pelotte erzielt. Auf diese Weise wird der Druck auf das Mons pubis erhöht und somit eine Entstauung erreicht. Das Genitalödem ist deutlich zurückgegangen. Es verbleibt lediglich eine leichte Schwellung am Os pubis.

Phase II der KPE

Zur KPE Phase II gehören die folgenden Elemente:

- Erhaltungsphase
- Zweimal wöchentlich MLD 60 Min mit Kompressionsbandagierung (24 Stunden)
- Tragen der Kompressionsversorgung in Flachstrickqualität ➤ Abb. 10.9
- Nachtversorgung mit einer Softkompresse
- Anleitung zum Eigenprogramm und Selbstbandagierung des Patienten
- Schulung „Bewegung im Alltag“ (Activity of Daily Living, ADL)

10

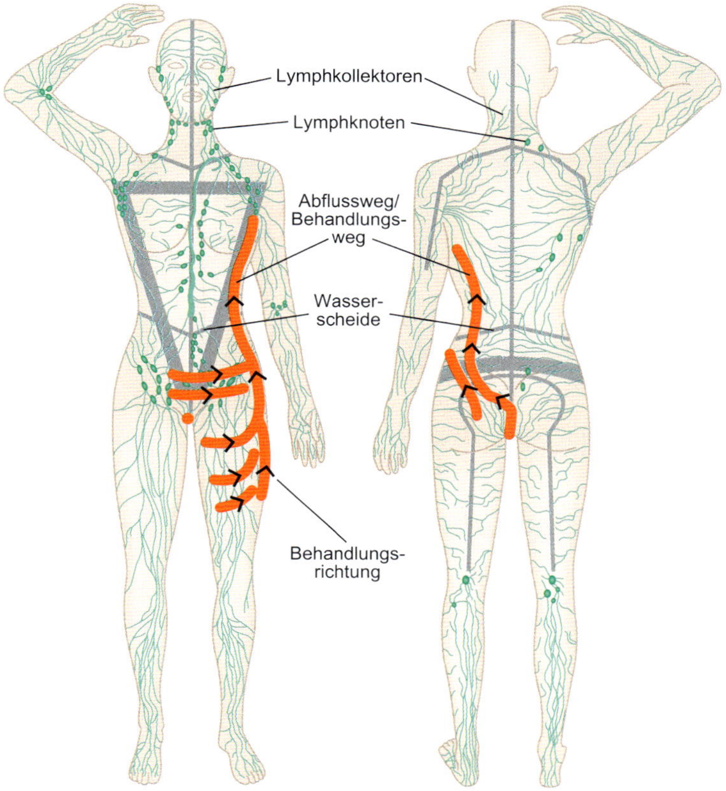

Abb. 10.7 Vierter Behandlungsschritt: Entstauen des Genitals in Richtung Oberschenkel [L231]

10.7 Reflexion des therapeutischen Vorgehens

Wie der vorliegende Fall zeigt, ist das Genitalödem mit Hilfe der manuellen Lymphdrainage und der KPE erfolgreich behandelbar, wenn die angedachte Therapie konsequent verfolgt wird und die Patientin langfristig mitarbeitet, das Eigenprogramm und die Selbstbandagierung zuverlässig durchführt und nicht zuletzt großes Vertrauen zum Therapeuten hat. Eine Voraussetzung für den Behandlungserfolg ist auch, dass das Öden rechtzeitig erkannt wird.

PRAKTISCHER TIPP

Im Rahmen der Selbstbandagierung kommen derzeit einige neue Produkte auf den Markt- Es existieren sogenannte Wrap-Systeme, das sind zirkulär anzulegende Bandagekomponenten, die nach einer speziellen Systematik angebracht werden. Außerdem bieten einige Hersteller inzwischen spezielle Bandagesets für die Selbstbandage an.
Auch im Bereich der Nachtkompression gibt es unterschiedliche Bandagesets oder auch die ersten Kompressionsversorgungen speziell für die Nacht.
Zur Effektivität der Selbstbandage und Nachtkompression gibt es noch keine belastbaren Studien. Zu den Wrap-Systemen wurden bereits Studien durchgeführt, die ihre Effektivität andeuten.

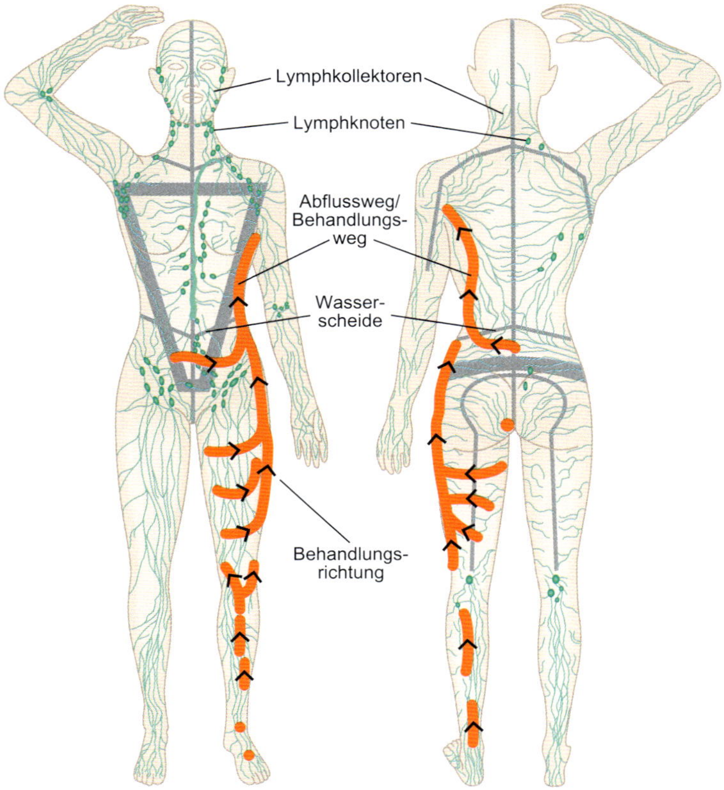

Abb. 10.8 Fünfter Behandlungsschritt: nach lateral arbeiten [L231]

Tab. 10.1 Dokumentation der Messergebnisse

	1. Behandlung	Ende KPE Phase I	nach 1 Jahr	nach 2 Jahren	nach 3 Jahren	nach 4 Jahren	nach 4 ½ Jahren
Bein rechts	Beginn	Nach KPT					
1.	21	21	21	21	21	21	21
2.	20,5	20	21	20	20	21	21
3.	20,5	20	22	20	20	20	20
4.	28,5	28	28	28	28	28	28
5.	38	38	39	38	37	37	36
6.	35	33	34	35	34	34	35
7.	38,5	38	38	38	38	38	38
8.	50	50	52	52	52	57	58
9.	57	56	58	58	57	58	58
Bein links							
1.	21	21	23	22	22	22	22
2.	22	22	25	23	23	23	23
3.	23,5	22	25	25	25	25	25

Tab. 10.1 Dokumentation der Messergebnisse *(Fortsetzung)*

	1. Behandlung	Ende KPE Phase I	nach 1 Jahr	nach 2 Jahren	nach 3 Jahren	nach 4 Jahren	nach 4 ½ Jahren
4.	34	33	35	42	42	43	42
5.	40	39	41	45	45	46	44
6.	37	36	38	38	38	38	38
7.	42	41	42	43	42	45	44
8.	54	54	58	58	58	59	59
9.	66	65	67	67	67	67	67

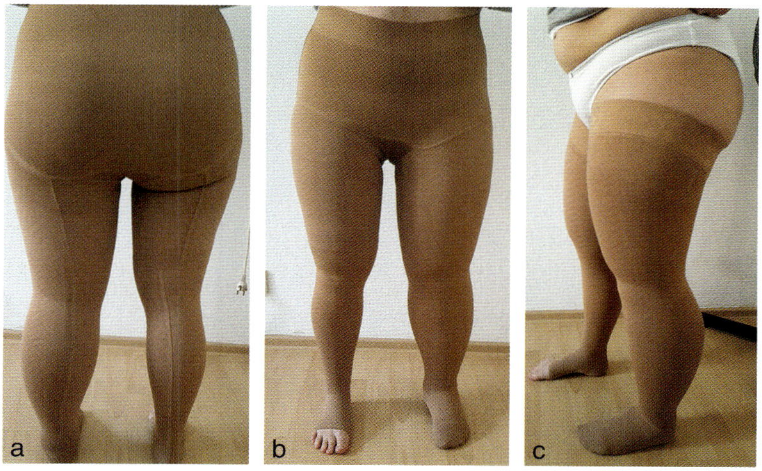

Abb. 10.9 Kompressionsversorgung in Flachstrickqualität von a) dorsal, b) ventral, c) lateral [P771]

10.8 Evidenzbasierte Zusammenfassung

Das Genitallymphödem der Frau stellt eine besondere therapeutische Anforderung dar. In diesem Fallbeispiel wird die Behandlung wird durch das zusätzliche sekundäre Lymphödems des linken Beines noch erschwert. Das sekundäre Lymphödem des Beines scheint auch ursächlich für das Genitallymphödem zu sein: Aufgrund des Rückstaus des linken Beines in den unteren linken Rumpfquadranten bildet sich mit der Zeit ein Genitallymphödem aus. Dies kann zusätzlich durch die nicht passende, einschnürende Versorgung verschlimmert worden sein. Ein relevanter Aspekt dieses Fallbeispiels war die Möglichkeit, die KPE Phase I auf das Genitallymphödem zu fokussieren, da die notwendige Entstauung des Beines durch die Patientin selbst mit Hilfe eines Wrap-Systems durchgeführt werden konnte. Diese Systeme sind derzeit in der Diskussion für das Selbstmanagement und die Selbstbandage. Studien weisen keinen signifikanten Unterschied zwischen der Effektivität eines mehrlagigen Kompressionsverbands und eines solchen Wrap-Systems nach.

LITERATUR

Berger J. Das Lipödem. Lympholife. 2015; 23: 15-16.
Pritschow H, Schuchardt C. (Hrsg.). Das Lymphödem und die komplexe physikalische Entstauungstherapie. Köln: Viavitalverlag, 2010.
Weissleder H, Schuchardt C (Hrsg.). Erkrankungen des Lymphgefäßsystems. Köln: Viavitalverlag, 2011.
Williams A. A review of the evidence for adjustable compression wrap devices. J Wound Care. 2016; 25(5): 242–7.

Fall

11 Lymphödem im Kopf-Hals-Bereich

Susette Wetzel

Leitsymptome: Taubheitsgefühl im OP Gebiet – schmerzhafte Bewegungseinschränkungen der HWS

mittel

Definition

Das sekundäre Kopflymphödem entsteht meist nach einer Operation (neck-dissection) und/oder nach Bestrahlung von zervikalen und supraklavikulären Lymphknoten aufgrund von Malignomen, meist am Kehlkopf, aber auch an Mundboden, Rachen, Tonsillen, Schilddrüse und Speicheldrüsen sowie aufgrund von Hautkrebs (malignes Melanom) und malignen Lymphomen.

11.1 Vorgeschichte

Der Patient Herr F. stellt sich nach einer Tumoroperation aufgrund eines Tonsillenkarzinoms vor. Bei diesem Krankheitsbild wird eine sogenannte „neck-dissection" durchgeführt: Neben dem Tumor werden dabei auch beidseitig große Teile des lymphatischen Gewebes im Halsbereich entfernt. Dadurch hat der Patient hat zwei lange Narben zurückbehalten, die unterhalb vom Ohr bis hin zum Kinn zulaufen. Seine Beweglichkeit im Kopf-Hals-Bereich ist eingeschränkt, besonders bei der Kopfdrehung nach rechts und links beschreibt er einen ziehenden Schmerz im Narbengebiet.

Im Allgemeinen klagt Herr F. über ein ausgeprägtes Taubheitsgefühl im Operationsgebiet. Die Therapeutin erklärt ihm, dass es eine ganze Zeit dauern kann, bis ein annähernd normales Empfinden in dem betroffenen Gebiet wiederhergestellt ist. Er macht einen ruhigen und gefassten Eindruck, als er von der schweren Operation erzählt, die hinter ihm liegt, und über die bevorstehende Strahlentherapie spricht.

PET und CT

Tumortonsillenektomie und Panendoskopie

Stationärer Aufenthalt

Therapie Tumortonsillektomie rechts und Panendoskopie

Ergebnis Die Spiegeluntersuchung zeigte Veränderungen der Tonsille rechts sowie eine rechtsseitige Halslymphadenopathie. Die präoperative Bildgebung und das CT wiesen mehrere pathologisch vergrößerte Lymphknoten zervikal rechts mit Einschmelzungen ohne Tumoranhalt auf. Intraoperativ erwies sich im Schnellschnitt des rechten Tonsillengewebe der Verdacht auf ein Malignom. Die OP verlief komplikationslos. Abschließend fand eine interdisziplinäre Tumorkonferenz statt.

Diagnosen pT1 cN1 M0 L0 V0 PN0 R0 G3 Tonsillenplattenepithelkarzinom rechts, p16 +

KLINISCHER HINTERGRUND

TNM Klassifikation

Die TNM Klassifikation dient der Einteilung maligner Tumore:
T = Größe und Ausbreitung des Primärtumors
N = Befall von Lymphknoten
M = Vorhandensein oder Fehlen von Fernmetastasen
Die Zahlen hinter den Buchstaben T, N, M beschreiben die Ausbreitung bzw. Schwere.

- **T1** bis **T4** beschreibt die Ausbreitung bzw. Größe des Primärtumors. **T0** bezeichnet, dass zwar Metastasen gefunden wurden, der Primärtumor aber nicht nachweisbar ist. **Tis** bedeutet, dass ein Tumor in situ vorliegt.
- **N0** bedeutet, dass in den regionären Lymphknoten keine Krebszellen nachgewiesen werden konnten. **N1** bis **N3** beschreibt den Befall immer mehr oder immer weiter entfernter regionärer Lymphknoten. Auch hier kann durch Kleinbuchstaben weiter unterteilt werden.
- **M1** steht dafür, dass Fernmetastasen nachgewiesen werden konnten, **M0** hingegen, dass keine Fernmetastasen vorliegen. Durch weitere Kürzel kann spezifiziert werden, wo die Metastasen liegen: PUL = Lunge, OSS = Knochen, HEP = Leber, BRA = Gehirn, LYM = entfernte Lymphknoten, MAR = Knochenmark, PLE = Brustfell, PER = Bauchfell, ADR = Nebennieren, SKI = Haut, OTH = andere
- Liegt ein **x** vor, so sind keine Angaben möglich.
- Steht ein **c** vor der TNM Klassifikation, liegt eine klinische Klassifikation auf Grundlage der aktuellen Untersuchungen vor. Von der klinischen (engl. clinical) Einteilung wird die pathologische bzw. postoperative Einteilung in Form eines **p** vor der TNM Klassifikation unterschieden.

Verlauf Z.n. Panendoskopie und Tonsillektomie rechts in Intubationsnarkose (ITN), die Histologie der Tonsille rechts ergibt ein gering differenziertes p16-positves nicht-verhornendes Plattenepithelkarzinom (Grad 3) mit tumorfreien Resektionsrändern

PET-CT

1. Vom rechtsseitigen Oropharynx ausgehende, die Mittellinie überschreitende Fluordesoxyglucose (FDG)-Anreicherung bis in den linken Zungengrund reichend, kaudal bis an die Epiglottis, hinweisend auf ein ausgedehntes Karzinom
2. Ipsilaterale und kontralaterale zervikale Lymphknotenmetastasen in Level II a und II b und V
3. Kein Nachweis einer Metastasierung

Empfehlung Therapieoptionen sind die neck-dissection beidseits in voraussichtlich zwei Sitzungen mit adjuvanter Radio(chemo)therapie oder die primäre Radiochemotherapie. Über beide Verfahren wurde mit dem Patienten hinsichtlich ihrer Vor-und Nachteilen besprochen.

Die Operation erfolgte in 2 Etappen (neck-dissection): Tonsillektomie rechts und neck-dissection beidseits, direkt im Anschluss fand die Strahlentherapie statt. Herr F. entschied sich gegen eine Chemotherapie. Die Strahlentherapie erfolgte mit 30 Sitzungen in einem Zeitraum von etwa zwei Monaten.

Nachuntersuchung Drei Monate später fand ein stationärer Aufenthalt zur Kontrollpanendoskopie und für ein CT des Halses statt. Daraus ergaben sich weder ein Anhalt für ein Lokalrezidiv nach Resektion des Tonsillkarzinoms noch für lokoregionäre Lymphknotenmetastasen nach der neck-dissection beidseits.

In diesem Fallbeispiel wird folgende Frage analysiert und beantwortet:
Was muss bei der Behandlung von Kopf-Hals-Lymphödemen beachtet werden?

11.2 Untersuchungsbefunde

11.2.1 Therapeutische Befundung

Therapeutische Anamnese

Herr F. klagt über ein Taubheitsgefühl im Operationsgebiet und über schmerzhafte Bewegungseinschränkungen der HWS. Ansonsten gehe es ihm den Umständen entsprechend gut. Er wirkt sehr gefasst ob seiner Situation.

Inspektion

Der Patient zeigt eine leichte Ödematisierung in der unteren Wangenpartie über das Kinn bis zu den beiden Narben hin. Er trägt einen Bart, ist im Narbengebiet aber rasiert. Die Haut im Narbengebiet ist leicht gerötet, ansonsten intakt.

Palpation

Festes Narbengewebe und ödematöses Gewebe im Bereich der Wangen

11.2.2 Evaluation des Gesundheitszustandes nach ICF

Umwelt und Personenbezogene Faktoren

Herr F. lebt alleine in seinem Haushalt und kann sich gut selbst versorgen, was kochen, putzen und restliche Tätigkeiten im Haushalt betrifft. Er hat eine Lebensgefährtin, die auf ihn achtet und ihn aktiv in seiner derzeitigen Lebenssituation begleitet. Das ist ein wichtiger Aspekt in seiner positiven Haltung.

Funktions- und Strukturebene

Herr F. zeigt gering ausgeprägte Ödeme im Hals und unteren Gesichtsanteil, die ihn kaum beeinträchtigten. Im bestrahlten Halsbereich entwickelt er eine ausgeprägte Radiodermatitis, die unangenehm ist und ihn zudem veranlasste, den Kopf so wenig wie möglich zu bewegen. Er hat starke Rotationseinschränkungen in der HWS sowie eine ausgeprägte Mundtrockenheit. Er wirkt psychisch und emotional gelassen und ausgeglichen.

Aktivitäten und Partizipation (Teilhabe)

Herr F. ist seit der Diagnosestellung bis auf weiteres krankgeschrieben und zu Hause. Er macht seither ausgedehnte Spaziergänge und schildert, dass er längere Ruhepausen braucht als sonst.

11.3 Zielvereinbarung

Das Ziel in der Behandlung ist es, das Ödem im Gesicht und Halsbereich zu verringern, die Narben vorsichtig sofort mit zu behandeln, um diese weich und verschieblich zu halten. Auf diese Weise ist auch ein guter Abfluss über die Oberfläche ermöglicht.

Der Patient möchte gerne wieder im Alltag zeitlich freier sein und weniger Termine wahrnehmen müssen. Deshalb liegt ein weiterer Fokus darauf, den Patienten in der Eigendrainage anzuleiten, besonderes im Mundinnenraum. Bisher wirkte er zwar sehr gefasst, trotzdem soll er in seiner Therapiezeit Gehör für seine Sorgen und Fragen geschenkt bekommen.

11.4 Behandlungsplanung

Die MLD beginnt vorab an die Bestrahlung und soll den Patienten über den gesamten Zeitraum von 30 Bestrahlungen begleiten.

WAS WÄRE, WENN …

…der ventrale Weg nicht nutzbar ist?

Sind die Narben zu fest und unverschieblich oder das Strahlengebiet zu sensibel, sodass der ventrale Weg nicht nutzbar ist, dann muss über den dorsalen Weg in die Richtung hinter das Ohr und zum Hinterhaupt abgeleitet werden.

Bei der lymphtherapeutischen Behandlung gilt: **Vorsicht** im Bestrahlungsgebiet! Es sollte nur behandelt werden, wenn der Patient die Berührung toleriert.

Der Behandlungsaufbau ist immer individuell auf die Gegebenheiten anzupassen und **alle** Möglichkeiten des Abflusses zu nutzen. Das bedeutet auch, über den Hinterkopf zu arbeiten und die Mundinnendrainage durchzuführen.

KLINISCHER HINTERGRUND

Bei der Mundinnendrainage wird der Mundinnenraum behandelt, indem drainierende Griffe im Bereich des Gaumens und der Wangen durchgeführt werden. Gemäß empirischer Erfahrung lässt sich sowohl bei Gesichtslymphödemen als auch bei postoperativen Ödemen nach zahnärztlichen Eingriffen ein positiver Effekt erzielen, der aber weder anatomisch noch funktionell evidenzbasiert erklärt werden kann.

Die Behandlung findet für zwei Wochen täglich 60 Minuten lang statt. Eine Versorgung mit Kompressionsmaske schied für den Patienten vorerst aus. Sein Ziel ist es, das Gewebes bzw. der Narben zu mobilisieren und den Patienten in der Eigenbehandlung zu schulen.

11.5 Durchführung der Behandlung

Zu Beginn der Therapie wird Herr F. im Sitzen auf der Bank behandelt. Zuerst werden auf beiden Seiten die axillären Lymphknoten angeregt. Im Anschluss daran, wird dann der Nacken in diese Richtung (axillär) behandelt, danach der Hinterkopf beginnend an der Schädelmitte mit stehenden Kreisen Richtung C7 (vor dem Patienten stehend). Anschließend legt sich Herr F. In Rückenlage, damit die axillären Lymphknoten ventral angeregt werden können. Die Therapeutin behandelt nun vom Kopfende der Bank aus die vordere Halsregion und das Narbengebiet vorsichtig in Richtung der vorbereiteten Lymphknoten. Intention ist es, den ventralen Weg zwischen den Narben hindurch zu nutzen, um auch den Unterkiefer- und Kinnbereich über diesen direkten Weg zu bearbeiten. Ab der Unterlippe und der Wangenpartie wird in Richtung Schläfe und hinter die Ohren abgeleitet. Auch Augen- und Nasenbereich werden beginnend an der Stirn in Richtung Hinterhaupt behandelt. Am Ende der Behandlung setzt sich Herr F. nochmals auf und die Therapeutin wiederholt die Drainage im Hinterkopf- und Nackenbereich.

Der Patient wird zur Eigenbehandlung mit Ausstreichungen im Gesicht angeleitet. Auch die Eigenbehandlung im Mundinnenraum wird ihm gezeigt. Darüber hinaus erhält der Patient weitere Tipps, um den Mundinnenraum zu entstauen (z.B. Gurgeln mit Kamillentee).

PRAKTISCHER TIPP

Gesichtsbehandlung

1) Legen Sie die Hände flächig direkt vor die Ohren und kreisen Sie 15mal auf der Stelle
2) Legen Sie die Fingerspitzen auf die Augenbrauen, auf die Augenlider und unter das Auge und führen je Position 15 Kreise durch
3) Massieren Sie mit Ihren Fingerspitzen das Gesicht.

Nehmen Sie Wasser in den Mund und bewegen Sie das Wasser hin und her, um den Mundinnenraum zu entstauen. Bilden Sie Laute der Vokale A, E I O und U, auch dies fördert den Abfluss im Gesicht.

Die Veränderungen an der Haut im Bestrahlungsgebiet werden nach den ersten fünf Sitzungen deutlich, die Narben entzünden sich und die Haut verfärbt sich dunkel. Eine besondere Beeinträchtigung stellt die auftretende Mundtrockenheit dar: Sie geht mit einem eingeschränkten Geschmacksinn und die dadurch mit Appetitlosigkeit einher.

Trotz der großen operativen und strahlentherapeutischen Eingriffe, sind die Folgen begrenzt. Die Nachkontrolle zeigte keine malignen Prozesse, was den Allgemeinzustand des Patienten sehr positiv beeinflusst. Nach der anfänglich hochfrequenten Behandlung, konnte die Behandlungsfrequenz nach zwei Wochen auf dreimal pro Woche und nach weiteren drei Wochen auf einmal pro Woche reduziert werden.

11.6 Reflexion der Behandlung

Die Behandlung verläuft aufgrund der hohen Motivation des Patienten ohne weitere Probleme. Das Ziel der Narbenmobilisation kann erreicht werden, allerdings muss die Behandlung vor dem Hintergrund der strahlentherapeutischen Veränderungen angepasst werden. Die langfristigen Schäden des Gewebes, die aufgrund der Strahlentherapie entstanden sein können, können zum jetzigen Zeitpunkt noch nicht eingeschätzt werden. Es ist derzeit ebenfalls noch nicht absehbar, ob die Auswirkungen auf die Mundtrockenheit und Appetitlosigkeit langfristig bestehen bleiben. Um den Schluckakt wiederherzustellen, könnte laut Heilmittelkatalog eine logopädische Verordnung unter dem Indikationsschlüssel **S2C** „Schädigung im Kopf-Hals-Bereich" im Zuge einer Operationsfolge erfolgen. Die Leitsymptomatik beinhaltet dabei die Störungen „des Schluckaktes (motorisch und sensorisch) in der oralen, pharyngealen und oesophagealen Phase" sowie „in Form einer Aspirationsgefahr".

Das Taubheitsgefühl ist während der lymphtherapeutischen Behandlung deutlich zurückgegangen, aber auch hier müssen nun die strahlentherapeutischen Interventionen und deren Auswirkungen abgewartet werden.

Darüber hinaus hätte noch eine intensive manualtherapeutische Behandlung zur Therapie der Rotationseinschränkungen der HWS stattfinden können.

11.7 Evidenzbasierte Zusammenfassung

Die lymphtherapeutische Behandlung erfolgt vor allem im Sinne der Narbenmobilisation und Mundinnendrainage. Vor allem die Anleitung zur Eigendrainage stand für den Patienten im Vordergrund, um seine zeitliche Autonomie zu stärken. Die Eigendrainage wurde einerseits angeleitet und ihm zur Unterstützung ein Flyer mitgegeben. Aufgrund der Einschränkungen im HWS-Bereich hätte eine manualtherapeutische Behandlung erfolgen können. Die logopädische Behandlung ist ein wichtiger nächster Schritt, um die Mundtrockenheit und den Schluckablauf wiederherzustellen.

LITERATUR

Herpertz U. Ödeme und Lymphdrainage: Diagnose und Therapie von Ödemkrankheiten. 3.A. Stuttgart: Schattauer, 2006

INTERNET

Intillimed GmbH.: heilmittelkatalog.de/files/luxe/hmkonline/logo/sc2.htm (letzter Zugriff: 20. Januar 2020)

Krebsinformationsdienst: www.krebsinformationsdienst.de/untersuchung/krebs-befunde-verstehen.php (letzter Zugriff: 20. Januar 2020)

Fall

12 Lip-Lymphödem

Simone Beese

Leitsymptome: Starke Druckschmerzen und Brennen an Beinen und Oberarmen – Nachtschmerzen – Schweregefühl der Beine und Arme – Hypersensibilität der Haut

schwer

Definition

Das **Lipödem** ist eine chronische und meist progrediente Erkrankung bei Frauen, die mit einer Fettverteilungsstörung in Zusammenhang gebracht wird. Diese entsteht aufgrund einer umschriebenen, symmetrischen Unterhautfettgewebsvermehrung überwiegend der unteren, in 30 % der oberen Extremitäten.

Besonders in fortgeschrittenen Stadien des Lipödems kann es zu einem sogenannten **Lip-Lymphödem** kommen. Hier tritt neben dem bereits bestehenden Lipödem zusätzlich eine Lymph-Abflussstörung auf. Diese Mischform entsteht dadurch, dass die Lymphgefäße durch stark wucherndes Fettgewebe extrem eingeengt werden. Die Lymphe kann nicht mehr ausreichend abfließen und staut sich im Gewebe.

Da das Lymphgefäßsystem beim Lipödem dauerhaft stark belastet wird, bildet sich nach mehreren Jahren oftmals ein sekundäres Lymphödem. Dieser Prozess erfolgt oft schleichend. Je nach Ausprägung wird das Lymphödem in vier Stadien eingeteilt ➢ Abb. 12.1.

12.1 Vorgeschichte

Der Patientin wurde ein Uterus-Karzinom entfernt, darauffolgend wurde sie mittels Strahlen- und Chemotherapie behandelt. Es lag viele Jahre die Fehldiagnose Adipositas vor, als das Lipödem noch nicht erkannt war. Die Patientin hat deshalb diverse erfolglose Diäten hinter sich, was zu einer relevanten psychischen Belastung geführt hat.

KLINISCHER HINTERGRUND

Psyche und Lipödem

In der insgesamt wenigen Literatur zum Thema Lipödem wird häufig darüber diskutiert, dass die beim Lipödem entstehenden assoziierten Schmerzen und Bewegungseinschränkungen zu einer physischen Minderung der Lebensqualität führen. Darüber hinaus leiden viele Betroffene an bzw. unter der Disproportionalität des eigenen Körpers. Auch die damit einhergehende Stigmatisierung und der oft sehr lange Weg zur Diagnose stellt eine hohe Belastung für die Psyche dar. Einen weiteren interessanten Ansatzpunkt liefern Bertsch und Erbacher, die diskutieren, ob eine vorliegende psychische Vulnerabilität, die Schmerzentwicklung beim Lipödem bzw. sogar die Entwicklung des Lipödems an sich beeinflussen kann.

Nach der Inspektion im Zuge der Befundaufnahme durch die Physiotherapeutin wird die Patientin an einen Mediziner überantwortet, der im Netzwerk mit den Therapeuten zusammenarbeitet. Dort wird ein Lip-Lymphödem diagnostiziert.

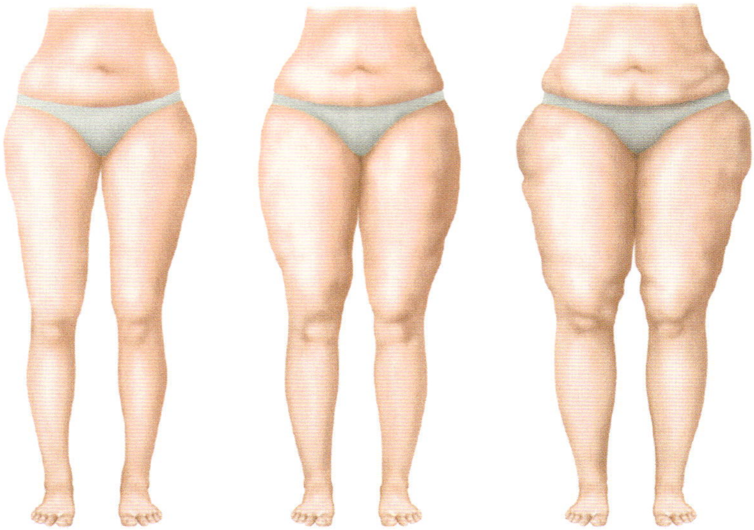

Abb. 12.1 Stadien des Lymphödems: Stadium 0 (Latenzstadium, nicht abgebildet), Stadium 1: reversibel, Stadium 2: irreversibel, Stadium 3: Elefantiasis [V600]

In diesem Fallbeispiel werden folgende Fragen analysiert:

- Welche Besonderheiten liegen beim Lip-Lymphödem in der Durchführung der MLD beim Lipödem vor?
- Wie wird der Schmerzhaftigkeit des Lipödems bei der Kompressionsbandagierung Rechnung getragen?

12.2 Untersuchungsbefunde

12.2.1 Therapeutische Befundung

Therapeutische Anamnese

Bisher haben weder MLD oder Kompression stattgefunden. Die Patientin ist stark adipös und war bereits als Kind schon stark übergewichtig. Sie hat diverse erfolglose Diäten hinter sich.

Die Patientin ist vor allem im Oberschenkelbereich beider Beine adipös, was sich im Laufe der Jahre verschlechtert hat und sich aktuell im ganzen Bein und an den Oberarmen zeigt. An den Händen sind keine und am rechten Fuß geringe Schwellungen zu erkennen. Der linke Fuß ist stark geschwollen. Es liegen deutliche Kalibersprünge vor.

Inspektion

Die Inspektion ergibt Hinweise auf Adipositas, starke Schwellungen an beiden Beinen, starke Neigung zu Hämatomen, starke Bewegungseinschränkungen, starke Fettbildung symmetrisch an Bein und Oberarm, starke Einschränkungen der Knieflexion sowie von Flexion, Abduktion, Adduktion des Hüftgelenks. Zudem ist eine Hautfaltenverdickung an Bauch und Oberschenkel zu erkennen.

Palpation

Die Haut fühlt sich teigig und hart an, es entsteht eine starke Dellenbildung bei Druck, außerdem liegt Zellulitis an Oberschenkel und Oberarmen vor. Die linke Wade ist stark verhärtet, die Haut im Bereich der Oberschenkel sehr trocken und brennend. Es bestehen Druckschmerzhaftigkeit am ganzen linken Bein und ein positives Stemmer-Zeichen links.

12.2.2 Evaluation des Gesundheitszustandes nach ICF

Umwelt und personenbezogene Faktoren

Die Patientin ist Single, alleinlebend, sie hat keine Kinder und arbeitet in einem Büro. Ihre Mutter ist auch adipös, ihre Geschwister sind hingegen schlank.

Funktions-und Strukturebene

Die Patientin ist 37 Jahre alt, 156 cm groß und wiegt 123 kg. Aufgrund eines Endometriumkarzinoms haben vor vier Jahren eine Hysterektomie und Ovarektomie stattgefunden.

Diagnostiziert wurde ein Lip-Lymphödem beider Beine mit Verdacht auf eine sekundäre Lymphödemkomponente nach Hysterektomie.

Es liegen eine starke Lipohypertrophie der Beine und massive Adipositas vor. Außerdem fallen eine Lipödemneigung der Arme und Lipohypertrophie der Hände auf.

Durch die an den Oberschenkeln entstandenen Fettlappen wurde die Körperstatik verändert. Dies führte zu starken Gelenkschmerzen und „Wundlaufen" an den Knien.

Partizipationsebene

Aufgrund der starken Gelenkschmerzen ist die Mobilität stark eingeschränkt. Die Patientin hat Schwierigkeiten beim Treppensteigen und bei längerem Gehen, daher ist sie in ihren Alltagsbewegungen stark eingeschränkt.

12.3 Zielsetzung

Zu den Zielen gehören die Reduzierung des Ödems, Verbesserung der allgemeinen Beweglichkeit und Schmerzreduktion. Die Patientin möchte sich wieder besser bewegen können und ein positives Körpergefühl erreichen.

12.4 Behandlungsplan

Die Behandlung besteht aus KPE Phase I mit täglicher MLD á 60 Minuten. Nach etwa 14 Tagen sollen Vermessung und Bestrumpfung durch das Sanitätshaus erfolgen.

Gleichzeitig wird die Patientin zu einer Ernährungsberatung vermittelt und zu Eigenübungen und in der Gangschule angeleitet.

12.5 Durchführung der Behandlung

Zentrale Vorbehandlung mit MLD

Patientin in Rückenlage

- Vorbehandlung am Hals (➤ Abb. 12.2a)
- Schulterbewegungen aktiv, passiv
- Tiefe Bauchatmung
- Vorbehandlung Lnn. axillares beidseitig
- Beide Flanken im Bereich der inguinal-axillären Anastomosen, Verbindungen über die transversalen Wasserscheiden schaffen
- Schub vom unteren Rumpfquadranten zur Achselhöhle
- Nacharbeiten

Patientin in Bauchlage

- Nacharbeiten der inguinal-axillären Anastomosen beidseitig (➤ Abb. 12.2b)
- Entstauung der Glutealregion in Richtung Axilla

Patientin in Rückenlage

- wieder nacharbeiten der inguinal-axillären Anastomosen beidseitig

Beinbehandlung mit MLD

- Vorbehandlung Leistenlymphknoten beidseitig
- Danach Beinbehandlung entsprechend der normalen Griffreihenfolge
- Nacharbeiten

Wichtig Die Leistenlymphknoten müssen entlastet sowie die Verbindungen zwischen den inguinal-axillären Anastomosen ausgearbeitet werden.

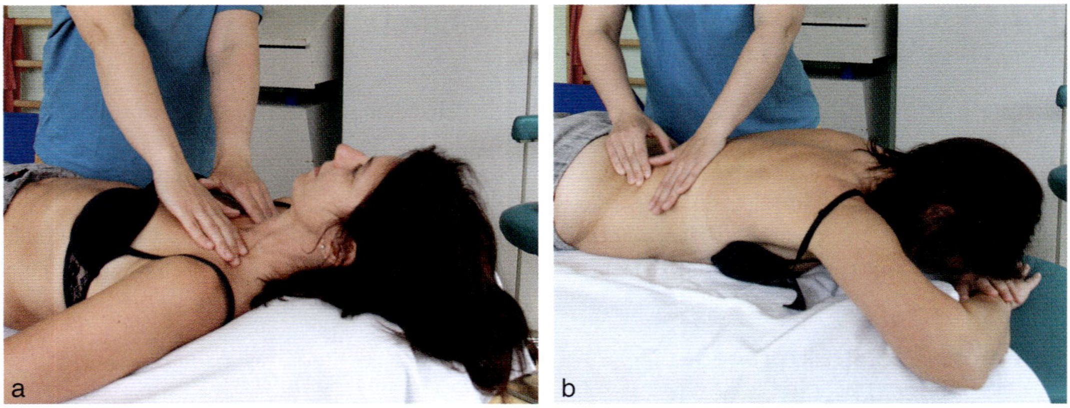

Abb. 12.2 a) Vorbehandlung am Hals b) Nacharbeiten der inguinal-axillären Anastomosen [M1039]

Anschließend wird die Haut mit Wasser und Seife gereinigt und danach mit einer Wund-Heilsalbe eingerieben. Die tägliche Körperpflege ist gerade für Ödempatienten enorm wichtig, da die Haut an den betroffenen Stellen sehr empfindlich und anfällig für Entzündungen und Infektionen sein kann.

Es folgt nun die Kompressionsbandagierung (mit Hilfe eines Lymph-Sets). Die Bandagierung muss mindestens 24 Stunden gehalten werden.

PRAKTISCHER TIPP

Aufgrund der Berührungsempfindlichkeit der Lipödempatientinnen empfiehlt es sich bei der Kompressionsbandagierung mit ausreichend Watte- oder Schaumstoffbinden gut abzupolstern. Es wird auch empfohlen, mit einem etwas sanfteren Kompressionsdruck zu starten und diesen dann im Verlauf der KPE Phase I zu erhöhen. Im Verlauf der Behandlung nimmt die Schmerzhaftigkeit ab und somit kann die Behandlungsintensität erhöht werden (gilt auch für die MLD).

Die Entstauungsgymnastik und Bewegungstherapie erfolgen einmal täglich mit Kompressions-Bandagierung.

Während der Behandlung tauchte das Problem auf, die **Wickelung trotz der stark konischen Oberschenkel zu halten.** Daraufhin wurden verschiedene Schaumstoffe und Binden versuchsweise eingesetzt. Das beste Ergebnis wurde mit einer Softkompresse für die Nacht erzielt.

Therapieergebnis

Während der Behandlung in Phase I der KPE kann ein deutlicher Rückgang des Ödems erzielt werden. Es verbleiben lediglich leichte Schwellungen an den Waden. Außerdem hat die Patientin deutlich an Gewicht abgenommen, wodurch sich ihre Beweglichkeit verbesserte ➢ Tab. 12.1. Das Treppensteigen und Gehen sind deutlich besser möglich. Darüber hinaus ist eine deutliche Schmerzreduktion durch die Verbesserung der Hautverschieblichkeit erreicht.

In der anschließende KPE Phase II zu Erhaltung benötigt die Patientin bei passender flachgestrickter Kompressionsversorgung nach Maß keine MLD mehr. Die Patientin erhält eine mehrteilige Kompressionsversorgung in Form einer Unterschenkelversorgung und einer 7/8-Hose mit Leibteil. In der Erhaltungsphase kommt sie halbjährlich, bevor eine neue Versorgung angemessen werden sollte für eine Woche täglich zur MLD mit anschließender Kompressionsversorgung. Darüber hinaus erfolgt eine Nachtversorgung mit einer Softkompresse, die sich die Patientin im Zuge der Selbstbehandlung (hier Selbstbandagierung) eigenständig anlegt.

Tab. 12.1 Dokumentation der Umfangsmaße und Gewicht

rechts	1. Behandlungs-monat	2. Behandlungs-monat	Nach 3 Monaten	Nach 6 Monaten	Nach 1 Jahr	Nach 2 Jahren	Nach 2,5 Jahren
1	27,5	28	28	27	26	27	28
2	28	29	29	28	29	29	30
3	37	38	34	36	37	37	36
4	38	36	37	37	34	34	34
5	53	53	55	52	46	47	47
6	59	60	60	57	58	58	56
7	57	60	60	56	56	57	56
8	72	70	72	69	71	70	70
9	85	84	85	79	84	79	76
10	94	92	92	88	86	86	86
Links							
1	28	28	28	27	27	27	28
2	36	36	37	35	35	35	34
3	37	37	38	37	37	36	36
4	36	36	35	34	36	35	34
5	48	48	47	47	46	46	45
6	62	62	60	57	58	58	58
7	60	60	57	54	56	55	55
8	73	72	70	67	69	69	69
9	87	84	85	78	78	77	77
10	94	91	90	86	83	83	83
Gewicht	123						103

12.6 Reflexion der Behandlung

Grundsätzlich sind Lipödeme nicht heilbar. Durch die manuelle Lymphdrainage und KPE kann jedoch verhindert werden, dass sich das Lipödem verschlechtert und eine Besserung der Symptomatik eintritt. Voraussetzung ist, dass die Therapie konsequent verfolgt wird und die Patientin langfristig mitarbeitet, in dem sie das Eigenprogramm und die Selbstbandagierung zuverlässig durchführt und nicht zuletzt auch ein Vertrauensverhältnis zwischen den Behandlungspartnern besteht.

Lipödeme können nicht durch Diäten und Gewichtsreduzierung geheilt werden. Eine Gewichtsreduktion in Verbindung mit KPE und Sport erzielt positive Ergebnisse. In jedem Fall sollten Patienten vermeiden, dass sie an Gewicht zunehmen. Die Patientin wird deutlich schmerzfreier, die Mobilität wird verbessert.

Es ist sehr **wichtig**, die Entstauungsphasen und die laufende Kompressionsversorgung einzuhalten, um den Therapieerfolg zu sichern. Darüber hinaus ist zu empfehlen, dass die Patientin unter der Kompression leichten Sport treibt, wie Walken, Spazierengehen oder Wandern, Aerobic etc.. Aquafitness in nicht zu warmem Wasser ist gut geeignet und unterstützt die Therapie, denn der Wasserdruck wirkt als natürliche Kompression.

12.7 Evidenzbasierte Zusammenfassung

Wie in der Fachliteratur beschrieben, ist das Lipödem eine Erkrankung, die derzeit stark diskutiert wird. Die aktuellen gesetzlichen Veränderungen haben die Verankerung in der Liste der Erkrankungen mit besonderem Versorgungsbedarf erwirkt sowie die Klassifikation im Heilmittelkatalog unter „LY 2" und die Kostenübernahme für eine Liposuktion ab Lipödem Stadium III. Eine genaue medizinische Definition wird derzeit jedoch stark diskutiert. So liegt momentan keine aktuelle Leitlinie vor, auch gibt es kontroverse Veröffentlichungen, die das Lipödem, die zugehörige Pathophysiologie und Therapie diskutieren und in Frage stellen. Allerdings gilt in der konservativen Therapie nach wie vor, das Lipödem im Sinne der KPE zu behandeln.

LITERATUR

Bertsch T, Erbacher G. Lipödem: Mythen und Fakten Teil 1. Phlebologie. 2018; 47: 84–92.

Lisson K. Lipödem Behandlungsleitfaden. San Diego: Solace Massage and Mindfulness. 2018.

Pritschow H, Schuchardt, C. Das Lymphödem und die komplexe physikalische Entstauungstherapie. Köln: Viavitalverlag, 2010.

Weiss T. Lipödem: Rechtzeitig erkennen und richtig behandeln. Wirksame Hilfe ohne OP, München: Südwest Verlag, 2015.

Weissleder H, Schuchardt C (Hrsg). Erkrankungen des Lymphgefäßsystems. Köln: Viavitalverlag, 2011.

Fall

13

Axel Baumgartner

Liposuktion bei Lipödem

Leitsymptome: Therapieresistentes Lipödem

schwer

Definition

Das **Lipödem** (➤ Abb. 13.1) ist eine chronische und meist progrediente Erkrankung bei Frauen, die mit einer Fettverteilungsstörung in Zusammenhang gebracht wird. Diese entsteht auf grund einer umschriebenen, symmetrischen Unterhautfettgewebsvermehrung überwiegend der unteren, in 30 % der oberen Extremitäten. Zusätzlich besteht eine Beschwerdesymptomatik in Form von Druck- und Berührungsempfindlichkeiten des Gewebes und Spontanschmerzen. Mit dem orthostatischen Ödem entstehen auch Schwere- und Spannungsgefühle in den Beinen.

Besonders in fortgeschrittenen Stadien des Lipödems kann es zu einem sogenannten **Lip-Lymphödem** bzw. sekundären Lymphödem kommen. Hier tritt neben dem bereits bestehenden Lipödem zusätzlich eine Lymph-Abflussstörung auf. Diese Mischform entsteht dadurch, dass die Lymphgefäße durch stark wucherndes Fettgewebe extrem eingeengt werden. Die Lymphe kann nicht mehr ausreichend abfließen und staut sich im Gewebe.

Die klassische Therapie beim Lipödem besteht aus der kombinierten physikalischen Entstauungstherapie. Allerdings sind dieser konservativen Therapie Grenzen gesetzt, da sie nur einen Teilaspekt des Lipödems, nämlich die ödembedingte Beschwerdesymptomatik, behandelt.

Inzwischen wird sie durch die Liposuktion (Fettgewebsabsaugung) als weitere unverzichtbare Therapiesäule in der Behandlung des Lipödems ergänzt. Erst die Kombination der Maßnahmen kann die disproportionierte Körperform normalisieren und eine die krankheitstypischen Beschwerden weiter vermindern.

13.1 Vorgeschichte

Frau L. ist 43 Jahre alt, verheiratet und hat ein Kind. Die Diagnose Lipödem der Beine im Stadium II besteht seit fünf Jahren. In ➤ Abb. 13.2 ist die Ausgangssituation mit Fettgewebsvermehrungen an den Oberschenkeln außen erkennbar, an den Oberschenkeln innen und am Knie innen sowie an den Oberschenkeln vorne und den Unterschenkeln.

Eine kombinierte physikalische Entstauungstherapie wird seit Diagnosestellung konsequent und motiviert durchgeführt. Sie bekommt zweimal pro Woche MLD und trägt täglich eine flachgestrickte Kompressionsstrumpfhose der KKL II.

In diesem Fallbeispiel werden folgende Fragen analysiert und beantwortet:

- Welchen Einfluss haben die konservative und die operative Therapie auf das Lipödem?
- Wann besteht die Indikation zur Liposuktion, welche Kontraindikationen gibt es?
- Welche Methoden der Liposuktion werden beim Lipödem eingesetzt?
- Wie ist der Ablauf eines Operationstages?
- Ist die Liposuktion eine langfristig erfolgreiche Therapie?

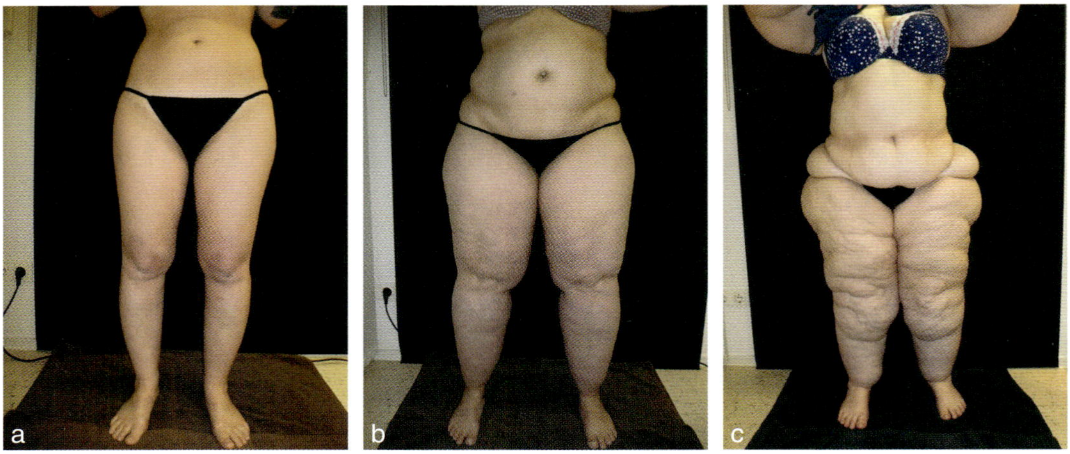

Abb. 13.1 Stadien des Lipödems a) Stadium I, b) Stadium II, c) Stadium III [T1091]

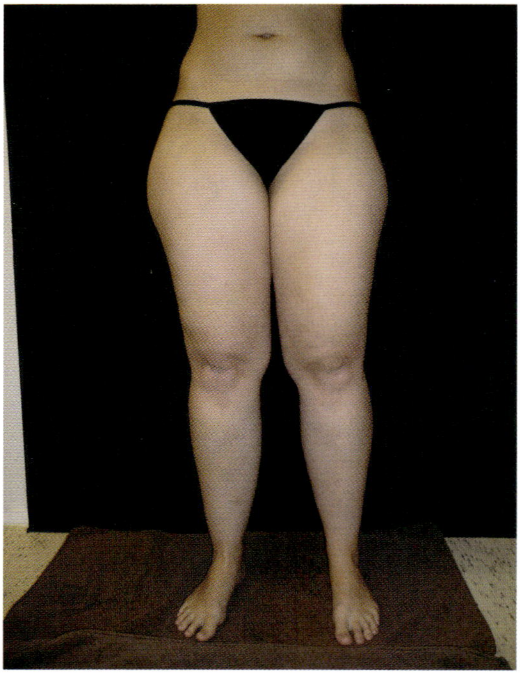

Abb. 13.2 Ausgangssituation mit Fettgewebsvermehrungen an den Oberschenkeln außen, Oberschenkeln innen und Knie innen sowie den Oberschenkeln vorne und den Unterschenkeln [T1091]

13.2 Untersuchungsbefunde

13.2.1 Anamnese

Frau L. gibt an, dass mit der Pubertät eine Volumenvermehrung an den Beinen auffallend gewesen sei. Sie habe sich damals nicht mehr wohl gefühlt, die Hosen passten zwar in der Taille, an den Oberschenkeln seien diese aber immer viel zu eng gewesen. Mit der Schwangerschaft sei ihr eine zum Abend zunehmende symmetrische Schwellung beider Unterschenkel aufgefallen. Bei sehr warmem Wetter seien auch beide Fußrücken betroffen, sodass die Schuhe zunehmend am Spann drücken würden. In ihrem Beruf als Verkäuferin, den sie Vollzeit ausübt, müsse sie etwa acht Stunden am Tag Stehen. Dies sei mit den Jahren immer anstrengender geworden, am Abend würden ihre Beine schmerzen und es bestünde ein Spannungsgefühl „als ob die Waden platzen würden".

Die Vorstellung beim Phlebologen führte zur Diagnose Lipödem der Beine im Stadium II.

Es erfolgte eine kombinierte physikalische Entstauungstherapie, wobei die Phase I der Entstauung bereits in einer lymphologischen Fachklinik erfolgt ist. Die Phase II (Erhaltungstherapie) wird bis heute zweimal in der Woche mittels MLD durchgeführt. Eine flachgestrickte Kompressionsstrumpfhose der KKL II wird täglich getragen, da sie sonst nicht „über den Tag" käme.

Die Beschwerden würden dadurch zwar besser werden, aber nicht vollständig verschwinden. Frau L. zeigt sich zunehmend frustriert während der Lymphdrainagen.

Regelmäßiger Sport (Joggen, Kurse im Fitnessstudio) sei durch die Doppelbelastung Haushaltsführung und Kindererziehung kaum noch möglich. Dieser würde ohnehin keine Freude mehr bringen, da die Spontanschmerzen und das Schweregefühl der Beine immer schlimmer würden. Auch ihre Mutter sei am Lipödem erkrankt.

13.2.2 Medizinische Befunde

Es bestehen keine relevanten internistischen Vorerkrankungen, wie eine Herz- oder Niereninsuffizienz und keine regelmäßige Medikamenteneinnahme.

Sonografisch konnte eine Varikose (Krampfaderleiden) ausgeschlossen werden.

Eine aktuelle Laboruntersuchung zeigte keine pathologischen Befunde.

Aufgrund des Lipödems wird sie nach Klassifikation der American Society of Anesthesiologists (ASA) als „Patientin mit leichter Allgemeinerkrankung" auf 2 eingestuft.

Die Funktionslymphszintigrafie zeigte einen erhöhten Lymphabtransport aus den Beinen.

KLINISCHER HINTERGRUND

Mit Hilfe der ASA Klassifikation kann der körperliche Zustand eines Patienten vor einer Operation eingestuft werden. Insgesamt sieht die Klassifikation 6 Stufen vor: ASA 1 (normaler gesunder Patient), ASA 2 (Patient mit leichter Allgemeinerkrankung), ASA 3 (Patient mit schwerer Allgemeinerkrankung), ASA 4 (Patient mit schwerer Allgemeinerkrankung, die eine ständige Lebensbedrohung darstellt), ASA 5 (todkranker Patient, der ohne OP voraussichtlich nicht überleben wird) und ASA 6 (hirntoter Patient, dessen Organe zur Organspende entnommen werden können).

13.2.3 Körperliche Untersuchung

Bei einer Größe von 176 cm und einem Körpergewicht von 77 kg, Body-Mass-Index (BMI) 24,9 kg/m^2 (Normalgewicht), Waist-to-Height-Ratio (WHtR) von 0,4 (70 cm/176 cm), Waist-to-Hip-Ratio (WHR) von 0,64 (70 cm/110 cm), ist der schlanke Rumpf zum Unterkörper disproportioniert.

KLINISCHER HINTERGRUND

Übergewicht bzw. eine Adipositas und das Lipödem sind zwei verschiedene Erkrankungen, beeinflussen sich aber gegenseitig.

Mit dem BMI kann berechnet werden, ob ein Unter-, Normal- oder Übergewicht vorliegt. Es kann aber nicht zwischen Muskel- und Fettmasse unterschieden werden, auch sind keine Aussagen zur Fettgewebsverteilung möglich. Das bedingt, dass auch Sportler aufgrund eines höheren Körpergewichts durch ihre Muskelmasse, mittels BMI als übergewichtig eingestuft werden können.

Bei einer lipödemtypischen disproportionierten Körperform sind das Taille-zu-Körpergröße-Verhältnis (waist-to-height ratio) und das Taille-zu-Hüfte-Verhältnis (waist-to-hip ratio) wesentlich aussagekräftiger.

An den Oberschenkeln außen, innen und an den Knien innen sowie an den Oberschenkeln vorne ist das Unterhautfettgewebe vermehrt und von überwiegend weicher Konsistenz. Zudem ist das Volumen der Unterschenkel vergrößert und konisch zum Knöchel begrenzt. An den Oberarmen scheint das Unterhautvolumen nicht auffallend vermehrt.

An den Beinen zeigen sich eine subkutane Knotenbildung und eine überwiegend wellige Hautoberfläche. Bei Palpation wird ein Druckschmerz an den Oberschenkeln angegeben; derzeit keine Hämatome. Es bestehen prätibial eindrückbare Ödeme trotz der getragenen Kompressionsversorgung, jedoch ein fester Fußrücken ohne Dellbarkeit und normale Hautfältelung an den Zehen. Das Abheben der Haut im Zehenbereich ist möglich, das Stemmer-Zeichen ist negativ. Die Bisgaard-Kulissen sind nicht verstrichen.

Es liegen keine Hyperpigmentierungen der Haut und Fibrosierungen des Gewebes vor.

13.2.4 Evaluation des Gesundheitszustandes nach ICF

Das Gesundheitsproblem ist ein Lipödem der Beine im Stadium II mit entsprechender Schädigung des Unterhautfettgewebes.

Der lipödemtypische Beschwerdekomplex besteht aus einer deutlich gesteigerten Schmerzsensitivität des Gewebes an den Beinen mit orthostatisch bedingten Schwellungen sowie Schwere- und Spannungsgefühl. Mit der Gewichtszunahme kommt es zu einer weiteren Volumenzunahme des Unterhaufettgewebes der Beine und zu einer fortschreitenden Beschwerdesymptomatik; es entwickelt sich eine zunehmend depressive Verstimmung.

Es sind Aktivitäten beeinträchtigt, z. B. die Mobilität und langes Stehen im Berufsalltag. Die Teilhabe am Arbeitsleben und an der Freizeitgestaltung ist beeinträchtigt. Letztlich kamen auch noch Eheprobleme hinzu.

Körperfunktionen und -strukturen

Frau L. berichtet über eine seit der Pubertät auffallende und mit der Schwangerschaft vor 15 Jahren immer deutlicher werdende Volumenvermehrung an den Ober- und Unterschenkeln. Ernährungsumstellungen und regelmäßiger Sport haben zu einer Volumenreduzierung des Rumpfes, nicht jedoch der Beine geführt.

Insbesondere die Volumenvermehrung an den Oberschenkelinnenseiten würde zu einer Irritation der Haut und zu einem veränderten Gangbild führen.

Zudem bestehen ein Schwere- und Spannungsgefühl mit Druckschmerzhaftigkeit der Ober- und Unterschenkel sowie Spontanschmerzen („ziehend, stechend und brennend"). Damit einher gehen symmetrische Schwellungen der Unterschenkel und eine Neigung zu Blutergüssen. Fußrückenschwellungen fallen jedoch nicht regelmäßig auf.

Aktivitäten und Partizipation

Frau L. ist zunehmend in ihrer gesellschaftlichen Teilhabe eingeschränkt, da sie beim Wandern mit der Familie nicht mehr mithalten kann und auch Konzertbesuche vermeidet. Ihre ödembedingte Beschwerdesymptomatik ist vor allem bei Wärme und nach einer überwiegend stehenden Tätigkeit, wie es ebenfalls in ihrer Tätigkeit als Verkäuferin der Fall ist, besonders ausgeprägt. Sie fühlt sich in ihrem Körper unwohl und geht auch nicht mehr Schwimmen, da sie sich schämt.

Umwelt und Personenbezogene Faktoren

Das zunehmende Volumen der Beine und die während des Arbeitsalltages als Verkäuferin andauernden Schwellungen der Unterschenkel machen es ihr sehr schwer, die notwendige elegante Arbeitskleidung zu tragen, wie Röcke und Stiefel. Außerdem vermeidet sie die Flüssigkeitsaufnahme am Tag, um Toilettengänge zu reduzieren, da das An- und Ausziehen der flachgestrickten Kompressionsware sehr anstrengend und zeitraubend ist.

Frau L. wird immer frustrierter, da die kombinierte physikalische Entstauungstherapie zwar das Schweregefühl lindert, aber nicht verschwinden lässt. Sie stellt daher den Sinn der bisherigen Therapie in Frage.

13.3 Zielvereinbarung

Bisher wird die Erhaltungstherapie durch zweimal in der Woche MLD durchgeführt. Der Erfolg der Therapie wird mit einer flachgestrickten Kompressionsware der KKL II erhalten, die Frau L. täglich trägt. Frau L. ist nach physiotherapeutischen Gesichtspunkten unter dieser Therapie gut entstaut, das Gewebe ist weich und ohne Fibrosierungen. Ziel ist es, diesen Erfolg zu erhalten. Dennoch bestehen weiterhin ödembedingte Beschwerden.

13.4 Therapieplan

Eine Erweiterung der konservativen Maßnahmen erscheint nicht sinnvoll, da Frau L. physiotherapeutisch „austherapiert" ist. Eine zusätzliche intermittierende pneumatische Kompression ist bei vollständig entstauten Beinen nicht sinnvoll. Es bestehen aber noch ödembedingte Beschwerden trotz der optimalen Entstauung des Gewebes sowie eine fettgewebsbedingte Volumenvermehrung der Beine. Frau L. ist frustriert und kurz davor, die Therapie zu beenden. Es besteht die Indikation zur Liposuktion.

⚠ VORSICHT

Bei der Mehrzahl der Patientinnen liegt das Lipödem nicht als einzige Erkrankung vor. Es kann z. B. zusätzlich eine rumpfbetonte Adipositas bestehen. Bei einem Körpergewicht von über 120 kg sollte vor der Liposuktion eine Gewichtsreduktion erfolgen. Liegt eine Varikosis (Krampfaderleiden) vor, muss vor der Liposuktion eine phlebologische Behandlung erfolgen, um Blutungskomplikationen zu vermeiden. Somit ist es notwendig, vor jeder Liposuktion einen individuellen Behandlungsplan zu entwerfen.

13.4.1 Indikationen zur Liposuktion

Die Liposuktion gewinnt neben der Volumenreduktion bei der kosmetisch beeinträchtigenden Lipohypertrophie (Fettgewebsvermehrung) auch bei medizinischen Indikationen zunehmend an Bedeutung. Die Behandlung des Lipödems hat dabei den größten praktischen Stellenwert. Folgende Indikationen bestehen für die Liposuktion:

- Lipödem
- Benigne Lipohypertrophie
- Benigne symmetrische Lipomatose (Launois-Bensaude-Syndrom)
- Gynäko-Lipomastie
- Lipome (in Einzelfällen)
- Fettgewinnung für Eigenfetttransplantation zur Augmentation und Narbenkorrektur
- Primäres und sekundäres Lymphödem (in Einzelfällen)
- Axilläre Hyperhidrosis (Schweißdrüsensuktion in Kombination mit Kürettage)
- Morbus Dercum

13.4.2 Operationstechnik

Gemäß der AWMF-Leitlinie der Deutschen Gesellschaft für Phlebologie zur Behandlung des Lipödems werden als besonders risikoarme, gewebs- und lymphgefäßschonende Techniken die Liposuktion unter Tumeszenz-Lokalanästhesie (TLA) mit der Methode der PAL (power assisted liposuction) und der WAL (water assisted liposuction) empfohlen.

Bei der Vibrationsliposuktion (PAL) wird eine vibrierende stumpfe Absaugkanüle angewendet ➤ Abb. 13.3, bei der WAL löst ein Wasserstrahl das Fettgewebe aus dem Bindegewebsgerüst.

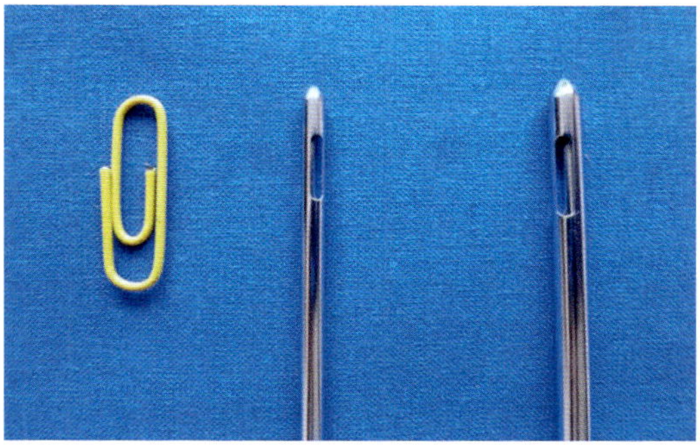

Abb. 13.3 Stumpfe Absaugkanülen im Größenvergleich [T1091]

Das früher beschriebene Risiko der Lymphgefäßschädigung mit nachfolgendem sekundären Lymphödems konnte bei o. g. Methoden bisher weder klinisch noch experimentell beobachtet werden.

Tumeszenz-Lokalanästhesie und vibrationsassistierte Liposuktion (PAL)

Die TLA ist eine Regionalanästhesie, bei der die Subkutis mit großen Volumina eines verdünnten Betäubungsmittels infiltriert wird.

Der Hauptbestandteil der TLA-Lösung ist eine physiologische Kochsalzlösung. Dieser wird ein Lokalanästhetikum zugesetzt, am häufigsten Lidocain in 0,04 % Konzentration oder auch eine Kombination aus Lidocain und Prilocain.

Die TLA-Lösung enthält ferner Adrenalin (reduziert die Durchblutung und die systemische Resorption der Lokalanästhetika, vermindert die Hämatombildung durch Vasokonstriktion), Natriumbicarbonat (puffert die H^+-Ionen, verhindert das „Brennen" bei der Infiltration und beschleunigt den Wirkungseintritt des Anästhetikums) und Triamcinolon (wirkt antiinflammatorisch, kreislaufstimulierend und leicht euphorisierend).

⚠ VORSICHT

Wird für die TLA-Lösung eine Kombination aus Lidocain und Prilocain als Lokalanästhetikum verwendet, kann es konzentrationsabhängig zu einer Methämoglobinbildung kommen. Das Hämoglobin wird hierbei in das funktionsunfähige Methämoglobin umgewandelt und steht dem Sauerstofftransport nicht mehr zur Verfügung. Klinisch kann sich diese Sauerstoffunterversorgung des Gewebes

etwa in einer Zyanose, Übelkeit, Erbrechen, Kopfschmerzen, Somnolenz, Schwindel und Atemnot äußern.
Wird Lidocain alleine verwendet, kann dies nicht auftreten.

Das Gewebe ist am Ende der Infiltration aufgrund der großen Flüssigkeitsmengen prall-elastisch.

Aufgrund des tumeszenzbedingten hohen interstitiellen Gewebedruckes und der Diffusion der TLA-Lösung wird eine Lockerung bzw. „Homogenisierung" des Fettgewebes erreicht.

Die TLA arbeitet dabei in drei Schritten: Zuerst trennen sich die Bindegewebssepten, welche die Fettgewebsverbände unterteilen (suprafasziale Hydrodissektion). Anschließend verteilt sie sich um die einzelnen Fettläppchen und dringt schließlich in die Fettläppchen ein (intralobuläre Verteilung).

Durch den Verdünnungs- und „Weichmachereffekt" der TLA-Lösung können dünne und vorne stumpfe Sonden mit kleinen, seitlich angebrachten Öffnungen eingesetzt werden. Inzwischen werden überwiegend 3 bzw. 4 mm dicke Absaugkanülen angewendet, wodurch das bindegewebige Stützgerüst des subkutanen Fettgewebes erhalten bleibt. Durch ein Handstück wird die Sonde in Vibration versetzt. Durch ihre unterschiedliche Schwingungscharakteristik (4.000/Min.) gegenüber dem trägeren Fettgewebe gleitet bei der Vibrationsliposuktion (PAL) die vibrierende Absaugsonde an den Bindegewebsstrukturen vorbei, ohne dass diese in die Kanüle eingesogen werden. Damit werden die Scherkräfte deutlich verringert, und das durch die TLA-Lösung homogenisierte Fett gelangt besser in die Kanülen.

Die PAL-Methode bietet den für Lipödempatienten entscheidenden Vorteil, dass das Lymphsystem und das bindegewebige Stützgerüst so wenig wie möglich beschädigt werden und die Hautinzisionen durch die 3 bis 4 mm kleinen Absaugkanülen sehr klein sind. Außerdem kann die Silhouette des Patienten aufgrund der Lokalanästhesie während der Operation auch im Stehen beurteilt werden, welches das ästhetische Gesamtergebnis optimiert.

Wasserstrahlassistierte Liposuktion (WAL)

Die WAL-Methode wird häufig auch als *Water-Jet* oder *Body-Jet* bezeichnet. Bei dieser wasserstrahlassistierten Liposuktion werden die Fettzellen mit einem dünnen energiereichen Wasserstrahl aus dem umgebenden Gewebe gelöst und gleichzeitig abgesaugt. Es müssen somit keine großen Mengen der TLA vor der Liposuktion infiltriert werden, was für den Organismus weniger belastend ist. Allerdings muss diese Methode aufgrund ihrer Schmerzhaftigkeit (bedingt durch die kürzere TLA-Einwirkzeit und -menge) häufiger in Intubationsnarkose oder tiefer Analgosedierung erfolgen. Dadurch ist es nicht immer möglich, die Silhouette des Patienten während der OP im Stehen zu beurteilen. Außerdem sind Vollnarkose bzw. tiefe Sedierung wesentlich belastender für den Organismus als ein Vorgehen in ausschließlicher Lokalanästhesie wie bei der PAL-Methode.

Die Vor- und Nachteile der Tumeszenz-Lokalanästhesie zeigt ➢ Tab. 13.1.

13.4.3 Durchführung der Operation

Die Operation kann zeitlich in drei Phasen unterteilt werden: vor, während und nach der Operation. Es wird nachfolgend die vibrationsassistierte Liposuktion in Tumeszenz-Lokalanästhesie vorgestellt.

Vor der Operation

Frau L. wird vor dem Eingriff klinisch untersucht. Im Hinblick auf die OP-Planung wird hierbei besonders die Konsistenz und das Ausmaß des Fettgewebes beachtet. Das anschließende ausführliche Beratungsgespräch umfasst sowohl die Aufklärung über Operationsrisiken ➢ Tab. 13.2 und Kontraindikationen ➢ Tab. 13.3 als auch eine realistische Einschätzung des zu erwartenden Endbefundes. Apparative Untersuchungen sind nur in Ausnahmefällen notwendig.

Bei Frau L. sind insgesamt zwei Liposuktionen an den Beinen vorgesehen. Vorerst wird die Liposuktion der Oberschenkel außen, der Oberschenkel innen und der Knie innen empfohlen. Nach einem Abstand von mindestens sechs Wochen kann die Liposuktion der Oberschenkel vorne und der Unterschenkel erfolgen.

Nach Fotodokumentation und Markierung der zu operierenden Areale (➢ Abb. 13.4) erfolgt vor

Tab. 13.1 Vor- und Nachteile der Tumeszenz-Lokalanästhesie

Vorteile	Nachteile
Komplette Anästhesie großer Areale	Relativ hoher Zeitaufwand für Infiltration und Betäubung
Intraoperativ kaum Blutungen	„Nasses" OP-Gebiet
Postoperativ weniger Hämatome und bessere Hämatomresorption durch Verdünnungseffekt	Erschwerte Beurteilbarkeit durch Verwischen der Konturen
Langanhaltende Schmerzfreiheit aufgrund verzögerter Resorption des Lokalanästhetikums	Wacher Patient, daher gute Patientenführung und u. U. Sedierung nötig
Antibakterielle Wirkung der TLA-Lösung	Gefahr der intravasalen Applikation von TLA-Lösung
Keimverminderung durch Auswascheffekt (Abfließen der Lösung postoperativ)	
Geringes Thromboserisiko durch postoperativ sofort mögliche Mobilisierung	
Aktive Umlagerung des Patienten für optimale OP-Position bei multipositionaler Liposuktion	
Unmittelbar postoperative Befundkontrolle im Stehen mit anschließend möglicher Feinkorrektur	
Insgesamt sehr geringe Komplikationsrate	

der Liposuktion die Infiltration der TLA-Lösung (➤ Abb. 13.5). Nach etwa 30 bis 60 Minuten ist diese Phase abgeschlossen. Nach einer Ruhepause von etwa 30 Minuten beginnt dann die Absaugung.

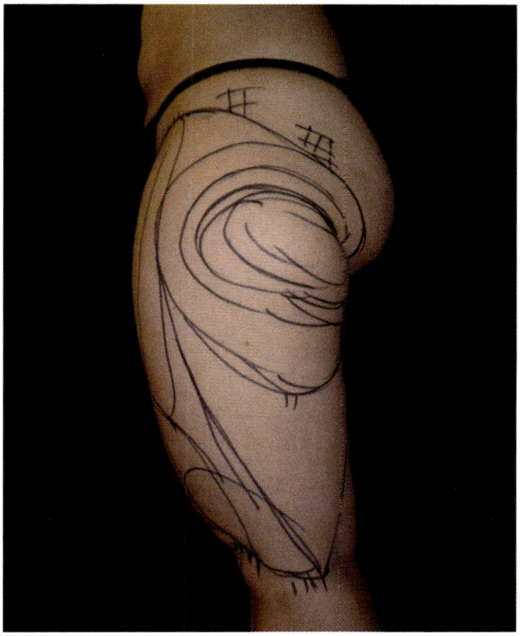

Abb. 13.4 Markierte Areale präoperativ [T1091]

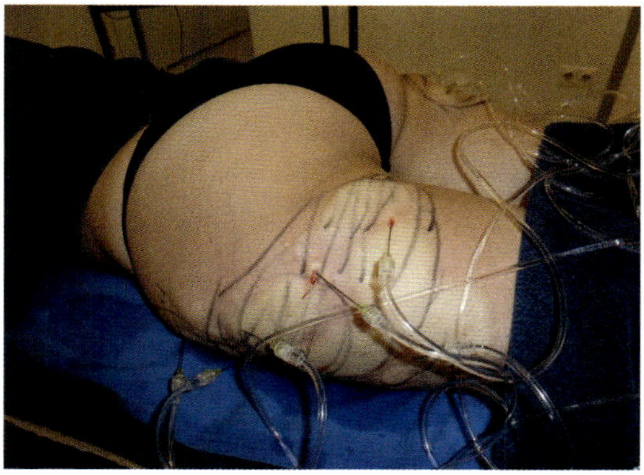

Abb. 13.5 Infiltration der Tumeszenz-Lokalanästhesie [T1091]

Während der Operation

Die Absaugung wird über ca. 4 mm lange Einstiche mit einem Unterdruck von etwa 0,8 Atmosphären durchgeführt. Die Sondenführung erfolgt prinzipiell in der Extremitätenlängsachse. Das Vor- und Zurückziehen der Sonde wird bei Rechtshändern mit der rechten Hand durchgeführt, während die linke auf der Hautoberfläche die Lage der Sondenspitze im Subkutanraum palpatorisch überprüft. Die Absaugzeit liegt – abhängig von Größe und Zahl der Regionen – meist zwischen 60 und 120 Minuten.

Tab. 13.2 Komplikationen und Risiken der Liposuktion

Hämatome und Serome	Vorübergehende Hypästhesie und Dysästhesie
Wundinfektion, Erysipel, Sepsis, septischer Schock	Tiefe Venenthrombose
Herz-Kreislaufreaktionen	Postoperative/postinflammatorische Hypo- oder Hyperpigmentierungen an den Inzisionsstellen
Allergische bzw. Unverträglichkeitsreaktionen auf verwendete Medikamente	Patientenunzufriedenheit aufgrund unrealistischer Erwartungshaltung
Toxische Reaktionen (z. B. Met-Hb-Bildung bei Verwendung von Prilocain, kardiovaskuläre Reaktionen, ZNS-Reaktionen)	Hautunregelmäßigkeiten, Dellenbildung, Asymmetrien
Länger persistierende postoperative Ödeme	Überschießende/auffällige Narbenbildung an der Inzisionsstelle

Tab. 13.3 Kontraindikationen der Liposuktion

Dysmorphophobie (Störung der Wahrnehmung des eigenen Körpers)	Allergische bzw. Unverträglichkeitsreaktion auf das Lokalanästhetikum oder andere Bestandteile der TLA-Lösung
Herzinsuffizienz	Einschätzung des perioperativen Risikos nach ASA > 2
Herzrhythmusstörungen (z. B. AV-Block, paroxysmale Tachykardie)	

Das entfernte Fettgewebe-TLA-Gemisch sammelt sich in einem Kunststoffbehälter und separiert sich in eine obere Fettgewebsphase und eine untere Flüssigkeitsphase, die durch Blutstropfen rot gefärbt ist.

Nach der Operation

Direkt nach dem Eingriff steht Frau L. auf, damit das Ergebnis im Stehen beurteilt werden kann. Dabei fließt bereits ein Teil der verbliebenen TLA-Lösung durch die untersten Einstichöffnungen ab. Die Wundränder werden nicht vernäht, sondern später mit einem flüssigkeitsdurchlässigen Pflaster adaptiert. Die am stärksten innerhalb der ersten Stunden auslaufende Lösung wird durch Kompressen und Einlagen unter dem Kompressionsmieder aufgefangen. Eine mäßige Drainage der Flüssigkeit hält noch ca. zwei bis drei Tage an.

Es wird eine perioperative Antibiotikaprophylaxe, z. B. mit einem Cephalosporin der 3. Generation, durchgeführt sowie eine Thromboseprophylaxe mit niedermolekularen Heparinen für fünf Tage empfohlen.

Frau L. sollte ein Kompressionsmieder, das einem sog. Langzugmaterial entspricht, über mindestens vier Wochen tragen. Zusätzlich reduzieren manuelle Lymphdrainagen, die postoperativ durchgeführt werden sollten, eine passagere Schwellungsneigung.

Zur Befundkontrolle sechs Monate nach der ersten Liposuktion ist eine deutliche Differenz zum Ausgangsbefund erkennbar ➤ Abb. 13.6.

13.5 Ergebnisse und Diskussion

Frau L. berichtet nun, dass sie sich postoperativ deutlich wohler in ihrem Körper fühlen würde. Sie hätte wieder Spaß an Bewegung und Sport. Ihre Lebensqualität sei verbessert, da sie im Sozial- und Berufsleben wieder mithalten könne. Eine Druckschmerzhaftigkeit des Gewebes besteht postoperativ nicht mehr. Allenfalls eine Schwellungsneigung der Beine nach einem langen Arbeitstag im Sinne eines orthostatischen Ödems.

Manuelle Lymphdrainagen müssen nicht mehr durchgeführt werden. An Arbeitstagen trgt sie eine rundgestrickte Kompressionsstrumpfhose der KKL II getragen.

Neben einer Reduktion der krankhaften Fettgewebsvermehrungen mit Normalisierung der Körperproportion (➤ Abb. 13.6) ergab sich eine deutliche Verbesserung der klinischen Beschwerdesymptomatik mit deutlichen prä- und postoperativen

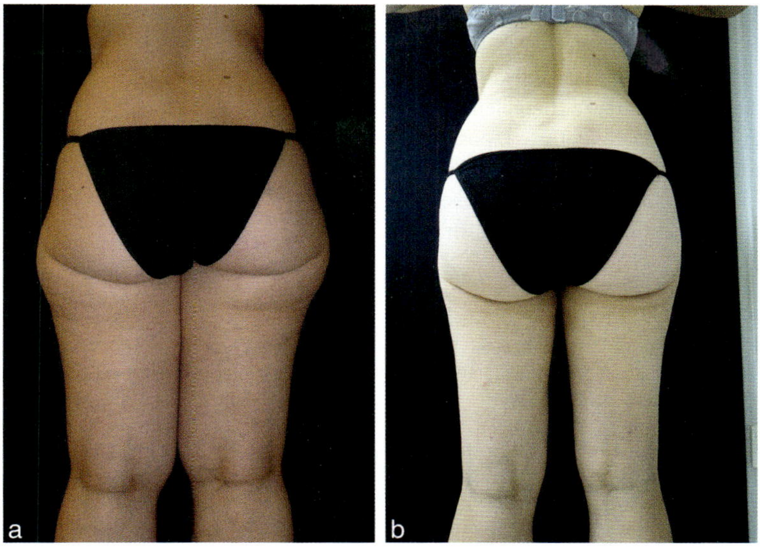

Abb. 13.6 a) Ausgangsbefund, b) Befund 6 Monate postoperativ nach Entfernung von 5650 ml Fettgewebe an Oberschenkeln außen, innen und Knien innen [T1091]

Unterschieden. Es wurde eine Reduktion der Spontan- und Druckschmerzen, der Ödembildung und der Neigung zu Hämatomen erreicht. Beweglichkeitseinschränkung, kosmetische Beeinträchtigung und Lebensqualität konnten erheblich verbessert werden.

Die Dauerhaftigkeit der durch die Liposuktion erzielten Befund- und Beschwerdebesserung beim Lipödem konnte in Langzeitstudien belegt werden (Schmeller & Meier-Vollrath, 2012; Rapprich et al. 2012). Eine 2015 veröffentliche Studie von Baumgartner et al. hat 85 Patientinnen eingeschlossen, die durchschnittlich vier und acht Jahre nach Liposuktion eines Lipödems mittels Fragebogen, teilweise auch mittels klinischer Nachkontrollen, nachuntersucht wurden. Die ➤ Abb. 13.7 zeigt die Dauerhaftigkeit der Befund- und Beschwerdeverbesserung auch acht Jahre nach der Liposuktion: Ermittelt wurde hier die Gesamtbeeinträchtigung der Patientinnen vor sowie durchschnittlich vier und acht Jahre nach Liposuktion. Dargestellt sind sog. Boxplots, die den Ergebnisdatensatz in fünf Punkten zusammenfassen: das Minimum, das untere Quartil, der Median, das obere Quartil und das Maximum der Gesamtbeeinträchtigung (angegeben auf einer Skala zwischen „keine“ bis „sehr stark“). Die gestrichelte Linie zwischen den Punkten veranschaulicht den errechneten Mittelwert aus den angegebenen Skalenwerten.

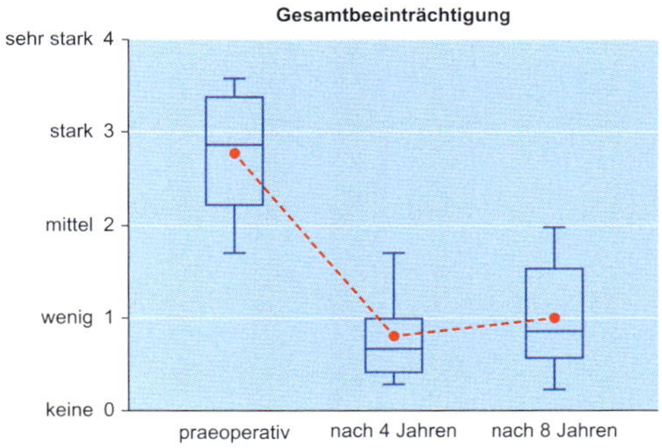

Abb. 13.7 Gesamtbeeinträchtigung vor der Liposuktion sowie durchschnittlich 4 und 8 Jahre nach Liposuktion (Baumgartner et al., 2015) [L231]

Die Reduktion der Fettgewebsdepots an den Oberschenkel- und Knieinnenseiten führt außerdem dazu, dass mechanisch und okklusiv bedingte Hautschäden reduziert bzw. beseitigt und eine bei einigen Patientinnen vorhandene, durch die Fettgewebsvermehrung bedingte Pseudo-X-Beinstellung vermindert oder aufgehoben wird (Stutz 2011).

Es konnte weiterhin gezeigt werden, dass 30 % der Frauen mit Lipödem keine konservative Therapie mehr benötigen; 60 % führen diese in geringerem Maße durch (Baumgartner 2015).

Die operative Fettgewebsentfernung beim Lipödem ist daher neben der kombinierten physikalischen Entstauungstherapie aufgrund ihrer Effektivität und Nachhaltigkeit eine unverzichtbare Therapiemaßnahme. Die leitliniengerecht durchgeführte Liposuktion stellt in den Händen eines erfahrenen Operateurs ein für das Gewebe und Lymphgefäßsystem schonendes Verfahren dar. Die Risiken für den Patienten sind als gering einzuschätzen.

LITERATUR

AWMF Arbeitsgemeinschaft der Wissenschaftlichen Medizinischen Fachgesellschaften, Registernummer 037–012, S-1 Leitlinie Lipödem 2015.

Baumgartner A, Hüppe M, Schmeller W. Wie lange profitieren Lipödempatientinnen von der Liposuktion? Lymphologie in Forschung und Praxis, 2015; 19(1): 8–14.

Coleman WP 3rd. Powered liposuction. Dermatol Surg, 2000; 26: 315–318.

Hoffmann JN, Fertmann JP, Baumeister RG et al. Tumescent and dry liposuction of lower extremities: differences in lymph vessel injury. Plast Reconstr Surg, 2004; 113: 718–724, Discussion 725–726.

Rapprich S, Dingler A, Podda M. Liposuction is an effective treatment for lipedema-results of a study with 25 patients. J Dtsch Dermatol Ges., 2011; 9: 33–40.

Sattler G, Sommer B, Hanke CV (Hrsg). Lehrbuch der Liposuktion. Stuttgart: Thieme, 2003.

Schmeller W, Baumgartner A. Operative Aspekte bei Liposuktion des Lipödems: Zwölf Fragen – zwölf Antworten. Lymphologie in Forschung und Praxis, 2014; 18: 6–12.

Schmeller W & Meier-Vollrath I. Tumescent liposuction in lipoedema yields good long-term results. Br J Dermatol, 2012; 166(1): 161–168.

Schmeller W, Tronnier M, Kaiserling E. Lymphgefäßschädigung durch Liposuktion? Eine immunhistologische Untersuchung. Lymphologie in Forschung und Praxis, 2006; 10: 80–84.

Stutz JJ. Liposuktion beim Lipödem zur Verhinderung von Gelenkspätkomplikationen. Vasomed, 2011; 23(1): 2–6.

Stutz JJ, Krahl D. Water jet-assisted liposuction for patients with lipoedema: histologic and immunohistologic analysis of the aspirates of 30 lipoedema patients. Aesthetic Plast Surg, 2009; 33: 153–162.

Fall

14 Lymphödem beim Kind

Jocelyn Dietrich

Leitsymptome: Schwellung von Geburt an – es droht eine eingeschränkte/veränderte motorische Entwicklung aufgrund der Ödeme

mittel

Definition

Das Lymphödem beim Kind kann in **primär** und **sekundär** unterteilt werden (➤ Tab. 14.1). In Deutschland kommt am häufigsten die sekundäre Form vor, die nach rezidivierenden HNO-Infekten auftritt. In der Literatur wird auch das „Lymphatische Kind" beschrieben.
Eine weitere Ursache für ein sekundäres Lymphödem beim Kind ist das „angeborene Ringband". Dabei verursacht die Nabelschnur eine ringförmige Abschnürung, die zu Lymphabflussstörungen führen kann (kongenitales sekundäres Lymphödem). Auch Parasiten können bei Kindern sekundäre Lymphödeme verursachen wie eine Infektion durch Filarien. Des Weiteren können auch im Kindesalter sekundäre Lymphödeme aufgrund ärztlicher Behandlungen wie Operationen, Strahlenbehandlung etc. (iatrogen) auftreten.

Das primäre Lymphödem beim Kind ist oft schon bei der Geburt vorhanden (kongenital). Dies ist z.B. beim Klippel-Trénaunay-Weber-Syndrom oder Ulrich-Turner-Syndrom der Fall. Auch erblich bedingt (hereditär) oder aber als spontane Mutation (sporadisch) können primäre Lymphödeme auftreten. Die anlagebedingte Fehlentwicklung von Lymphgefäßen oder Lymphknoten findet in der Embryonalphase statt. Oft ist eine Mutation des VEGF (Vascular Endothelial Growth Factor) für die Fehlbildung verantwortlich. Das primäre Lymphödem beim Kind kann weiter unterteilt werden in sporadisch (97 %) oder hereditär (3 %). Bei den hereditären Lymphödemen besteht eine Chance, den Gendefekt weiter zu vererben (50 %).

Ob primäres oder sekundäres Lymphödem – es ist immer die Transportkapazität des Lymphgefäßsystems soweit herabgesetzt, dass die anfallende lymphpflichtige Last nicht mehr abtransportiert werden kann (mechanische Insuffizienz).

Tab. 14.1 Lymphödem beim Kind

Primäres Lymphödem	Sekundäres Lymphödem
Hereditär	Z.n. rezidivierenden HNO-Infekten
Sporadisch	Angeborenes Ringband
In Begleitung von Syndromen	Parasitenbefall (Filariasis) › Abb. 14.1
	Z.n. bösartigen Tumoren
	Iatrogen

14.1 Vorgeschichte

Die Mutter stellt sich mit ihrer sechs Monate alten Tochter bei uns in der Praxis vor. Das Baby zeigt

Lymphödeme an beiden Beinen, beiden Armen und dem Gesicht (➤ Abb. 14.2). In der Familie ist bis dahin noch kein Lymphödem diagnostiziert worden. Das Mädchen ist dem Alter etsprechend entwickelt, es gibt keine Hinweise auf motorische oder kognitive Einschränkungen.

Schon während der Schwangerschaft waren die Schwellungen auf dem Ultraschall sichtbar. Weder der Gynäkologe noch die Hebamme konnten die Mutter darüber aufklären.

Das kongenitale Lymphödem verschlechterte sich einige Wochen nach der Geburt an beiden Unterschenkeln und Füßen sowie an beiden Unterarmen und Händen sowie auch im Gesicht. Der Kinderarzt überwies in eine Fachklinik für Lymphologie. Dort wurde die Diagnose primäres Lymphödem gestellt. Seitdem sie einige Monate alt ist wird die Patientin dort regelmäßig (anfangs jährlich, nun im Teenageralter noch alle zwei Jahre) vorgestellt. Parallel wird sie ambulant mit der KPE in einer Schwerpunktpraxis Lymphologie versorgt.

In diesem Fallbeispiel werden folgende Fragen analysiert und beantwortet:

- Welche Besonderheiten treten bei der Behandlung von Kindern auf?
- Wie kann die Familie mit einbezogen werden?

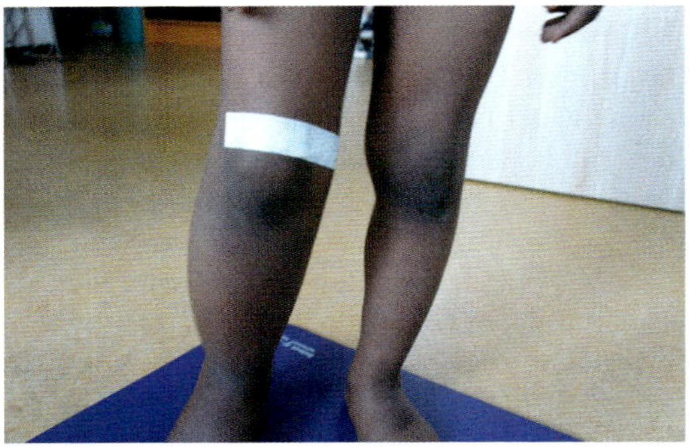

Abb. 14.1 Lymphödem aufgrund von Parasitenbefall (Filariasis) [M880]

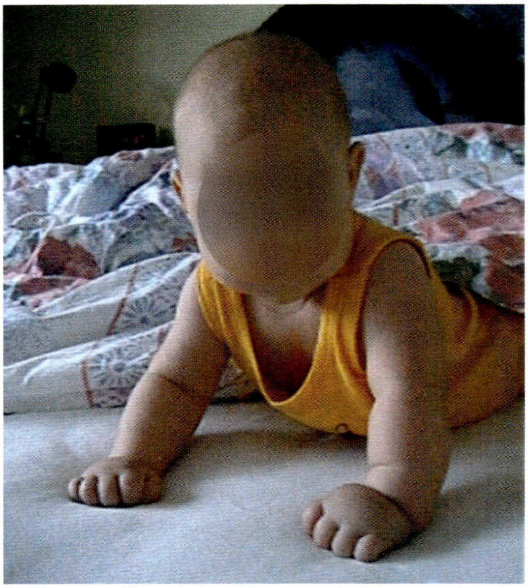

Abb. 14.2 Zustand bei Erstbefund [M880]

14.2 Untersuchungsbefunde

14.2.1 Therapeutische Befundung

Anamnese

Die Mutter berichtet davon, dass die Ödeme bereits im Ultraschall während der Schwangerschaft sichtbar waren. Die Schwangerschaft verlief ansonsten unauffällig. Das Kind wurde spontan geboren und ist normal entwickelt. Es habe bereits eine erste Entstauung in der Fachklinik stattgefunden.

Inspektion

Das Lymphödem an den Armen und Händen ist links stärker als rechts. Der gleiche Befund zeigt sich an den Beinen (links stärker als rechts). Auch die linke Gesichtshälfte ist mehr betroffen. Die Trophik der Haut ist normal, es bestehen weder papillomatöse Veränderungen noch Hinweise auf Erysipel oder Pilzinfektionen.

Palpation

Das Lymphödem an den Extremitäten lässt sich leicht eindrücken. Die Delle bleibt für kurze Zeit bestehen. Das Stemmer-Zeichen ist an Händen und Füßen positiv. Die Oberarme sowie der obere Rumpfquadrant, die Oberschenkel und der untere Rumpfquadrant sind befundfrei. Der Bauch ist weich und es gibt keine sicht- oder tastbaren Lymphknoten.

14.2.2 Evaluation des Gesundheitszustandes nach ICF

Personenbezogene und Umweltfaktoren

Das Mädchen ist normal entwickelt. Die Mutter kümmert sich um die medizinische Versorgung und ist bereit, das Kind auch zu Hause selbst zu behandeln.

Der Schlüssel zum Erfolg einer Behandlung liegt nicht nur in gegenseitiger Sympathie und Vertrauen zwischen den Behandlungspartnern, sondern auch darin, dass die Eltern das Krankheitsbild ihres Kindes kennen und verstehen (Elternschulung). Dazu gehören die Grundlagen in der Ödementstehung sowie Grundgriffe der MLD, das Anlegen eines lymphologischen Kompressionsverbands (LKV) sowie die Verhaltensregeln im Alltag. Die Eltern behandeln und bandagieren im Urlaub und an behandlungsfreien Tagen. Aus therapeutischer Perspektive ist es wichtig zu berücksichtigen, dass die bisherigen Erfahrungen des Kindes unter Umständen nicht immer positiv gewesen sind. Es kann sein, dass das Kind nicht nur zahlreiche Arztbesuche hinter sich hat oder sogar wegen des Lymphödems im Kindergarten gehänselt wird. Je älter das Kind wird, desto eher wird es sich fragen, warum es anders aussieht als die anderen Kinder oder weshalb es Kompressionsstrümpfe tragen muss.

Funktions-und Strukturebene

Das Baby zeigt Lymphödeme an beiden Beinen, beiden Armen und im Gesicht. In der Familie ist bis dahin noch kein Lymphödem diagnostiziert worden. Das Mädchen ist dem Alter entsprechend entwickelt, es gibt keine Hinweise auf motorische oder kognitive Einschränkungen.

14.3 Zielvereinbarung

Zu den Zielen gehört die Ödemreduktion, Anleitung der Mutter zur Durchführung der Behandlung und Begleitung der Familie. Alle Familienmitglieder wurden über die Diagnose aufgeklärt. Jeder in der Familie weiß von der Kompression und wie wichtig sie ist. Es wird immer zur gleichen Zeit bandagiert und somit wissen auch alle in der Familie z.B. auch die Großeltern, wann der Verband wieder entfernt wird. Die Regelmäßigkeit der Behandlung und Bandagierung trägt maßgeblich zur Toleranz der Therapie bei.

14.4 Behandlungsplan

Laut Verordnung der der lymphologischen Fachklinik findet die Behandlung mit der KPE zwei- bis dreimal mal pro Woche statt. Dazu gehören die manuelle Lymphdrainage, Hautpflege, Kompressionsbandage und Gymnastik in Kompression. Die KPE in der Ambulanz ist bereits bei Erwachsenen eine komplexer und organisatorisch aufwendiger Prozess: Wenn Kleinkinder versorgt werden müssen, ist die Situation fast noch komplexerer. Die ➤ Tab. 14.2 soll eine Hilfestellung für die Planung und Durchführung der KPE Phase I geben.

PRAKTISCHER TIPP

Je nach Alter kann das Kind schon Aufgaben in der Therapie übernehmen: Binden von Bein oder Arm lösen, Binden aufrollen oder ein Lied anstimmen, um die tiefe Bauchatmung anzuregen.

Tab. 14.2 Checkliste für die KPE bei Kindern

Komponenten und Rahmenbedingungen	✓
Geeignete Uhrzeit für die Behandlung	
Dauer der Behandlungseinheit 30 bis 60 Minuten	
Behandlungsaufbau: Wie soll der Behandlungsaufbau erfolgen? Welche Anpassungen müssen man aufgrund des Alters vorgenommen werden?	
Altersentsprechendes Spielzeug, Buch	
Kompressionsmaterialien: Ist ausreichend Material vorhanden?	
Eltern anleiten in der MLD	
Eltern anleiten zum LKV	

Der Druck für die MLD und den LKV richten sich nach dem Alter des Kindes und der Beschaffenheit des Lymphödem. Säuglinge und Kleinkinder können sich noch nicht gut genug mitteilen, wenn der Druck der MLD zu fest ist, der LKV einschnürt oder schmerzhaft ist. Deswegen ist wenig Druck immer die bessere Lösung.

14.5 Therapeutische Behandlung

Für diese Patientin ist die beste Uhrzeit für die Behandlung morgens. Die Mutter kommt mit dem ausgeschlafenen, gestillten Kind zur Behandlung. Die geeignete Zeiteinheit liegt hier bei 60 Minuten. Die Behandlung wird einmal pro Woche für die Arme und Hände, einmal für die unteren Extremitäten und einmal für die Elternschule festgelegt. Da die Oberarme und die Oberschenkel keine Symptomatik zeigen, wird der Behandlungsaufbau am Hals soweit wie möglich mit passivem Schulterkreisen begonnen und auf die klassische Bauchtiefdrainage wird verzichtet. Statt der Bauchtiefdrainage kann alles angewandt werden, was Spaß macht und zum Lachen bringt. Da der Ductus thoracicus mit dem Zwerchfell verbunden ist, wirkt sich jedes Lachen positiv auf den Rückfluss aus.

Eine weitere Möglichkeit besteht über den Kontakt der Hand der Mutter/ des Therapeuten auf dem Bauch. Somit kann eine tiefe Atmung gefördert werden. Ist das Kind älter (Kindergartenalter) können auch Pustespiele zur Atemvertiefung genutzt werden, wie Luftballon pusten etc.. Im Verlauf werden die gesunden regionalen Lymphknoten (Lnn. axillaris oder Lnn. inguinales) angeregt, indem sie von proximal nach distal mit leichtem Druck entstaut werden. Anschließend übt der Therapeut einen Schub zu den regionären Lymphknoten aus. Der Druck der Lymphdrainagegriffe sollte immer an den Zustand des Gewebes (wie fest es sich anfühlt) angepasst sein. Auf Ödemgriffe und lymphostatische Lockerungsgriffe wird verzichtet. Bei Kindern ist ein geringer Druck ausreichend, die Griffe sollten möglichst langsam durchgeführt werden. Die therapeutische Ausgangsstellung bleibt flexibel.

Zu Beginn der Behandlung konnte die MLD nur auf dem Arm oder Schoß der Mutter durchgeführt werden. Nach einigen Behandlungen konnte das Kind auch auf der Therapiebank abgelegt werden. Nach einigen Monaten ist es sogar bei der MLD eingeschlafen. Es ist grundsätzlich wichtig, dass die Eltern bei der Behandlung anwesend sind. Sie beschäftigen das Kind mit Spielsachen und Büchern.

Für den Kompressionsverband werden überwiegend weiche Materialien verwendet. Zur Polsterung bei Säuglingen und Kleinkindern eignet sich Watte besonders gut. Polsterbinden sind erst ab 10 cm erhältlich und somit zu groß, es kann aber auch handelsüblicher Schaumstoff in Platten zugeschnitten werden. Mollelast und Idealbinden geben die nötige Kompression. Zum Hautschutz kann dauerelastischer Schlauchverband in 4,6 cm Durchmesser verwendet werden. Kurzzugbinden sollten erst ab einem Alter von zwei bis drei Jahren angewendet werden. Die Kompressionsbandage erfolgt nur zeitweise: Je nach Alter variiert die Tragedauer zwischen ein und drei Stunden (➤ Abb. 14.3).

In der Kompression finden dann altersentsprechende Übungen statt. Da die Hautbarriere bei Babys und Kleinkindern noch nicht vollständig ausgebildet ist, ist die Hautpflege hier besonders wichtig.

Ab einem Alter von etwa drei Jahren kann der erste Kompressionstrumpf abgemessen werden. Bevor der Strumpf angepasst wird, ist ein intensiver Austausch zwischen Therapeut/ Eltern und Sanitätshausmitarbeiter wichtig. Da das Kind in jungem Alter nur bedingt Wünsche zur Kompression äußern kann, muss genau besprochen werden, welche Qualität und welche Kompressionsklasse bestimmte Vor- und Nachteile haben. Die Kompressionsklasse wird vom Arzt bestimmt, sollte aber die Klasse II nicht überschreiten. Eine geteilte Versorgung kann das Anlegen erleichtern. Der Kompressionsstrumpf kann je nach Alter und Toleranz vier bis 12 Stunden getragen werden. Damit die Tragedauer gewährleistet wird, ist es wichtig, alle Personen darüber zu informieren, die das Kind betreuen: Erzieher in der Kita, Lehrer, Großeltern, Trainer etc.. Das Kind sollte trotz der Kompression an allen Alltagsaktivitäten teilnehmen. Es ist insbesondere bei kleinen Kindern wichtig, dass sie Hilfestellung beim Anziehen bekommen.
Im Beispiel dieses Mädchens werden in einem Alter von drei Jahren Zehenkappen für beide Füße in

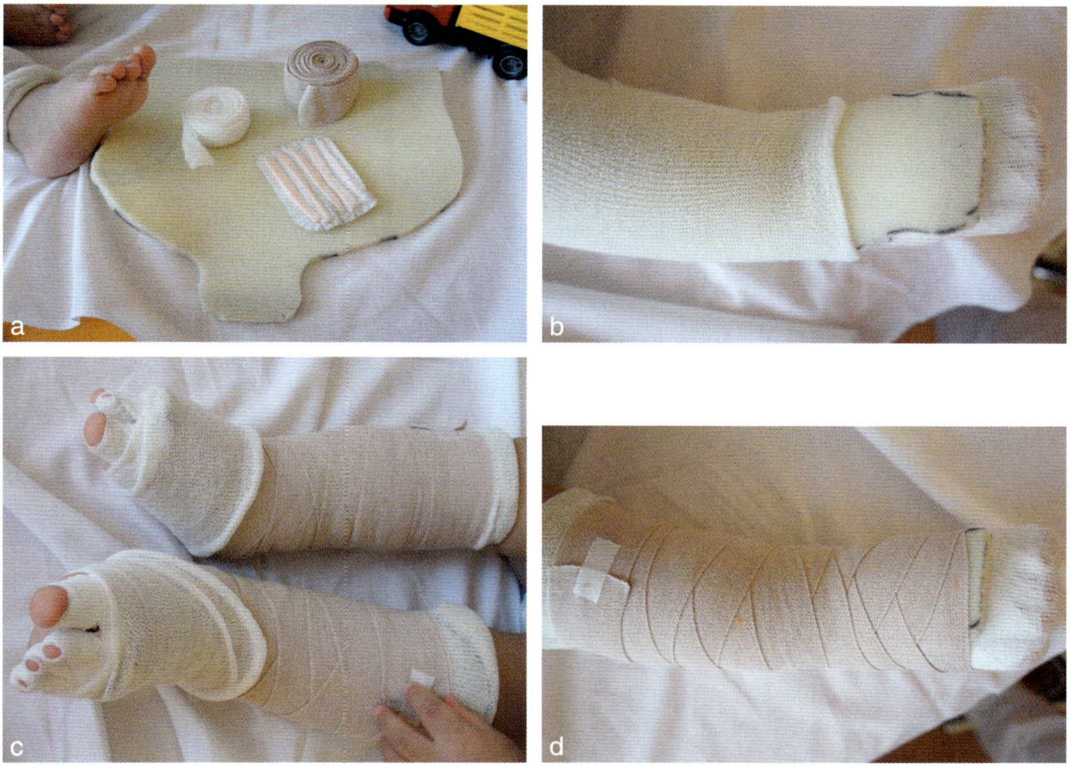

Abb. 14.3 a) benötigtes Bandagematerial b) Unterpolsterung c) und d) fertiger Kompressionsverband [M880]

KKL I und Kniestrümpfe in KKL II verordnet. Die Arme werden nicht bestrumpft, sondern von der Mutter weiterhin bandagiert. Die Strümpfe werden nach Alter und Wachstumsphasen alle drei Monate erneuert.

14.6 Reflexion der Behandlung

Die Zusammenarbeit des Netzwerks bestehend aus Sanitätshaus, Therapeut, Arzt, Eltern und Kind ist ein wichtiger Bestandteil einer erfolgreichen Therapie. Je eher mit der KPE begonnen wird, desto größer ist die Wahrscheinlichkeit, dass der Befund moderat bleibt oder sogar soweit verbessert werden kann, sodass die Kompressionsbestrumpfung am Ende ausreicht. Durch die gute Zusammenarbeit aller Behandlungspartner und eine frühzeitige Diagnose ist die Patientin heute (18 Jahre) fast befundfrei. Der Zustand der Beine wird mit einmal MLD in der Woche und einer Strumpfversorgung (Zehenkappe und Kniestrumpf) gehalten. Am linken Arm trägt sie die Kompression nach Bedarf. Sie ist trotz des Lymphödems sportlich sehr erfolgreich.

14.7 Evidenzbasierte Zusammenfassung

In der Behandlung primärer Lymphödeme bei Kindern steht neben der lymphologischen Behandlung im Sinne der KPE vor allem die intensive Zusammenarbeit mit dem familiären Umfeld im Fokus. Einerseits müssen die Eltern zur Behandlung angeleitet werden, andererseits muss auch das kindliche soziale Umfeld mitberücksichtigt werden. Das bedeutet,

dass je nach Alter des Kindes beispielsweise auch Erzieher oder Lehrer von gewissen Behandlungssequenzen unterrichtet werden sollten. Darüber hinaus kann ein primäres Lymphödem beim Kind die Wahl der Hobbies beeinflussen. Auch ist eine starke familiäre Belastung zu beobachten, da die zeitlich intensive Behandlung viel Zeit im familiären Alltag bindet. Hier greift wieder der Punkt, die Eltern mit ins Boot zu holen.
Die evidenzbasierte Praxis integriert die bestmögliche Evidenz mit der therapeutischen Expertise und den Patientenpräferenzen. In der Behandlung von Kindern stellt sich die evidenzbasierte Praxis ganz besonderen Herausforderungen, die hier beschrieben werden sollen. Zunächst gilt es, die Lebenswelt chronisch kranker Kinder und ihre Eltern mit einzubeziehen.
Ein großer Fokus der Behandlung lag sowohl darin, die Adhärenz der Eltern zu fördern und das soziale Umfeld einzubeziehen als auch Kind und Eltern im Umgang mit der Erkrankung zu stärken (Empowerment). Sowohl die Eltern als auch das Kind wurden also aktiv in die Behandlung einbezogen. Die Herausforderung bei chronisch kranken Kindern liegt in dem Spannungsfeld zwischen „sich gesund fühlen“ und gleichzeitig „chronisch krank sein“. Hier gilt es über die Maßnahmen zum Empowerment, ein selbstbestimmtes Leben mit der Krankheit zu ermöglichen. Kinder mit einer chronischen Erkrankung haben über ihr ganzes Leben hinweg immer wieder mit gesundheitlichen Einschränkungen zu tun – zumindest sind die Themen Gesundheit und Krankheit im Leben dieser Kinder (und ihrem Umfeld) stark präsent. Das bedeutet, dass sich betroffene Kinder schon sehr früh Gedanken über ihren Tagesablauf, Umgang mit ihrem Körper und ihrer Erkrankung machen und schon sehr früh eine hohe Verantwortung für sich und ihre Gesundheit übernehmen müssen.

Die Ziele bei der Behandlung von chronisch kranken Kindern sind auf mehreren Ebenen verortet. Aus rein medizinischer Sicht hat die entsprechende Therapie folgende vordergründige Ziele:

- **Vermeidung akuter Risiken:** Dies könnte bei der Therapie des Lymphödems bspw. die Prävention eines Erysipels darstellen. Hierzu müssten Eltern und Kind über die Risiken und deren Vermeidung aufgeklärt werden.
- **Prävention von Folgeerkrankungen:** Bezogen auf das Lymphödem wären hier bspw. die Vorbeugung von Hautveränderungen zu nennen. Das bedeutet, dass sowohl das Kind als auch die Eltern besonders in der Hautpflege geschult werden müssen.
- **Prävention der Krankheitsverschlechterung:** Verbesserung von Krankheitssymptomen, Steigerung der physischen und psychischen Leistungsfähigkeit sowie die Förderung der Krankheitsbewältigung und des Krankheitsmanagements (Eltern und Umfeld mit einbeziehen!)

Neben diesen rein medizinisch ausgerichteten Zielen sind ebenfalls **Ziele auf der psycho- sozialen Ebene** zu nennen. So muss neben einer „normalen“ physischen Entwicklung auch eine psycho-emotionale und soziale Entwicklung und Integration gewährleistet sein. Das körperliche Wachstum und die körperliche Entwicklung bspw. sollten durch gezielte motorische Förderung unterstützt werden. Für Kinder ist das Bedürfnis nach Bewegung ein elementares Bedürfnis. Außerdem beeinflussen sich die motorische Entwicklung eines Kindes und die psycho-soziale, emotionale und kognitive Entwicklung wechselseitig. Eine chronische Erkrankung, wie z. B. ein Lymphödem mit der „Deformation“ eines Körperteils kann die motorische Entwicklung eines Kindes beeinflussen. Deshalb ist es notwendig, dem betroffenen Kind alle Bewegungserfahrungen zu ermöglichen. Außerdem ist es wichtig, eine soziale Integration des Kindes zu erreichen. Dazu ist es notwendig, dass chronisch kranke Kinder nicht bspw. durch einen, zwar gut gemeinten, aber zu starken Schutz der Eltern von anderen Kindern abgegrenzt werden. Das bedeutet, dass für chronisch kranke Kinder der Besuch einer Kita, der Schule und (Sport-) Vereinen genauso wichtig ist wie für „gesunde“ Kinder. Kita und Schulen können gemeinsam mit den Eltern und dem chronisch kranken Kind für einen stabilen Alltag sorgen. Insbesondere die Kinderbetreuung von Kindern in jungen Jahren bedarf einer starken Kooperation zwischen Eltern, Betreuerinnen und Betreuern, damit sich alle Beteiligten sicher fühlen. Durch die Integration des betroffenen Kindes kann es eine stabile Persönlichkeit entwickeln, die es dem betroffenen Kind ermöglicht, sein Leben mit der Erkrankung zu meistern.

In Anlehnung an die ICF ergeben sich demnach Langzeitziele auf unterschiedlichen Ebenen:

- **Körperfunktionen und Körperstrukturen**
  - Verbesserung des Krankheitszustandes
  - Vermeidung von sekundären Folgeerkrankungen
  - Ungestörte physische, psychische und soziale Entwicklung
- **Aktivität und Teilhabe**
  - Angemessene Leistungsfähigkeit
  - Adäquate Schulbildung und unbeeinträchtigter Einstieg in das Berufsleben
  - Unbeeinträchtigte Lebensqualität
- **Personenbezogen**
  - Krankheitsakzeptanz
  - Adhärenz

Wie bei der Behandlung von chronisch kranken Erwachsenen, gilt bei der Behandlung von chronisch kranken Kindern, dass eine sinnvolle Behandlung und Therapie nur durch Zusammenarbeit möglich ist. Damit ein langanhaltender Therapieerfolg erreicht werden kann, ist eine gute Abstimmung und Zusammenarbeit zwischen den Beteiligten Kind, Eltern, Familie/Freunde, behandelnde Ärzte, Kita/ Schule/Verein und Kostenträgern notwendig. Nur gemeinsam kann eine Integration des Kindes erreicht werden. Das bedeutet einerseits, dass Eltern und das Umfeld gemeinsam an der Therapie des Kindes arbeiten. Dies setzt neben einer guten Kommunikation, auch einen sensiblen Umgang mit Kind und Eltern sowie eine gute Aufklärung der Beteiligten voraus. Auf diese Weise kann die Alltagskompetenz des Kindes gefördert werden. Außerdem ist es wichtig, die Alltagskompetenz aller Beteiligten durch individuelle Hilfen zu fördern. Das bedeutet bspw., dass die Eltern über die Erkrankung ihres Kindes umfassend aufgeklärt und informiert werden müssen und aktiv in den Behandlungsprozess mit einbezogen werden. Des Weiteren müssen Erzieher und Erzieherinnen, Lehrer und Lehrerinnen aber auch andere Kinder für die Erkrankung und deren Auswirkungen sensibilisiert und aufgeklärt werden. Es sind individuelle Hilfen in finanzieller und rechtlicher (bspw. Anspruch auf Versorgungsleistungen) Hinsicht notwendig, um die betroffene Familie zu unterstützen. Darüber hinaus empfinden es viele Eltern als sinnvoll, sich mit ebenfalls betroffenen Eltern bspw. im Rahmen einer Selbsthilfegruppe auszutauschen. Dies ist allerdings im Zusammenhang mit lymphologischen Krankheitsbildern sehr schwierig, da es hier bisher kaum Selbsthilfegruppen gibt.

LITERATUR

Bundeszentrale für gesundheitliche Aufklärung im Auftrag des Bundesministeriums für Gesundheit (Hrsg). Chronische Erkrankungen im Kindesalter- ein gemeinsames Thema für Elternhaus, Kindertagesstätte und Schule. Informationen für Eltern: https://www.bzga.de/infomaterialien/kinder-und-jugendgesundheit/chronische-erkrankungen-im-kindesalter/ (letzter Zugriff: 22. Mai 2020).

Deutsche Gesellschaft Lymphologie. S2k Leitlinie Diagnostik und Therapie der Lymphödeme 2017. S. 37-49 Aus: https://www.awmf.org/uploads/tx_szleitlinien/058-001l_S2k_Diagnostik_und_Therapie_der_Lymphoedeme_2019-07.pdf (letzter Zugriff: 14. Dezember 2019).

Pollmann C, Hägerling R, Andreas M, Kiefer F. Ultramikroskopische Darstellung von Lymphgefäßen während der Fötalentwicklung und im Erwachsenenstadium der Maus. Lymphologie in Forschung und Praxis, 2013; 2: 70-76.

Empfehlungen für Eltern:

Roth L. Die kleine Giraffe Sanja. Klagenfurt: Hermagoras 2014.

Todd J. The Big Book of Lymphoedema. Drewton Publishing/ UK 2009

Fall

15 Syndrombegleitende Lymphödeme

Kerstin Waldvogel-Röcker

Leitsymptome: Gendefekt – Lymphektasie – sekundäres Beinlymphödem

leicht

Definition

Syndrombegleitende Lymphödeme

Primäre Lymphödeme können ein Symptom bei einer Grunderkrankung aufgrund eines Gendefekts sein. Sie entstehen aufgrund einer angeborenen Fehlbildung des Lymphgefäßsystems und zeigen sich zum Teil direkt nach der Geburt. Zum Großteil manifestieren sich primäre Lymphödeme aber zu einem späteren Zeitpunkt. Manche primären Lymphödeme sind allerdings Teil einer komplexen Fehlbildung aufgrund eines Gendefekts (etwa Turner- oder Noonan-Syndrom). Diese primären Lymphödeme nennt man auch Syndrombegleitende Lymphödeme.

KIF11-Syndrom

Das KIF11-Syndrom entsteht aufgrund einer Mutation auf dem KIF11-Gen. Dieses Gen kodiert ein Motorprotein, welches zur Familie der Kinesin-Proteine gehört. Es ist unter anderem für die Chromosomenpositionierung und Zentrosomentrennung zuständig.
Mutationen in KIF11 sind assoziiert mit einem seltenen autosomal-dominanten Syndrom, das sich klinisch durch folgende Anzeichen äußern kann: Mikrozephalie, Störungen im Verdauungsbereich (Erbrechen, Durchfall aufgrund einer intestinalen Lymphangiektasie), zu geringe Gewichtszunahme, primäre Lymphödeme der Beine, chorioretinale Dysplasie, Augenanomalien bis hin zur Blindheit, Hörbeeinträchtigung, Verhaltensauffälligkeiten (z.B. Lern-/Konzentrationsschwierigkeiten, Hyperaktivität), mentale Retardierung (Grob- und Feinmotorik, Sprache), Epilepsie. Zusammengefasst werden die oben genannten Symptome als MCLMR-Syndrom bezeichnet (Microcephaly with or without chorioretinopathy, lymphoedema, or mental retardation).

15.1 Vorgeschichte

Beim ersten Kennenlernen mit P. im Alter von 18 Monaten fällt auf, dass er für sein Alter sehr klein und untergewichtig (6 kg) ist. In der Befundaufnahme zeigt P. sich als ein auffallend mobiles und aktives Kerlchen, welches kaum still liegen kann und lieber durch den Raum robbt. Beide Füße sind von Geburt an ödematös und zeigen inzwischen sekundäre Hautveränderungen in Form von Papillomatosen.

➤ Abb. 15.1 und ➤ Abb. 15.2 zeigen das Lymphödem an den Füßen nach der Geburt sowie nach 18 Monaten.

In diesem Fall werden folgende Fragen analysiert und beantwortet:

- Was sind syndrombegleitende Lymphödeme
- Wie sieht die entsprechende Therapieplanung aus?

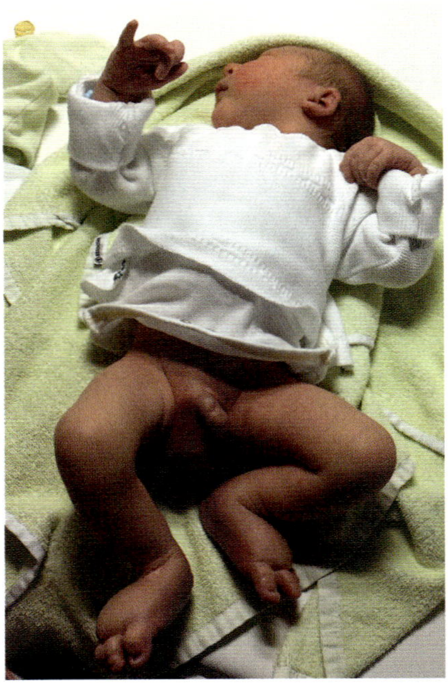

Abb. 15.1 Lymphödem an den Füßen nach Geburt [O695]

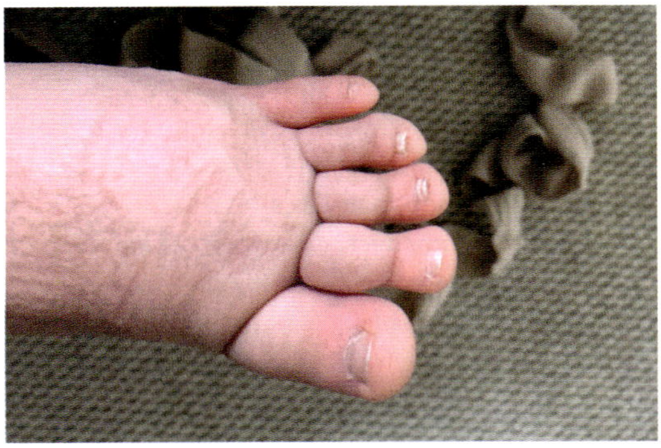

Abb. 15.2 Lymphödem an den Füßen mit 18 Monaten [O695]

15.2 Untersuchungsbefunde

15.2.1 Therapeutische Befundung

Anamnese

Die Humangenetik bestätigte nach der Geburt den Gendefekt auf dem KIF11. Die Mutter erzählt, dass der Kleine viel spuckt und auch kaum Gewicht zulegt bzw. für sein Alter untergewichtig ist. P. trägt bereits mit einem Alter von anderthalb Jahren eine Brille. Seit der Geburt hat er Ödeme an den Füßen, die sich nun bis in die Unterschenkel ziehen und erhält bereits zweimal wöchentlich MLD, allerdings ohne Kompressionstherapie.

Inspektion

Die Ödeme sind vor allem distal lokalisiert. Der Kopf ist verkleinert (Mikrozephalie), es liegt eine Einschränkung des Sehens vor, dafür hat er eine Sehhilfe. P. ist ein sehr aktives Kerlchen, allerdings fällt auf, dass seine motorische Entwicklung nicht altersentsprechend ist. Es besteht ein Hinweis auf Hyperaktivität, dies müsste allerdings kinderpsychiatrisch abgeklärt werden. P. ist stark untergewichtig und wiegt mit 18 Monaten 6 kg.

Palpation

Der Tastbefund bestätigt die Vermutung eines Lymphödems. Die Unterschenkel sind prall geschwollen und das Gewebe schlecht verschieblich mit lymphostatischen Fibrosen.

15.2.2 Evaluation des Gesundheitszustandes nach ICF

Umwelt-und Personenbezogene Faktoren

P. ist ein aktives Kind, das in einem stabilen familiären und sozialen Umfeld lebt. Die Eltern sind sehr engagiert und kümmern sich aktiv um Therapieoptionen. Darüber hinaus sind die Eltern Gründungsmitglieder eines Vereins für Betroffene des KIF11-Syndroms und setzen sich aktiv dafür ein, über die Erkrankung aufzuklären.

Funktions-und Strukturebene

P. zeigt einige Symptome des MCLMR-Syndroms, wie einen Mikrozephalus, eine Sehbehinderung, retardierte motorische Entwicklung sowie Erbrechen und Durchfall, geringe Gewichtszunahme, evtl. Hyperaktivität.

15.3 Zielsetzung

Gemeinsam mit den Eltern wurden folgende Therapieziele formuliert:

- Reduktion des primären Lymphödems
- Anleiten der Eltern zur Behandlung
- Beantragen einer lymphologischen Rehabilitation

15.4 Therapieplan

P. wird zweimal wöchentlich mit MLD und Kompressionsbandagierung im Sinne der KPE Phase I behandelt. Ein wichtiger Aspekt ist die Anleitung der Eltern in der Kompressionstherapie, damit sie die Kompressionsbandagierung täglich anlegen und ggf. Lymphdrainage in Eigenregie zu Hause durchführen können. Eine lymphologische Rehabilitation wird beantragt. Ein großes Problem ist die gastroenterologische Komponente. Die aufgenommene Nahrung wird erbrochen, kann nicht verstoffwechselt werden, sodass P. kaum an Gewicht zunimmt.

15.5 Therapeutische Behandlung

Die lymphtherapeutische Behandlung wird nach den Behandlungswegen eines primären Lymphödems durchgeführt (➤ Kapitel 5). Bei der Behandlung eines Kindes besteht die Herausforderung, dass Kinder mit anderthalb Jahren nicht 45 Minuten oder länger liegen bleiben, vor allem dann nicht, wenn es sich um eher aktive Kinder handelt. Deshalb ist es wichtig, flexibel in der Behandlungsdurchführung zu reagieren und ggf. auch im Sitzen oder in einer Kuschelposition zu behandeln (➤ Abb. 15.3). Auch sollte Spielzeug vorhanden

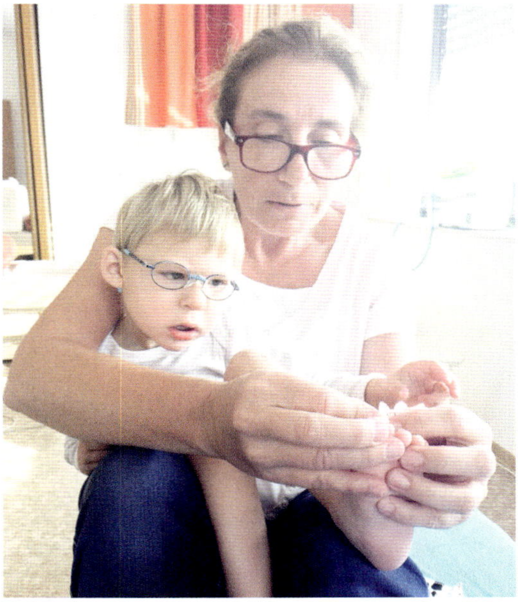

Abb. 15.3 Durchführung der MLD [O695]

sein und eine für ein Kind angenehme Behandlungsatmosphäre geschaffen werden, um eine negative Besetzung der Therapiesituation zu vermeiden.

Durch die Eltern und den Kinderarzt wird eine lymphologische Rehabilitation beantragt. Diese wird durch den Kostenträger erst einmal abgelehnt, weshalb ein Widerspruchsverfahren eingeleitet wird. Die Probleme und Erfahrungen durch das Widerspruchsverfahren und der Kontakt mit der Rehabilitationsklinik führt zu Kontakten mit weiteren Betroffenen. Auch die anderen Familien erzählen von starken gastroenterologischen Problemen (Erbrechen, Durchfall, etc.). So wird die Idee geboren, P. durch eine Gastroenterlogin untersuchen zu lassen. Zu diesem Zeitpunkt ist P. zwei Jahre alt. Die Gastroenterlogin diagnostiziert eine Lymphangiektasie im Duodenum und eine distale Ösophagitis. Es scheint, dass sich die Lymphödeme der Beine aufgrund der Lymphangiektasie und der daraus resultierenden Abflussstörung im Magen- Darm-Trakt entwickeln. Auf Grundlage der gastroenterologischen Befundergebnisse wird die lymphologische Rehabilitation genehmigt.

Während der Reha wird P. auf eine Ernährung mit MCT-Fetten (medium-chain triglycerides, MCTs) umgestellt. Die Entstauung erfolgt in der Rehabilitation mit MLD und Bandagierung sowie

Tapebehandlung. Am Ende der Reha erhält P. Kompressionsstrümpfe für die Unterschenkel.

Nach der Reha und der Ernährungsumstellung sind die Lymphödeme in den Füßen unter Kontrolle (➤ Abb. 15.4), so dass es ausreicht, wenn P. die Kompressionsversorgung trägt (➤ Abb. 15.5) und bei leichter erneuter Stauung durch die Eltern zu Hause behandelt wird.

PRAKTISCHER TIPP

Praktische, experimentelle Erfahrungen sprechen für einen entstauenden Effekt von elastischen Tapes durch eine Leitfunktion des Tapes. Die Anlagetechnik erzeugt eine epidermale Wellenfunktion, welche die Lymphbildung anregt. Wird die Tapebasis an eine regionäre Lymphknotengruppe angelegt, kann die Lymphflüssigkeit in Richtung der Lymphknoten transportiert und somit der Abfluss unterstützt werden. Die Erkenntnisse werden durch erste Studienergebnisse unterstützt, allerdings besteht hier noch großer Forschungsbedarf. Wichtig ist, dass die Tapebehandlung nicht die Kompressionstherapie ersetzt.

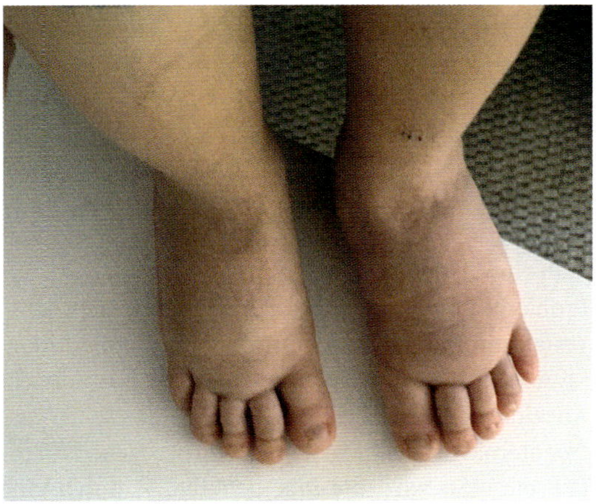

Abb. 15.4 Inspektion nach der Reha [O695]

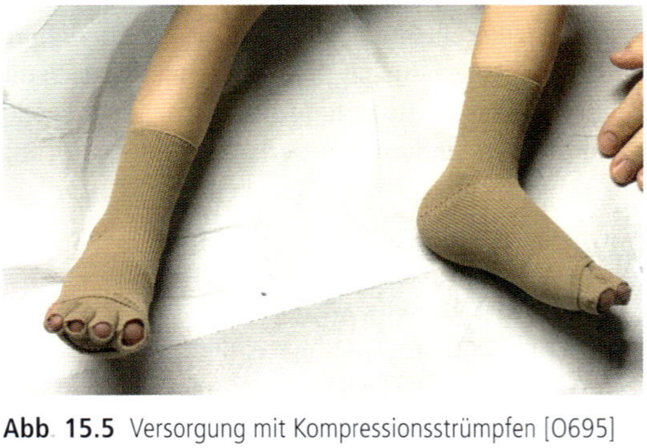

Abb. 15.5 Versorgung mit Kompressionsstrümpfen [O695]

15.6 Reflexion des therapeutischen Vorgehens

In diesem Fallbeispiel wird deutlich, dass die Therapie der syndrombegleitenden Lymphödeme in erster Linie eine reine Symptombehandlung ist. Das bedeutet, dass die Grunderkrankung therapiert werden muss, bzw. die Behandlung weiterer Symptome des Gendefekts, welche die Entwicklung bzw. Manifestation des Lymphödems begünstigen. Nach der Behandlung der gastroenterologischen Komponente sind die primären Lymphödeme mit Hilfe der KPE schnell unter Kontrolle. Ein weiterer wichtiger Aspekt ist es, die Eltern aktiv in die Therapie mit einzubeziehen, um die Autonomie der jungen Patienten zu wahren und die zeitlichen Ressourcen junger Familien zu schonen.

15.7 Evidenzbasierte Zusammenfassung

Syndrombegleitende Lymphödeme können bei einigen Genmutationen auftreten. Beispiele hierfür sind das Hennekam-, Turner- oder KIF11-Syndrom. Aufgrund des Gendefekts ist auch das Lymphgefäßsystem in seiner Entwicklung betroffen und somit entstehen angeborene primäre Lymphödeme. Neben der Behandlung des primären Lymphödems im Sinne der KPE ist auch eine Therapie der Grunderkrankung notwendig, wenn dies bereits auf Grundlage der derzeitigen Forschungslage möglich ist. Das große Problem ist die oft mangelnde Kenntnis über verschiedene Syndrome, die eine lymphologische Komponente nach sich ziehen können.

KLINISCHER HINTERGRUND

Das Hennekam-Syndrom ist ein autosomal rezessiv vererbter Gendefekt, der eine intestinale Lymphangioektasie, kongenitale primäre Lymphödeme der Extremitäten (➤ Abb. 15.6), Genitals und des Gesichts, Deformitäten des Gesichts (Mund, Augen, Ohren) und retardierte geistige und motorische Entwicklung. Die Fehlbildung des Lymphgefäßsystems betrifft nicht nur die o.g. Areale, sondern auch die Pleura, das Perikard und die Nieren.

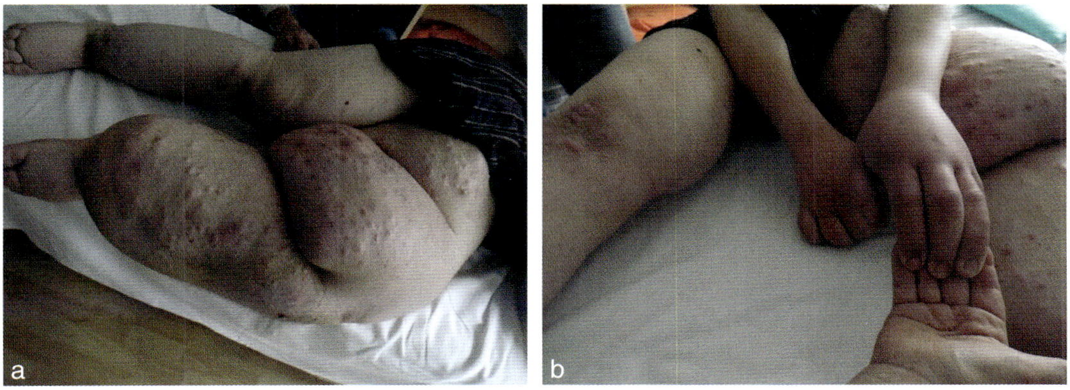

Abb. 15.6 Hennekam-Syndrom a) Beine und b) Hände [M1039]

LITERATUR

Bringezu G, Schreiner O. Lehrbuch der Entstauungstherapie. Berlin: Springer, 2014.

Depairon M, Lessert C, Tomson D et al. Primary lymphedeme. Rev med Suisse. 2017; 13(586):2124-2128.

Günes N, Tasdemir E, Jeffery H et al. A novel mutation of KIF11 in an child with 22q11.2 Deletion Syndrome associated with MCLMR. Mol_Syndromol. 2019; 9(5):266-270.

Melber DJ, Andreasen TS, Rong M et al. Novelt mutation in CCBE1 as a cause of recurrent hydrops fetalis from Hennekam lymphangiectasia- lymphedeme syndrome-1. Clin Case Rep. 2018; 6(12): 2358–2363.

INTERNET

www.kiff11kids.com

Margit Eidenberger

Fall 16 Multimorbide Patienten: Sekundäres Beinlymphödem, Kleinhirninsult, Adipositas, Obturatoriusläsion

Leitsymptome: Schwellung des Beines – Einschränkung der Gehfähigkeit

schwer

Definition

Sekundäres Beinlymphödem, Insult, Adipositas, Obturatoriusläsion

Die Inzidenz eines sekundären Beinlymphödems nach der Behandlung gynäkologischer Neoplasmen liegt zwischen 7,1 % und 37,8 %. Das Risiko steigt mit der Anzahl der entfernten Lymphknoten und adjuvanter Radio- oder Chemotherapie. Eine Beobachtungsstudie von Onoda et al aus dem Jahr 2016 berichtet von einer Korrelation zwischen der Größe und Anzahl der Leistenlymphknoten und dem Auftreten eines Ödems. In der Studie entwickelte es sich im Durchschnitt 4,75 Jahre nach der onkologischen Therapie. Der Zeitraum reichte insgesamt von wenigen Tagen bis zu 31 Jahren.

Tumorpatienten haben ein 2,5-fach erhöhtes Risiko für Thromboembolien mit einem etwa doppelt so hohen Auftreten ischämischer Insulte. Die A. vertebralis versorgt das Klein- und Stammhirn, Pons, Sehrinde und Innenohr. Vertebro-basiläre Infarkte gehen häufig auf arteriosklerotische Grunderkrankungen zurück.

Die Adipositas wird ein drei Grade unterteilt, sie beginnt bei einem BMI von 30 (Grad I: 30-34,9; Grad II: 35-39,9; Grad III: ≥ 40). Übergewicht ist ein Risikofaktor für das Auftreten von Schlaganfällen. Die abdominelle Adipositas stellt ein besonderes Risiko für Herz-Kreislauf-Erkrankungen dar.

Der N. obturatorius läuft eng benachbart zu den Vasa lymphatica iliaca externa und ist gefährdet, weil bei einer Wertheim OP (radikale Hysterektomie plus Lymphknotenentfernung) die Iliaca int. Lymphknoten dissektiert werden.

16.1 Vorgeschichte

Bei Frau P. (76 Jahre alt, alleinstehend, 1,65 m, BMI 30,9) wurde vor fünfzehn Monaten nach Blutungen in der Menopause ein Zervix-Karzinom diagnostiziert. Der Diagnose war ein Befund über Pap III (auffällige Drüsenzellen des Gebärmutterhalskanals oder der Gebärmutterschleimhaut) vorausgegangen, die histologische Abklärung mittels fraktionierter Kürettage ergab ein wenig differenziertes invasives adenosquamöses Karzinom der Stufe pT1b1pN0. Es wurde eine radikale Wertheim-Operation (R0-Resektion) mittels einer medianen Laparotomie und eine pelvine Lymphadenektomie (links 0/18, rechts 0/15) durchgeführt. Während der OP kam es zu einer Schädigung des N. obturatorius. Die Nachbehandlung erfolgte mit einer dreimaligen Brachytherapie.

Die Patientin erlitt noch in der Klinik einen ischämischen Insult der A. vertebralis. Vor fünfzehn Jahren wurde Frau P. am Hallux valgus links operiert, in Folge hatte sie eine Thrombose des linken Beines. Die Tumornachsorge erfolgt regelmäßig vierteljährlich und war bis dato unauffällig. Die unter Schwindel leidende Patientin ist in ihrem Haus trotz Gehhilfe einmal gestürzt, der Sturz verlief glimpflich ohne Verletzungen.

Anhand des mitgebrachten OP-Berichtes und des Entlassungsbriefes werden erste Einschätzungen bezüglich Schweregrad und davon abzuleitende therapeutische Ansätze getroffen.

Lymphszintigraphie und Radiotherapie

Klinischer Hintergrund

Funktionslymphszintigraphie und Brachytherapie

Bei der etwa zweistündigen Lymphszintigraphie wird eine mit Technetium-99 markierte makromolekulare Lösung von ca. 0,2 ml subkutan in die Interdigitalräume injiziert. Die anschließende Szintigraphie mit der Gammakamera zeigt den Lymphabfluss und den Substanz-Uptake der regionalen Lymphknoten beim gleichzeitig körperlich aktiven Patienten (30 Minuten Gehen am Laufband bei ca. 4 km/h). Damit kann die Diagnose Lymphödem gestellt werden. Bei einer eindeutigen klinischen Diagnosestellung durch die Basisdiagnostik kann die Funktionslymphszintigraphie keine weitere Erkenntnisse bringen und ist daher obsolet.
Eine gynäkologische Brachytherapie besteht aus dem 3D-MRI geleiteten Einführen einer Strahlenquelle in den Vaginalstumpf. Auf diese Weise kann das Nachbargewebe verschont bleiben, während die Dosis erhöht wird. Die Rezidivgefahr kann so gesenkt werden. Im Afterloadingverfahren wird zuerst ein zylinderförmiger Applikator und dann die Strahlenquelle für wenige Minuten appliziert. Als Nebenwirkung können kurzfristig Scheidentrockenheit oder ein Brennen beim Urinieren auftreten.

Frau P. ist 76 Jahre alt und seit zehn Jahren verwitwet. Sie lebt alleinstehend in einem Reihenhaus. Die Tochter lebt im Ausland und der Sohn mit seiner Familie (Frau und 17-jähriger Sohn) in derselben Stadt. Sie ist 1,65 m groß und 84 kg schwer, was einem BMI von 30,9 entspricht. Früher ist sie gern mit dem Hund spazieren gegangen und hat im Garten gearbeitet, dies war seit der OP nur noch sehr eingeschränkt möglich, u. a. deshalb hat sie etwa zehn Kilogramm an Gewicht zugenommen. Sie ist mit Hilfe eines Rollators gehfähig, allerdings hat sie rezidivierenden Schwindel und Gleichgewichtsschwierigkeiten.

In diesem Fallbeispiel werden folgende Fragen analysiert und beantwortet:

- Was muss an der bestehenden Therapie geändert werden, damit ein Erfolg eintritt?
- Wie können die zahlreichen zusätzlichen Morbiditäten in die Therapie integriert werden?
- Wie können das Lymphödem und die neurologische Symptomatik unter bestmöglicher Einbeziehung der Patientin langfristig unter Kontrolle gebracht werden?

16.2 Untersuchungsbefunde

16.2.1 Therapeutische Befundung

Anamnese

Etwa drei Monate nach der OP bemerkte Frau P. erstmalig eine Schwellung ihres linken Beines, diese nahm innerhalb von wenigen Wochen deutlich zu. Von ihrem behandelnden Gynäkologen bekam sie daraufhin Manuelle Lymphdrainage verordnet, diese fand über einen Zeitraum von zwei Monaten einmal wöchentlich statt. Trotzdem verschlechterte sich der Zustand des Beines. Die verordnete rundgestrickte Bestrumpfung passte nicht, Frau P. lehnte die Applikation der Strümpfe ab: Sie seien zu eng, bereiten am Hallux unerträgliche Schmerzen, ihr linkes Bein verkrampfe sich damit von der Hüfte bis zum Knie und er drücke an der linken Tibiakante. Bezüglich ihrer neurologischen Symptomatik (Gleichgewichtsstörung, Schwindel) befindet sie sich bei einer Kollegin in Behandlung. Auf der Suche nach Lösungen kommt es zu einem Wechsel der Lymphtherapeutin und außerdem wird ein Antrag auf Rehabilitation gestellt.

Da die ambulante MLD aus organisatorischen Gründen nicht öfter als zweimal pro Woche stattfinden kann, ein Genitallymphödem, Multimorbidität sowie Probleme mit der Kompression bestehen, wird die Indikation für eine stationäre Behandlung der Phase I in einer Fachklinik gesehen. Diese kann zwei Monate nach dem Therapeutenwechsel in Anspruch genommen werden.

WAS WÄRE, WENN ...

... ein Rezidiv bzw. Metastasen auftreten?

Mögliche Symptome für ein Rezidiv oder Metastasen können sein:
- **Plötzliche Umfangzunahme:** Sie ist auf eine Lymphangiosis carcinomatosa zurückzuführen.
- **Anhaltende Schmerzen:** Diese sind eine frühes Warnsymptom für Rezidive und in fortgeschrittenen Stadien bei 33 bis 64 % der Patienten vorhanden; möglich als somatischer oder viszeraler Nozizeptor- oder als neuropathischer Schmerz.
- **Hautmetastasen/Knochenmetastasen:** Hautmetastasen erscheinen als rötlich-livide Makulae oder Papeln und können auch ulzerieren. Knochenmetastasen verursachen Schmerzen durch eine Periost-Reizung und mögliche pathologische Frakturen.

Inspektion

- Deutliches Genu recurvatum beidseits, leichter Senkfuß beidseits, deutliche Ausprägung/ Aufquellung des „Blumenkohlgebiets" (Flaschenhals am Knie) links; Hallux valgus Stellung beider Großzehen, links mehr als rechts, Hammerzehe links III
- Etwas erhöhte Divergenz beider Füße im Stand
- Narbe (circumdian um den Nabel bis zum Os pubis)
- Besenreiser am Fuß und Unterschenkel

Messbefund

Es erfolgt eine zirkuläre Umfangsmessung nach Kuhnke. Daraus wird das Volumen in Milliliter berechnet $Vol=(U1^2+U2^2+\ldots Un^2)/\pi$ (➤ Abb. 16.1).
Außerdem gehören zu den Messbefunden:
- Bewegungsausmaß der Sprunggelenke o. B., im Knie Weichteilhemmung links > rechts
- Zerebelläre Ataxie: Gleichgewichtsstörungen im Stand und Gang; teilweise unkoordinierte Bewegungen der UE; OE o. B.; Blick und Sprache o. B.; positiver Rhomberg Test (geschlossener Stand, Augen offen)

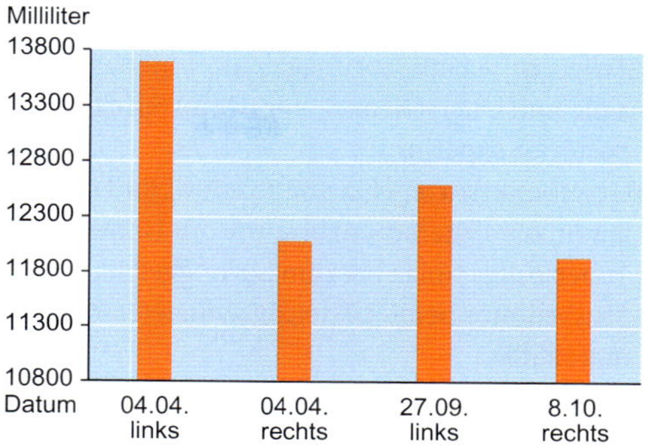

Abb. 16.1 Volumen beide Beine über ein ½ Jahr [L231]

- Quality of Life: VAS 4,5 (0 = nicht beeinträchtigt, 10 = maximal beeinträchtigt)
- Krampfartige Schmerzen mediale und dorsale Oberschenkelmuskulatur (VAS 3), besonders nach längeren Tätigkeiten im Stand

Gangbild (mit Rollator)

Das Gangbild mit dem Rollator zeigt folgende Kennzeichen:
- Leichte Gangataxie
- Mangelnde Dorsalextension des linken Fußes in der Spielbeinphase (SPBPH), Kompensation der Dorsalextension links durch vermehrte Knie-/ Hüftflexion
- Vermindertes Abrollen beider Füße vom Initial Contact bis Mid Stance
- Standbeinphase (STBPH) links verkürzt
- Leichte Zirkumduktion rechts in SPBPH
- Vermehrte Divergenz Fußlängsachse bei gleichzeitig reduzierter Spurbreite im Fersenbereich

Palpation

Die Palpation ergibt folgenden Befund:
- Haut im Bereich von Sprunggelenk, Vorfuß und Unterschenkel links überwärmt (+ 2 °C)
- Haut im Unterschenkelbereich links trocken, Desquamationen
- Positiver Dellentest am linken Vorfuß, Sprunggelenk und prätibial im Verlauf des Unterschenkels, am rechten Vorfuß, Sprunggelenk und Unterschenkel

- Positives Stemmer-Zeichen an der zweiten Zehe, am Vorfuß, Sprunggelenk, Unterschenkel, Knie und Oberschenkel, negativ an Spina iliaca posterior superior
- Gewebe verhärtet (Fibrose): ventral und medial am linken Unterschenkel sowie am Unterrand der Tuberiositas tibiae bis zum Sprunggelenk
- Muskeltonus beide UE leicht reduziert, sonst unauffällig
- Oberflächensensibilität o. B.

16.2.2 Evaluation des Gesundheitszustandes nach ICF

Umwelt und personenbezogene Faktoren

Zu den fördernden Faktoren gehört die gute soziale Unterstützung der Patientin: Ihre Angehörigen bringen sie regelmäßig zur Therapie. Ihr Hund motiviert sie zur Bewegung und außerdem verfügt sie über einen gesicherten finanziellen Rahmen.

Zu den hemmenden Faktoren gehört, dass Frau P. alleine lebt und ohne familiäre Hilfe keine Termine wahrnehmen kann; z. Z. besteht keine Kompressionsadhärenz, die konsequente Durchführung aktiver Übungen ist fraglich, Frau P. neigt dazu, über ihre gesundheitlichen Einschränkungen zu katastrophisieren, indem sie sich negative Szenarios bevorzugt vorstellt.

Körperfunktionen und -strukturen

Die Patientin zeigt neben der adipositasbedingten Vergrößerung des Mons pubis Ansätze eines Genitallymphödems. Das Ödem der UE ist verstärkt im Kniebereich (medialer Flaschenhals) sowie im Unterschenkel- und Fußbereich. Knapp distal des Knies bis zum Sprunggelenk liegt eine großflächige Fibrose vor. Das Ödem ist generalisiert und befindet sich im Stadium II mit Übergang zum Stadium III. Der Muskeltonus der UE ist herabgesetzt, die Venen der linken UE sind insuffizient. Es liegt ein erhöhter BMI von 30,9 vor (Normalwert bei Frauen ihres Alters ≤ 24).

Aktivitäten und Partizipation

Grundlegende Aktivitäten (Körperhygiene, Basisaktivitäten des täglichen Lebens (activities of daily living [ADL]) kann sie selbstständig durchführen. Selbstversorgung ist nur eingeschränkt möglich, denn ihre reduzierte körperliche Mobilität erschwert ADLs und interpersonelle Interaktionen. Ihr soziales Leben kann sie nur mit Hilfe von Familie/Freunden führen, es besteht jedoch eine gute Kommunikation und Auffassungsgabe für medizinische Probleme (Frau P. war früher Krankenschwester).

16.3 Zielvereinbarung

Frau P.´s Ziele sind die Entstauung besonders der linken, aber auch der rechten unteren Extremität und des Genitalbereiches (Phase I) mit besonderer Berücksichtigung des Genitals und der Fibrose und anschließend die Erhaltung in Phase II, eine venöse Abflussförderung und Steigerung der Kraftausdauer der Beinmuskulatur. Außerdem wird eine verbesserte Adhärenz angestrebt, insbesondere im Hinblick darauf, die Kompressionsstrümpfe zu tragen. Beide Beine müssen laufend auf eine Umfangzunahme kontrolliert werden.

Der vorhandene Strumpf wird vorerst durch eine Bandagierung ersetzt, ein neuer Strumpf soll nach der stationären Phase I angemessen werden. Die Schwiegertochter erlernt in einem mehrstufigen Verfahren die Kompressionstherapie, um an MLD-freien Tagen für Kompression zu sorgen.

Frau P. benötigt Anleitung und Unterstützung in der Umsetzung eines Diätprogramms, dafür wird eine Diätologin vermittelt.

16.4 Therapieplan

Die inguinale/pelvine Lymphadenektomie führte zur Ödementwicklung, die durch die Radiotherapie noch verstärkt wurde. Da links mehr Lymphknoten entfernt wurden, besteht hier das größere Ödemrisiko.

Das beginnende Genitallymphödem zeigt die Stase in diesem Gebiet. Die tiefe Venenthrombose links hat durch eine Schädigung der Venenklappen eine zusätzlich ungünstige Rückflusssituation geschaffen. Möglicherweise war präoperativ bereits die lymphatische Sicherheitsventilfunktion aktiv. Die Fibrose ist Zeichen der stetigen Ödemprogression und wird durch den Flaschenhals am Unterschenkel zusätzlich verstärkt. Die Fibrose wurde in der bisherigen Therapie im Applikationsdruck und der Wiederholungsfrequenz zu wenig berücksichtigt. Das Ödem kann in der derzeitigen Therapiefrequenz und unter Berücksichtigung der Komorbiditäten ambulant nicht mehr ausreichend behandelt werden, deshalb wird eine stationäre Phase I angestrebt. Die derzeitige Kompression ist inadäquat. Es muss erstens Bewusstseinsbildung für die Notwendigkeit und zweitens eine Kompromisslösung mit/für die Patientin gefunden werden.

Bedingt durch die neurologischen Symptome kann eine aktive Bewegungstherapie nur angepasst realisiert werden. Die krampfartigen ausstrahlenden Schmerzen von der Hüfte Richtung Knie können auf die Strumpfversorgung, aber auch auf die Obturatoriusläsion zurück zu führen sein.

Die bestehende Adipositas führt zu einem Diaphragmahochstand. Dies schränkt die Atemexkursionen und deren Förderung des lymphatischen Rückstroms ein.

Die Lebensqualität ist durch das Ödem und die Symptomatik deutlich eingeschränkt.

Risikostratifizierung

Die krankheitsfreie 10-Jahresüberlebensrate liegt bei 79 %. Patienten tragen nach einer OP ohne inguinale *sentinel lymphnode dissection* ein bis zu 38 %iges (mit der Zeit zunehmendes) Risiko, ein Bein-/Genitallymphödem zu entwickeln. Die Patientenaufklärung bezüglich der Ödemprophylaxe und die postoperative Eigenbeobachtung müssen konsequent umgesetzt werden. Das chronisch-progrediente Lymphödem benötigt frühzeitig und umfassend eine KPE, um zu vermeiden, dass es sich verschlechtert. Lymphödeme ab dem II. Stadium haben einen langfristigen Therapie- und Heilmittelbedarf. Eine schlecht passende Kompression kann zu Nebenwirkungen führen.

Da Ödem und BMI einander begünstigen, muss auch die Ernährung umgestellt werden. Schwere Ödeme und Adipositas führen oft zum sozialen Rückzug, es kann sich ein ernährungs- und verhaltensbezogener Teufelskreis einstellen (Isolation-Essverhalten-Ödemzunahme).

Frau P. wohnt alleine und da weitere Stürze sind nicht auszuschließen sind, muss eine geeignete Prophylaxe durchgeführt werden (etwa Entfernung von Teppichen, „Notfalluhr" am Handgelenk, regelmäßige telefonische Nachfrage der Angehörigen, Unterstützung für diverse Haushaltstätigkeiten).

Die neurologische Physiotherapie wird fortgesetzt, um die Gangprobleme, Gleichgewichtsschwierigkeiten und den Schwindel zu verbessern sowie langfristig eine Sturzpropyhlaxe durchzuführen.

16.5 Therapeutische Behandlung

Die MLD wird bis zum Beginn der stationären Reha-Behandlung zweimal wöchentlich entsprechend dem Ablauf sekundärer Beinödeme behandelt (kurzer Hals, Axilla, Rumpfwand ventral und dorsal, Genitale und Bein). Eine Behandlung dauert zu Beginn 75 Minuten. Da die Patientin nicht auf dem Bauch liegen kann, reduziert sich die Ausgangstellung (ASTE) auf Rückenlage (RL) und Seitenlage (SL). Die Narbe wird mit Daumenkreisen und stehenden Kreisen behandelt, um die Gewebsverschieblichkeit oberflächlich und in der Tiefe zu verbessern. Durch die Ausschüttung des Wachstumsfaktors „Vascular Endothelial Growth Factor **C**" (VEGF-c) kann eine Lymphangiogenese erwartet werden. Das Genitallymphödem und der Rumpf werden über die transversale Wasserscheide nach axillär bearbeitet. Im Genitalbereich wird mit Handschuhen gearbeitet. Im Unterschenkelbereich wird die Fibrose mit zahleichen Wiederholungen (Fibrosegriff, Daumenkreis, Soldaten), erhöhtem Druck und reduzierter Geschwindigkeit behandelt. Das Bein wird inklusive Zehen und einer Rumpfbandage links komprimiert. Der Genitalbereich wird mit einer speziellen Schaumstoffeinlage unterfüttert. Die Tibiakante wird zu besseren

Druckverteilung mit extra Schaumstoff unterfüttert, die Zehenbandage mit geringem Druck appliziert. Das rechte Bein wird mit weniger Zeitaufwand und ohne Fibrosetherapie behandelt und bandagiert. Die Tragedauer der Kompression wird durch die Bandagierung an zwei weiteren (MLD freien Tagen) bis zum Rehaantritt erhöht. Die krampfartigen Schmerzen werden durch Hüftsondergriffe in SL (Bewegung des Beines plus stehende Kreise bzw. pumpen) behandelt.

Die Patientin erhält folgendes Heimprogramm: Pumpübungen in Rückenlage mit hochgelagertem Bein und Theraband; Dehnung der Extensoren/Adduktoren in RL bzw. Sitz.

Ihre stationäre Reha-Behandlung ist ein Erfolg: Neben zweimal täglicher MLD erhält Frau P. Reduktionskost, sie verliert knapp fünf Kilogramm in drei Wochen. Außerdem absolviert sie die Gruppenödemgymnastik der UE und Ergometertraining am Sitzrad. Das Ödemvolumen kann reduziert, das Genitallymphödem beseitigt werden. Die Fibrose des Unterschenkels ventral kann ebenfalls stark reduziert werden, lediglich im Bereich des Sprunggelenks retromalleolär erhalten sich fibrotische Stellen. Die Patientin ist motiviert, das Diätprogramm fortzusetzen.

Kompression

Die Kompressionstherapie ist ein essentieller Parameter zur Behandlung des Lymphödems. Nur so kann langfristig der nötige Gewebedruck erzeugt werden und die Filtrationsrate gesenkt werden. Mit der problemorientierten Kompression und der Aufklärung steigt die Adhärenz.

PRAKTISCHER TIPP

Kompression und Adhärenz

Während ihrer Rehabilitationsbehandlung wurde die Patientin mit zwei neuen Maß-strümpfen der Kompressionsklasse II versorgt. Sie trägt nun links einen Leistenstrumpf und rechts einen Kniestrumpf der Klasse II. Beide sind von ihr selbstständig handzuhaben und für das derzeitige Ödemstadium ausreichend. Bei älteren und druckempfindlichen Patienten wird Kompressionsklasse II empfohlen.

Der Strumpf sollte morgens angelegt und bis abends getragen werden, Gummihandschuhe erleichtern das Anlegen. Tägliches Tragen ist für den Erfolg essenziell, auch trotz bzw. gerade bei hohen Außentemperaturen. Abends wird die Haut mit angemessenen Pflegemitteln versorgt.

⚠ VORSICHT

Diuretika und Apparative Intermittierende Kompressionstherapie

Die Indikation zur Diuretikagabe muss bei einem Lymphödem auf eine sorgfältige Untersuchung zurück gehen. Flüssigkeit wird ausgeschieden, aber die Proteine binden neue Flüssigkeit, dies führt langfristig zur Verschlechterung und möglicherweise Fibrosebildung. Indikationen sind u. a. schwere Herzinsuffizienz, Hypertonie und Aszites bei Leberzirrhose.
Der Einsatz der Apparativen Intermittierenden Kompressionstherapie (AIK) muss in solchen Fällen ebenfalls genau überlegt werden, denn es kann dadurch unter Umständen zu einem Genitallymphödem kommen. Der Druck soll zwischen 20 bis 80 mm Hg liegen, der Hals/Rumpf vorbehandelt und die Extremität danach komprimiert werden. Die AIK soll zusätzlich, nicht ersetzend erfolgen, Vielkammergeräte mit Leibteil und einzeln regulierbarer Steuerung werden empfohlen. Kontraindikationen sind Schmerzen, eine dekompensierte Herzinsuffizienz, Thrombosen und okkludierende Prozesse im Abfluss.

16.6 Reflexion des therapeutischen Vorgehens

Frau P. hat den ödemreduzierenden Effekt der KPE erfahren und schätzen gelernt. Sie kennt den Zusammenhang zwischen Gewicht und Ödem und hält ihre Alltags-limitationen (Vermeidung von Hitze, Verletzungsprophylaxe) verlässlich ein. Sie ist in ihrem Rahmen selbstständig, greift aber, wenn nötig auf Hilfe zurück. Sie beobachtet die Gewebequalität und den Umfang ihres Beines.

Der Neurologe nimmt nach unbefriedigender Erstmedikation der krampfartigen Schmerzen (Nebenwirkung Benommenheit) eine Umstellung vor. Die weiterführenden gynäkologischen Untersuchunge nimmt sie verlässlich wahr.

PRAKTISCHER TIPP

Kompressionstagebuch und Video

Frau P. bekommt ein Kompressionstagebuch (➤ Abb. 16.2), um die Trageadhärenz und die Transparenz zu erhöhen. Sie wird während der Durchführung ihrer Übungen mit ihrem Handy gefilmt und kann diese Videos zur Erinnerung und besseren Anwendung des Heimprogramms jederzeit abrufen.

Atemtherapie und Lagerung

Die vertiefte Inspiration führt durch den entstehenden Unterdruck im Thorax mit gleichzeitigem Überdruck im Abdomen zu einer Steigerung des lymphatischen Abstroms. Der Übertritt der Lymphe in das venöse System wird erhöht. In Rückenlage mit hoch gelagerten Beinen übt die Patientin selbstständig mehrere Minuten die forcierte Bauchatmung.

Ausdauertraining

Das Ausdauertraining dient dazu, sowohl die Adipositas als auch das Ödem zu reduzieren. Aus Sicherheitsgründen wird ein Bettfahrrad gewählt. Es stellt eine kostengünstige Variante dar und die Patientin kann alternativ die OE sowie die UE mit verschiedenen Widerständen trainieren. Trainiert wird mit den bestrumpften Beinen, da Kompression kombiniert mit Bewegung zu einer Volumenreduktion führt.

Lokales Kraftausdauertraining/ Krafttraining

Das lokale Kraftausdauertraining besteht aus der „Venenpumpe“ in RL: Die Patientin gibt sich selbst mit einem roten, später grünem Theraband gegen Widerstand: beide Beine je dreimal 20 Wiederholungen.

Als Krafttraining werden gesicherte High Squats durchgeführt (vorne abstützen, erhöhter Sitz, dreimal fünf Wiederholungen) auf, da die Quadrizepskraft mit der Sturzwahrscheinlichkeit korreliert (➤ Abb. 16.3).

Dehnung

Die ischiokrurale Muskulatur wird in RL über die Hüftflexion mit einem Theraband mit zwei Wiederholungen zu je 20 bis 30 Sekunden gedehnt. Das andere Bein wird dabei aufgestellt. Die Adduktoren werden im Sitz (am Bett oder auf einer Couch) durch ABD/AR des betroffenen Beines (Halbschneidersitz, selbe Intensität) gedehnt (➤ Abb. 16.4).

Alltagsaktivitäten

Frau P. erhält eine Schulung zum Thema *Self-Care-Management* im Sinne der Patientenedukation. Sie lernt dabei die wichtigen Verhaltensmaßregeln zu

Kompressionstagebuch							
Datum	Uhrzeit von	Uhrzeit bis	Anmerkungen	Datum	Uhrzeit von	Uhrzeit bis	Anmerkungen

Abb. 16.2 Beispiel für ein Kompressionstagebuch [L231]

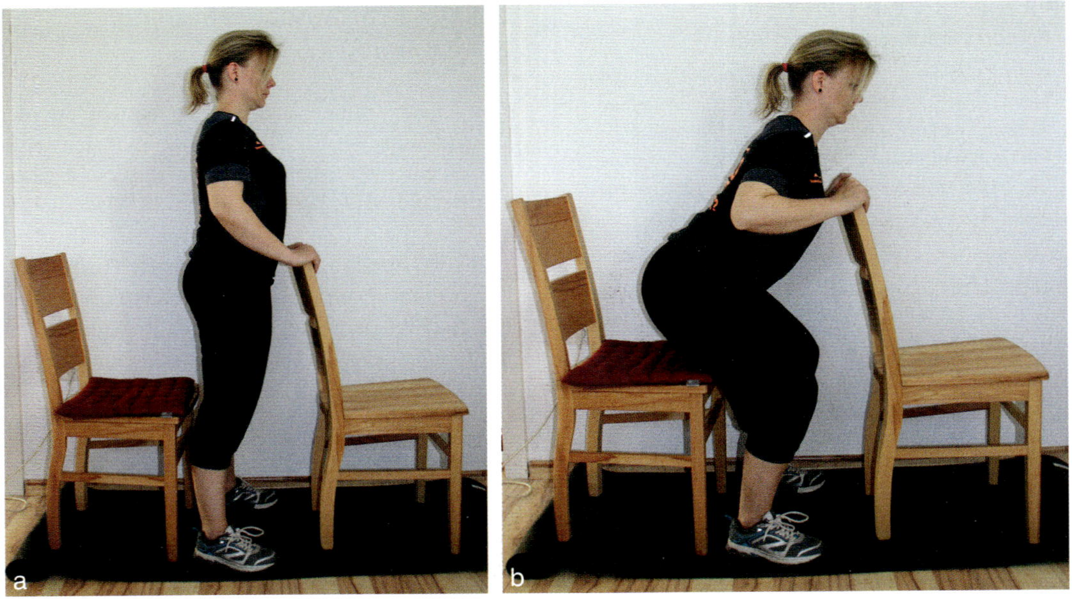

Abb. 16.3 Gesicherte High Squats: a) Ausgangsstellung, b) Endstellung [O230]

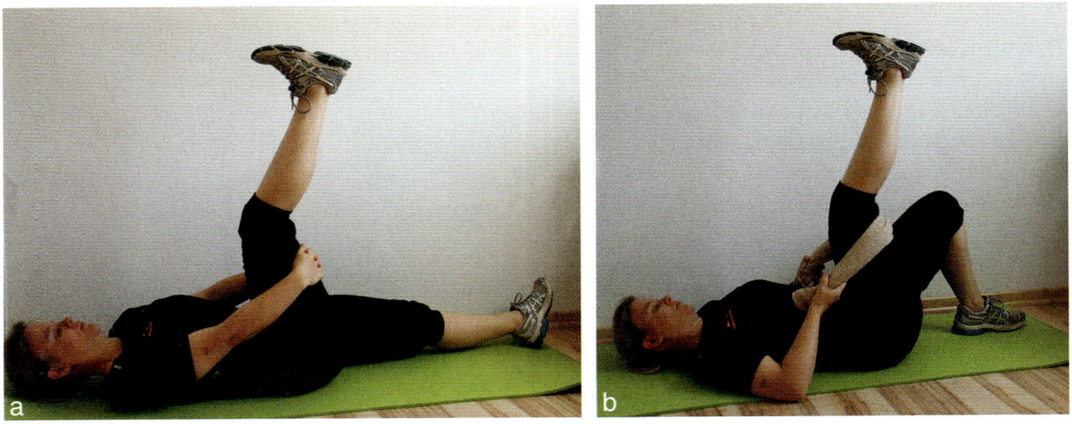

Abb. 16.4 Dehnung in Rückenlage gegen Widerstand, a) ohne Hilfsmittel b) mit Hilfsmitteln [O230]

Ödem(verschlechterungs)-Prophylaxe, die den Therapieerfolg erhalten. Die Diätologieschulung während der Rehabilitation brachte neue kaloriensparende Ideen und Rezepte. Die Kompressionsstrümpfe werden täglich von morgens bis abends getragen. Sie kann die Strümpfe alleine an- und ablegen. Das sich reduzierende Gewicht und die verbesserte neurologische Situation erleichtern ihr dies. In ihrer vertrauten Umgebung (zu Hause) kann sie auf ihren Rollator verzichten, dies erhöht die Aktivität der UE. Normale Alltagstätigkeiten (Hygiene, kochen, etc). führt sie ohne Hilfe durch, das gibt ihr das Gefühl von Selbstständigkeit und Selbstbestimmtheit. Bei anderen Tätigkeiten (Staub saugen, einkaufen gehen, etc.) wird sie von ihrer Familie und einer dreimal wöchentlich kommenden Hilfskraft unterstützt.

16.7 Evidenzbasierte Zusammenfassung

Evaluationskriterien

Der Erfolg der Maßnahmen kann mit den beschriebenen Assessments (Umfangsmessung, Quality of Life, BMI) dokumentiert werden. Außerdem sollen krankheitsspezifische Fragebogen benutzt werden, weil sog. Patient-reported Outcome Measures in der Evaluation körperlicher Beeinträchtigungen eine große Rolle spielen. Yost et al. [2013] entwickelten einen 13-Item Fragebogen mit 95,5 % Sensitivität bzw. 86,5 % Spezifität zur frühen „Selbstdiagnostik" von Ödemen der UE, dieser sollte bei solchen Patienten frühzeitig eingesetzt werden. Die Patientin gibt darauf eine deutliche Besserung der Beschwerden an.

Weitere Tipps für Frau P. können wie folgt zusammengefasst werden:

- Im nahe gelegenen Schwimmbad kann sie über die Stufen einsteigen und damit an den Normaltemperaturtagen einmal im Monat ein Schwimmtraining absolvieren.
- Bewegung ist wichtig, aber zwischendurch sollte Zeit für Pausen, idealerweise im Liegen, eingeplant werden.
- Bei allen Bemühungen sollte die Lebensqualität der lebensfrohen Patienten nicht zu kurz kommen: Sie besucht mit einer Bekannten einen Französischkurs, auch ein Achterl Wein oder eine Süßigkeit ab und zu sind erlaubt.

Die Therapiefrequenz der MLD von Frau P. wird nach der erfolgreichen Phase I sowie unter Dauerkompression vorerst auf einmal wöchentlich, im weiteren Verlauf auf alle zehn und schließlich alle vierzehn Tage reduziert.

LITERATUR

Ahmadiahangar A, Javadian Y, Babaei M et al. The role of quadriceps muscle strength in the development of falls in the elderly people, a cross-sectional study. Chiropr Man Therap. 2018; 26:31.

Apich G. Konservative Therapie des Lymphödems - Lymphologische Rehabilitationsbehandlung. W Med Wochenschr. 2013; 163(7-8): 169-176.

AWMF, Wilting J et al.: AWMF.org. S2k Leitlinie Diagnostik und Therapie der Lymphödeme. AWMF Reg.nr. 058/001. 2017, abgerufen am 4. Oct. 2019 von https://www.awmf.org/uploads/tx_szleitlinien/058-001l_S2k_Diagnostik_und_Therapie_der_Lymphoedeme_2017-05.pdf

Bringezu G & Schreiner O: Lehrbuch der Entstauungstherapie. Band 1. Grundlagen, Beschreibung und Bewertung der Verfahren. 2006, Berlin: Springer Verlag.

Borchard-Tuch C. Nicht als Schicksal hinnehmen. Pharmazeutische Zeitung. Die Zeitschrift der deutschen Apotheker 2010; 38: 17-23.

Cemal Y, Jewell S, Albornoz CR et al.. Systematic review of quality of life and patient reported outcomes in patients with oncologic related lower extremity lymphedema Lymphat Res Biol. 2013; 11(1): 14-19.

Clark L, Soper J.Endometrial Cancer and the Role of Lymphadenectomy. Obstet Gynecol Surv. 2016; 71(6): 353-360

Fallon M, Giusti R, Aielli F et al. Management of cancer pain in adult patients: ESMO Clinical Practice Guidelines. Ann Oncol. 2018; 1;29(Suppl 4): 166-191.

Földi M, Földi E, Kubik S. Lehrbuch der Lymphologie für Mediziner, Masseure und Physiotherapeuten. 6. A. München: Elsevier; Urban & Fischem, 2005.

Godoy M, Pereira RM, Oliani AH, et al. Synergic effect of compression therapy and controlled exercises using a facilitating device in the treatment of arm lymphedema. Int J Med Sc. 2013; 9(4): 280-284.

Heinkele B. Radikal-onkologische Eingriffe. In B. Uhl (Hrsg.). OP-Manual Gynäkologie und Geburtshilfe. Alles für den OP und die Station. Stuttgart: Thieme; 2004. S. 276-305.

Herpertz U. Lymphszintigraphie kritisch gesehen. Vasomed; 2015: 69-77.

Hwang Y, Moon H, Cho SH et al.Ten-year survival of patients with locally advanced, stage ib-iib cervical cancer after neoadjuvant chemotherapy and radical hysterectomy. Gynecol Oncol. 2001; 82(1): 88-93.

Katz E, Dugan NL, Cohn JC,et al. Weight lifting in patients with lower-extremity lymphedema secondary to cancer: a pilot and feasibility study. Arch Phys Med Rehabil. 2010; 91(7): 1070-1076.

Kligman L, Wong RK, Johnston M, et al. The treatment of lymphedema related to breast cancer: a systematic review and evidence summary. Support Care Cancer. 2004; 12(6): 421-431.

Lattuada M ,Hedenstierna G. Abdominal lymph flow in an endotoxin sepsis model: influence of spontaneous breathing and mechanical ventilation. Crit Care Med. 2006; 34(11); 2792-2798.

Leitlinienprogramm Onkologie et al: Leitlinienprogramm Onkologie. S3 Leitlinie Diagnostik, Therapie und Nachsorge der Patientin mit Zervixkarzinom AWMF 032/033OL. 2014: https://www.leitlinienprogramm-onkologie.de/leitlinien/zervixkarzinom/ (letzter Zugriff: 1. Oktober 2019)

Leung E, Tirlapur SA, Meads C.The management of secondary lower limb lymphoedema in cancer patients: a systematic review. Palliat Med. 2015; 29(2): 112-119.

16

Lohela M, Saaristo A, Veikkola T. Lymphangiogenic growth factors, receptors and therapies. Thromb Haemost. 2003; 90(2): S. 167-184.
Lynch L, Mendez U, Waller AB et al. Fibrosis worsens chronic lymphedema in rodent tissues. Am J Physiol Heart Circ Physiol. 2015; 308(10): H1229-1236.
McNeely M, Peddle CJ, Yurick JL, et al. Conservative and dietary interventions for cancer-related lymphedema: a systematic review and meta-analysis. Cancer. 2011; 117(6): 1136-48.
Mitra D, Catalano PJ, Cimbak N, et al.:The risk of lymphedema after postoperative radiation therapy in endometrial cancer. J Gynecol Onco.l 2016; 27(1): e4.
Navi B, Reiner AS, Kamel H, et al. Risk of Arterial Thromboembolism in Patients With Cancer. J Am Coll Cardiol .2017; 70(8): S. 926-938.
Ochalek K, Gradalski T, Szygula Z. Five-year assessment of maintenance combined physical therapy in postmastectomy lymphedema. Lymphat Res Biol. 2015; 13(1): 54-58.
Onoda S, Kimata Y, Yamada K, et al. Relationship of the number and size of superficial groin lymph nodes with the stage of secondary lymphatic edema. J Surg Oncol. 2016; 114(8): 940-946.
Planinsek R, Tlaker Z. Lymphedema after breast and gynecological cancer - a frequent, chronic, disabling condition in cancer survivors. Acta Dermatovenerol Croat. 2015; 23(2): 101-107.
Pötter R, Georg P, Dimopoulos JC et al. Clinical outcome of protocol based image (MRI) guided adapted brachytherapy combined with 3D conformal radiotherapy with or without chemotherapy in patients with locally advanced cervical cancer. Radiother and Oncol. 2011; 100: 116-123.
Quéré I, Presles E, Coupé M.Prospective multicentre observational study of lymphedema therapy: POLIT study. J Mal Vasc. 2014; 39(4): 256-263.

Fall

17 Lymphödem in der palliativen Therapie

Stefan Hemm

Leitsymptome: Sekundäres Beinlymphödem – Genitallymphödem – Erysipel – Schmerzen

schwer

Definition

Die Behandlung im Sinne der palliativen Versorgung hat nicht die Heilung der Erkrankung zum Ziel, sondern das Hauptziel ist es, die Lebensqualität zu erhalten. Die palliative Behandlung bezieht sich dabei nicht nur auf die letzte Lebensphase, sondern setzt bereits dann ein, wenn eine kurative Behandlung aussichtslos oder nicht mehr möglich ist. Große Bereiche der palliativen Versorgung sind bspw. die Schmerztherapie, psychologische Versorgung und der Erhalt der Autonomie im täglichen Leben.

17.1 Vorgeschichte

Herr L. ist 63 Jahre alt und arbeitet als selbständiger Architekt im Bereich der Immobilienverwaltung. Er ging in den letzten Jahren regelmäßig und konsequent zur Krebsvorsorge. Vor drei Jahren wurde auf Wunsch von Herrn L. bei einer Vorsorgeuntersuchung zur Früherkennung von Prostatakrebs zusätzlich der Wert des Prostata-spezifischen Antigens (PSA) bestimmt. Dieser war deutlich erhöht, woraufhin weitere Untersuchungen zur Diagnose Prostatakrebs geführt haben. Außerdem wurden bereits bestehende Metastasen im Bereich des Beckens, der Wirbelsäule und der Rippen diagnostiziert. Aufgrund der fortgeschrittenen Erkrankung wurde auf eine Operation an der Prostata verzichtet und die palliative Therapie eingeleitet. Im ersten Jahr nach Diagnosestellung wurde eine hormonelle Therapie durchgeführt, um die Symptome zu verbessern und insbesondere die Schmerzen zu lindern, den PSA-Wert zu senken sowie den Tumor zu verkleinern. Diese Therapie wurde nach einem Jahr aufgrund der entstandenen Resistenz und Nebenwirkungen beendet.

Im Jahr der Krebsdiagnose wurde zudem ein vergrößerter Lymphknoten in der rechten Leistenregion diagnostiziert und ohne Befund entfernt.

Auf eigene Initiative des Patienten wurde ca. 9 Monate nach Erstbefund im vierzehntägigen Rhythmus eine Galvano-Therapie begonnen, weitere 9 Monate später kam im gleichen Rhythmus eine Hyperthermie-Therapie ergänzend hinzu. Die Therapiekosten wurden von seiner gesetzlichen Krankenkasse nicht übernommen. Außerdem hat der Patient die Reisekosten und den Aufwand für die Anreise über eine Entfernung von insgesamt etwa 550 km auf sich genommen.

Herrn L. ging es den Umständen entsprechend gut und er fühlte sich bis auf die vierzehntägigen Termine zur Galvano- und Hyperthermie-Therapie nicht durch die Erkrankung in seinem alltäglichen Leben eingeschränkt.

Schon knapp ein Jahr nach der Diagnosestellung bemerkte Herr L. zum ersten Mal eine leichte Schwellung am rechten Bein. Nach einem Arztbesuch wurde die Manuelle Lymphdrainage (MLD) in isolierter Form (nur MLD, ohne Bandagierung oder andere Elemente der KPE) verordnet und einmal wöchentlich durchgeführt. Die Therapie wurde in zwei Serien à zehn Behandlungen mit einer Pause nach der ersten Therapieserie durchgeführt und danach eingestellt.

Ein Jahr später verstärkte sich das Ödem am Bein, woraufhin die MLD wieder fortgesetzt und eine rundgestrickte Kompressionsstrumpfhose verordnet wurde. Die Kompressionsstrumpfhose konnte die Ödembildung nicht verhindern und schränkte Herrn L. in seinem Leben so sehr ein, dass diese nach einer kurzen Tragedauer nicht weiter zum Einsatz kam. Die Behandlungsfrequenz wurde auf ein- bis zweimal pro Woche erhöht.

Vor zwei Monaten bemerkte die Therapeutin eine deutliche Ödemzunahme und ein Genitalödem. Die Therapeutin war durch die Komplexität der Erkrankung und der Komplikationen verunsichert und bat das Lymphnetz Saarland um Rat.

PRAKTISCHER TIPP

Das Lymphnetz Saarland setzt sich aus unterschiedlichen Leistungserbringern aus dem Bereich der Lymphödemtherapie zusammen. Es haben sich etwa 22 Therapiepraxen, 11 Sanitätshäuser und eine Ärztin zusammengeschlossen, um die fachübergreifende Therapie zu strukturieren und die Versorgungsabläufe besser zu koordinieren. Auf der dazugehörigen Homepage sind die Kontaktdaten der Leistungserbringer verzeichnet. Lymphnetzwerke bieten oft eine gute Möglichkeit, sich regional oder überregional über Experten im Bereich der Leistungserbringer oder spezialisierte Behandlungswege zu informieren.

Zusammenfassung

Vor 3 Jahren	Diagnose Prostatakarzinom Metastasen in Becken, Wirbelsäule, Rippen Hormonelle Therapie Entfernung eines Leistenlymphknotens ohne Befund
Ca. 9 Monate später	Galvanotherapie, die weitere 9 Monate später um Hyperthermie-Therapie ergänzt wird
Vor 2 Jahren	Erste Ödembildung am rechten Bein Manuelle Lymphdrainage in isolierter Form bis Dezember
Vor einem Jahr	Ödemverstärkung im Sommer mit erneuter Einleitung der Manuellen Lymphdrainage Verordnung einer rundgestrickten Kompressionsstrumpfhose
Ca. 3 Jahre später/letzter Stand seit ca. 6 Wochen	Deutliche Ödemzunahme am rechten Bein und Entwicklung eines Genitalödems Einleitung der KPE Phase 1

Definition

Galvano-Therapie

Bei der Galvano-Therapie wird Gleichstrom durch angebrachte Elektroden direkt in den Tumor eingebracht. Dieser Strom bahnt sich auf Grund der speziellen Eigenschaften von Tumorzellen – ihr elektrischer Widerstand ist geringer als der von gesunden Zellen – den Weg nahezu ausschließlich durch die Tumorzellen. Es kommt somit zu einem Elektronenfluss und einem Spannungsfeld im Tumor selbst.

Die Wirkung der Galvano-Therapie soll sich vor allem aus dem Zusammenspiel folgender Effekte ergeben:

- Elektrolyse
- Aktivierung des Immunsystems
- Verringerung der Durchblutung und der Sauerstoffversorgung des Tumors
- Verringerung des Tumorwachstums
- Schädigungen der Zellmembranen

Hyperthermie

Diese Wärmeanwendung soll Krebszellen zerstören und den Tumor empfindlicher machen, beispielsweise gegenüber einer Chemo- oder einer Strahlentherapie.

Trotz der langjährigen wissenschaftlichen Arbeit ist die Überwärmung bis heute kein Standardverfahren der Krebsbehandlung, da sie noch viele Fragen offenlässt. Der Begriff Hyperthermie umfasst eine ganze Reihe zum Teil sehr unterschiedlicher Verfahren – die Spanne reicht von Verfahren, die im Rahmen von klinischen Studien an großen Krebszentren angewendet werden, bis hin zu Anwendungen der „Alternativmedizin".

In diesem Fall werden folgende Fragen analysiert und beantwortet:

- Um welche Art von Ödem handelt es sich?
- Wie sieht die entsprechende Therapieplanung aus?
- Welchen Einfluss hat die palliative Situation auf die Ödemtherapie?
- Welche Komplikationen können entstehen?

17.2 Untersuchungsbefunde

17.2.1 Therapeutische Befundung

Anamnese

Nach Kontaktaufnahme mit dem Lymphnetz Saarland wechselte Herr L. die Praxis. Neben der steigenden Belastung durch den Krankheitsverlauf beschreibt Herr L. die hohe psychische Belastung durch die Entwicklung des Genitalödems. Das Genitalödem entwickelte sich innerhalb der letzten sechs Wochen. Er beschreibt Probleme mit dem Harnverhalt und hat in diesem Zusammenhang große Angst, dass dies für sein Umfeld kenntlich wird. Am rechten Bein zeigt sich ein Ödem, welches am Beckenkamm beginnt und bis zur Knieregion reicht. Das Ödem bildet sich über die Nachtruhe nicht zurück.

Inspektion

Auffällig ist die verstärkte proximale Verteilung des Ödems. Fuß und Unterschenkel sind ödemfrei (➤ Abb. 17.1).

Die Messungen erfolgen mit der ersten Befunderhebung und dann immer nach der Lymphdrainage. Dazu liegt der Patient in Rückenlage und der Therapeut misst von der Großzehenspitze in Abständen von 9 cm, 24 cm, 36 cm, 66 cm, 88 cm.

Palpation

Das Stemmer-Zeichen ist sowohl rechts als auch links negativ. Der Tastbefund bestätigt die Vermutung eines Lymphödems. Der Oberschenkel ist prall geschwollen und das Gewebe schlecht verschieblich mit lymphostatischen Fibrosen. Der Tastbefund von Penis und Skrotum zeigt ebenfalls bereits deutliche Anzeichen von lymphostatischen Fibrosen.

Dieser Sicht- und Tastbefund wurde durch die Umfangsmessungen beider Beine bestätigt.

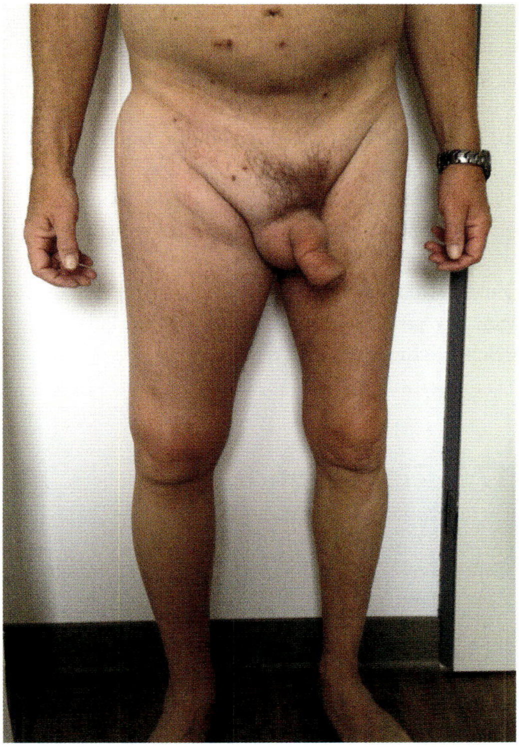

Abb. 17.1 Vor der Entstauungsphase [M885]

17.2.2 Evaluation des Gesundheitszustandes nach ICF

Umwelt-und Personenbezogene Faktoren

Herr L. ist zu diesem Zeitpunkt aufgrund des Genitalödems bereits seit einer Woche arbeitsunfähig geschrieben. Das bedeutet aufgrund der Selbstständigkeit eine hohe finanzielle Belastung.

Funktions-und Strukturebene

Das Bein- und Genitallymphödem ist sekundär entstanden und könnte folgende Ursachen haben:

a) Die regionären Lymphknoten für das Bein und die äußeren Genitalien sind die Leistenlymphknoten (Nll. inguinales).

17

Nachdem ein Lymphknoten im Diagnosejahr entfernt wurde, wurde das Lymphgefäßsystem geschädigt, was das Lymphödem ausgelöst haben könnte..

b) Die Tumorvergrößerung behindert den Lymphabfluss, sodass dieser eingeschränkt bis hin zu unmöglich wird. Die Folge ist ebenfalls ein Lymphödem. Häufig entwickeln sich diese Ödeme sehr rasch.

Zu den Nebenbefunden gehören starke Verspannungen der gesamten Schulter-Nackenmuskulatur und leichte Schmerzen im LWS-Bereich.

17.3 Zielsetzung

Gemeinsam mit Herr L. wurden folgende Therapieziele formuliert:

- Reduktion des Genitalödems
- Stabilisierung und ggf. Reduktion des Beinlymphödem rechts
- Detonisierung im Schulter-Nacken Bereich
- Wiederherstellung der Arbeitsfähigkeit

17.4 Therapieplan

Die ödembezogenen Symptome und die Zielsetzung der KPE-Phase I wurden mit dem Arzt besprochen. Im Rahmen der palliativen Situation wird die Therapieentscheidung (KPE-Phase I) durch den Arzt befürwortet und unterstützt.

Aufgrund der akuten Situation wird nicht die Genehmigung der Krankenkasse bezüglich Kostenübernahme für die Flachstrick-Kompressionsversorgung abgewartet, sondern in der Folgewoche mit der KPE-Phase I begonnen. Die Kompressionsbandagierung der Genitalregion ist eine große Herausforderung – sowohl für den Therapeuten als auch für den Patienten. Aus diesem Grund wird dem Patienten ein Schulungsvideo mit einer Anleitung für die Genitalbandagierung ausgehändigt und in der Folgebehandlung gemeinsam mit dem Therapeuten geübt.

⚠ **VORSICHT**

Die rasche Ödemprogression der letzten sechs Wochen und die proximale Betonung (Genital und Oberschenkel) der Ödematisierung können Anzeichen für ein zentrales Abflusshindernis in Form eines Rezidivs sein.

Folgende Heil- und Hilfsmittel wurden verordnet

Heilmittel

- MLD-60, Kompressionsbandagierung, Übungsbehandlung
- Krankengymnastik

Verbandsstoffe

- Kompressionsmaterial, Rosidal® Lymph Bein groß von Lohmann und Rauscher
- Mollelast® haft 6 cm × 4 m von Lohmann und Rauscher

Hilfsmittel

- Maßgefertigter Kompressionsstrumpf in Flachstrick A-G, maßgefertigte Kompressionsradler in Flachstrick (Kompressions-Radlerhose)

In der Planung der KPE-Phase I wurde ein spezialisiertes Sanitätshaus aus dem Lymphnetz Saarland eingeschaltet. Die Kompressionsbestrumpfung wurde in der entsprechenden Teilung und Qualität durch den Arzt verordnet. Die Mitarbeiter des Sanitätshauses übernehmen die Hilfsmittelversorgung und Aufklärung von Herr L.

17.5 Therapeutische Behandlung

Therapie des Genitallymphödems, drei Jahre nach Erstdiagnose

Aufgrund des Genitalödems wird der Behandlungsaufbau gegenüber einem isolierten Beinlymphödem angepasst und entsprechend ergänzt. Die axillären Lymphknoten der rechten und linken Seite werden als suffiziente Abflussgebiete genutzt (➤ Abb. 17.2).

Behandlung in Rücken- oder Seitenlage

1. Kontaktaufnahme am Hals
2. Atemtherapie (vertiefte Bauchatmung)

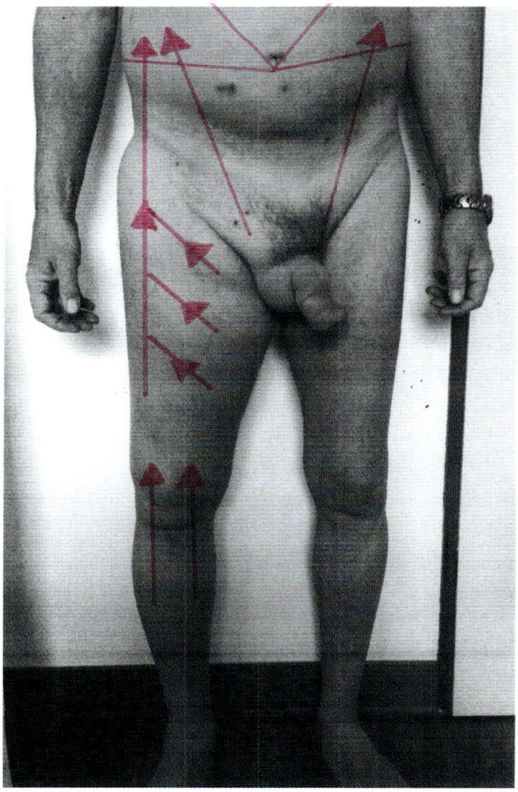

Abb. 17.2 Behandlungsaufbau der MLD [M885]

3. Ventraler Behandlungspfad axillo-inguinal:
   a) Vorbehandlung des gesunden oberen Rumpfquadranten von ventral: Behandlung der Nll. axillares und Ausarbeiten des therapeutischen Dreiecks
   b) Anregen der Verbindungen: axillo-inguinale Anastomosen (10–20–10)
   c) Entstauen des ventralen betroffenen Rumpfquadranten nach Befund in Richtung Nll. axillares der selben Seite
4. Behandlung der anderen Seite auf die gleiche Weise
5. Nacharbeiten beidseits an der Flanke in Richtung Nll. axillares

Behandlung in Bauch- oder Seitenlage

6. Dorsaler Behandlungspfad axillo-inguinal:
   a) Vorbehandlung des gesunden oberen Rumpfquadranten von dorsal: Behandlung der Nll. axillares und Ausarbeiten des therapeutischen Dreiecks
   b) Anregen der Verbindungen: axillo-inguinale Anastomosen (10–20–10)
   c) Entstauen des dorsalen betroffenen Rumpfquadranten nach Befund in Richtung Nll. axillares der selben Seite
7. Auf die Behandlung mit tiefen Griffen paravertebral wird aufgrund der bekannten Metastasierung verzichtet
8. Behandlung der anderen Seite auf die gleiche Weise
9. Nacharbeiten beidseits an der Flanke in Richtung Nll. axillares

Behandlung in Rückenlage

10. Behandlung des Genitalbereiches (mit Handschuhen)
    a) Unterbauch, Penis und Skrotum mit Schub Richtung axillo-inguinale Anastomosen rechts und links
    b) Bandagierung des Genitals (da die Bandagierung bereits im Vorfeld der Entstauungsphase mit dem Patienten geübt wurde, muss hier nur noch Hilfestellung durch den Therapeuten gegeben werden (➤ Abb. 17.3)
11. Bearbeiten des rechten Oberschenkels lateral
12. Bearbeiten des gesamten Oberschenkels und der Leistenregion nach lateral zu den vorbereiteten Anastomosenwegen
13. Anregen der Ischiasanastomosen und Vasa vasorum
14. Bearbeiten der lymphödematösen Region von proximal nach distal bis Mitte Unterschenkel (distaler Unterschenkel und Fuß werden nicht behandelt werden, da hier keine Ödematisierung vorliegt)
15. Hautpflege am Bein
16. Anlegen eines klassischen lymphologischen Kompressionsverbands am Bein
17. Entstauende Übungsbehandlung in Kompression im Trainingsbereich der Praxis mit Hilfe von Trainingsgeräten wie Fahrradergometer, Crosstrainer und Beinpresse

Die KPE-Phase I wird für eine Dauer von vierzehn Tagen geplant. Die Behandlungen werden täglich am Vormittag durchgeführt. Schon nach den ersten Behandlungstagen zeigt sich eine deutlich Ödemreduktion. Die Kompressionsbestrumpfung wird am Ende der ersten Woche angemessen, sodass die Kompressionsware bereits am Ende der zweiten

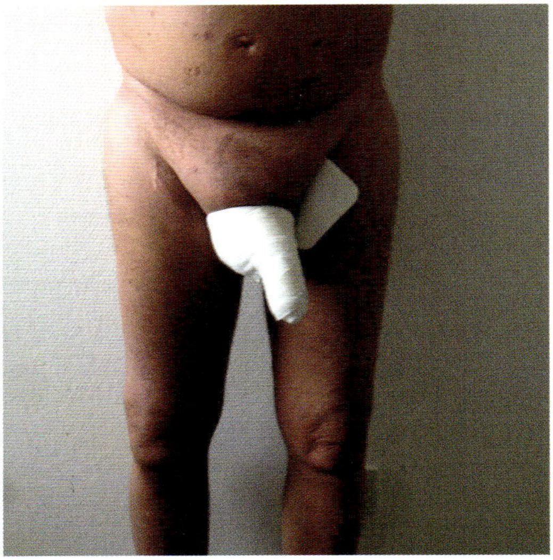

Abb. 17.3 Kompressionsbandagierung des Genitals [M885]

Woche im Sanitätshaus vorliegt. In der anschließenden Woche werden noch drei und in den danach folgenden Wochen jeweils zwei Behandlungstermine vereinbart.

Therapieergebnis nach der ersten Woche in der Entstauungsphase

In ➤ Abb. 17.4 ist der Behandlungserfolg nach der ersten Woche der Entstauungsphase dokumentiert.

Drei Wochen nach der Entstauungsphase wird eine weitere Kompressionsbestrumpfung in der gleichen Ausführung als Wechselversorgung durch die Mitarbeiter im Sanitätshaus bestellt.

Die Therapieergebnisse des Bein- und Genitallymphödems können mit zwei Behandlungen MLD pro Woche gehalten und stabilisiert werden. Herr L. ist wieder arbeitsfähig und kann seinem Beruf nachgehen. Die Kompressionsstrümpfe werden in regelmäßigen Abständen kontrolliert und alle sechs Monate erneuert. Die physiotherapeutische Behandlung wird nach zwölf Behandlungen beendet, Herr L. beginnt ein medizinisches Aufbautraining in der Praxis.

Therapie im weiteren Verlauf der Erkrankung

Ein Jahr nachdem Herr L. die Arbeit wieder aufnehmen konnte und somit 4 Jahre nach der ersten

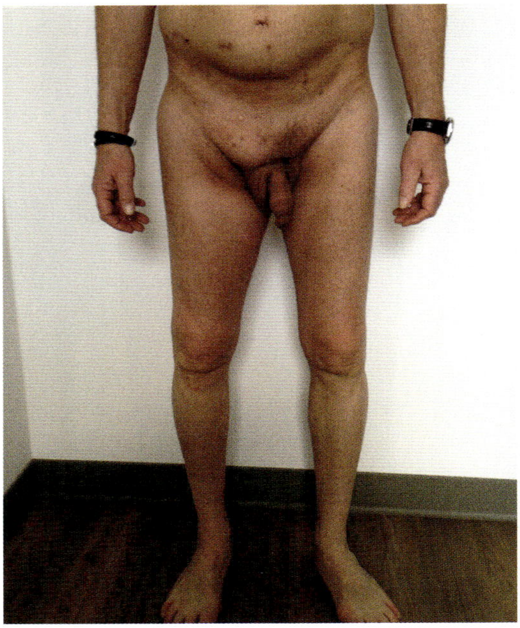

Abb. 17.4 Nach der ersten Woche der Entstauungsphase [M885]

Diagnose des Prostatakarzinoms entwickelte sich aus einem rötlichen Fleck im linken Leistenbereich eine Wunde. Diese wurde als Hautmetastase diagnostiziert und chirurgisch entfernt. Es kam zu keiner verstärkten Ödemzunahme, die atypischen Schmerzen im LWS Bereich verschlimmerten sich jedoch zunehmend. Der behandelnde Arzt lieferte Herrn L. für eine stationäre Therapie ein, wo mehrere Wirbelkörperfrakturen im LWS- und unteren BWS-Bereich diagnostiziert wurden. Es folgte eine Operation mit Versteifung der Wirbelkörper und ein dreiwöchiger Aufenthalt in der Klinik. Anschließend folgte ein dreiwöchiger Rehabilitationsaufenthalt. Schon während des Klinikaufenthalts verschlechterte sich die Ödematisierung von Bein und Genital zusehends, die Ödematisierung des Genitals verschlechterte sich sogar so dramatisch, dass der Reha-Aufenthalt für die Legung eines suprapubischen Blasenkatheders unterbrochen werden musste (➤ Abb. 17.5).

Nach dem Reha-Aufenthalt muss die ambulante Weiterbehandlung aufgrund des schlechten Allgemeinzustandes im häuslichen Umfeld des Patienten organisiert werden.

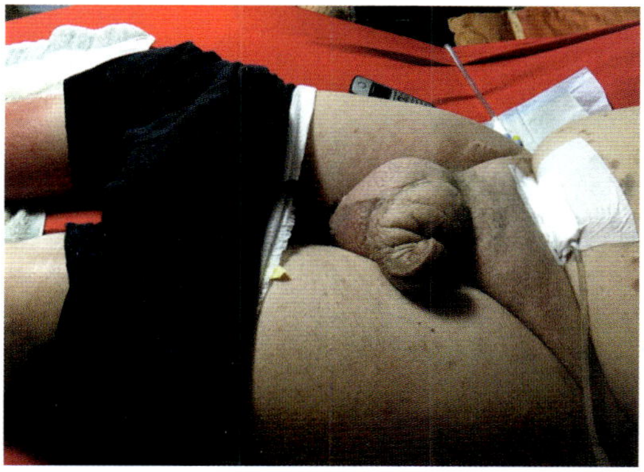

Abb. 17.5 Zustand nach Reha-Aufenthalt (mit Therapieunterbrechung) [M885]

Die Spezialisierte Ambulante Palliativversorgung (SAPV) wird eingeschaltet, welche die komplette Organisation und Koordination der Therapie und Pflege gemeinsam mit Herr L. übernimmt. Aufgrund der neuen Situation bzgl. der palliativen Behandlung werden die Therapielziele und auch die Behandlung angepasst.

Sekundäre Beinlymphödeme bestehen nun im Stadium III mit deutlicher Rumpfbeteiligung und einem stark fibrosierten Genitallymphödem. Herr L. ist nicht gehfähig und längeres Sitzen, das über fünf Minuten hinausgeht, verstärkt die Schmerzen im LWS-Bereich. Er beschreibt schmerzhafte Einschränkungen in allen Gelenken der unteren Extremitäten. Am ersten Behandlungstag zeigt sich eine instabile Herz-Kreislaufsituation. Herr L. ist jedoch sehr motiviert, er hatte durch sein familiäres Umfeld neuen „Lebensmut und -willen" erlangt.

Therapeutische Zielsetzung

Gemeinsam mit Herrn L. werden nun folgende Therapieziele formuliert:

- Kreislaufstabilisierung
- Verbesserung der ADL
- Verhinderung der weiteren Ödemzunahme

Herr L. erhält die Verordnungen über MLD-60, Kompressionsbandagierung, Übungsbehandlung mit Hausbesuch sowie Physiotherapie mit Hausbesuch.

Die weitere ambulante Therapie erfolgte im häuslichen Umfeld über einen Zeitraum von anderthalb Jahren. Sie wurde nach Möglichkeit täglich durchgeführt bis Herr L. verstarb.

Komplikationen in der Palliativphase

In den letzten 1,5 Jahren vor seinem Tod kam es bei Herrn L. zu vielen Komplikationen, von denen hier nur einige beschreiben werden.

Die instabile Kreislaufsituation nach dem Reha-Aufenthalt stabilisierte sich durch die Anleitung zur Stoffwechselgymnastik, welche mehrmals täglich selbständig durchgeführt wurde. Die Schmerzen konnten sehr gut durch entsprechende Medikationen reduziert werden, die größte medikamentöse Nebenwirkung war die Müdigkeit.

Innerhalb weniger Wochen war Herr L. wieder steh- und gehfähig. Die Gehstrecke beschränkte sich auf das häusliche Umfeld und in einem Umkreis von ca. 250 Meter.

Die Lymphödeme an beiden Beinen und dem Genital konnten nicht deutlich verbessert werden. Herr L. konnte aufgrund einer bestehenden Herzinsuffizienz keine Kompressionsstrümpfe tragen. Auch das Anlegen milder lymphologischer Kompressionsverbände wurde meist nur für kurze Zeit toleriert. Es kam wegen hoher Frequenz der Manuellen Lymphdrainage zu keiner deutlichen Ödemzunahme, die Ödembeschaffenheit veränderte sich aber zunehmend: Die Fibrosierung schritt voran und konnte durch die isolierte Manuelle Lymphdrainage nicht verhindert werden. Aufgrund der fortschreitenden Herzinsuffizienz wurde die Gabe der Diuretika erhöht, welche das Voranschreiten der Fibrosierung im Gewebe begünstigte, aber das Ödemausmaß leicht reduzierte.

Dieser Zustand hielt sich über etwa ein halbes Jahr, bis es im September über Nacht zu einer deutlichen Rötung an beiden Unterschenkel kam. Der Verdacht auf ein Erysipel lag nahe, Herr L. hatte jedoch keine weiteren Symptome wie Fieber, Schüttelfrost oder ein starkes Krankheitsgefühl. Ein Tag später wurde das Erysipel aber durch den behandelnden Arzt bestätigt (➤ Abb. 17.6).

Zur bestehenden Medikation wurde keine zusätzliche Antibiotikagabe veranlasst. Nach Rücksprache mit Herrn L. wurde die Manuelle Lymphdrainage für unterbrochen. Als im Laufe der nächsten Wochen die Entzündungszeichen langsam zurückgingen, konnte die Manuelle Lymphdrainage wieder aufgenommen werden. Die Hautfarbe veränderte sich zunehmend

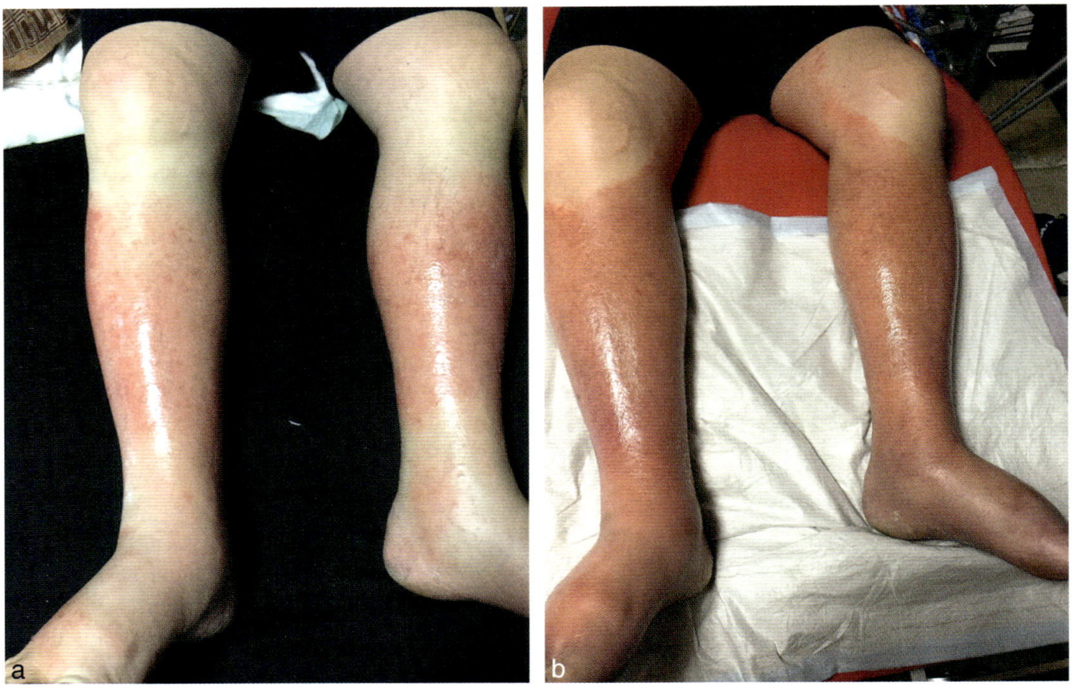

Abb. 17.6 Erysipel als Komplikation a) beginnende Rötung b) weitere Entwicklung des Erysipels [M885]

bräunlich und die Lymphödeme an beiden Unterschenkeln reduzierten sich. Die Gewebeverhärtung nahm kontinuierlich zu (➤ Abb. 17.7).

Acht Monate später zeigten sich im Mai bei Herrn L. starke Kollateralvenen am rechten Thorax. Wenige Tage später waren dann auch Tumore in der Axilla zu palpieren, welche das Venengeflecht komprimierten. Die Folge waren gestaute oberflächige Venen (➤ Abb. 17.8.).

Im August verschlechterte sich der Zustand von Herr L. deutlich. Die Manuelle Lymphdrainage hatte seit Wochen keinen Effekt mehr und war aufgrund der Schmerzempfindlichkeit und der weiter fortgeschrittenen Herzinsuffizienz keine Therapieoption mehr.

Zu diesem Zeitpunkt bestand die Therapie aus
- passiven Bewegungen der Extremitäten
- Atemtherapie
- Lagerung
- Heiße Rolle
- Massagetechniken

Im September wurde Herr L. in einem Hospiz aufgenommen, in dem er wenige Tage später verstarb.

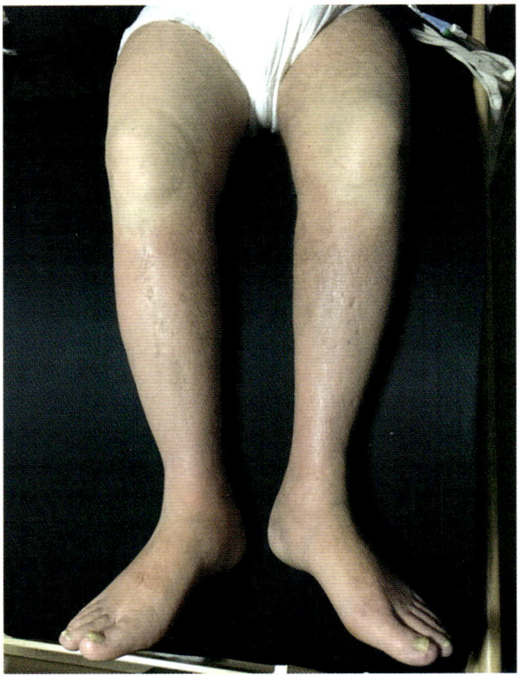

Abb. 17.7 Zunehmende Gewebeverhärtung [M885]

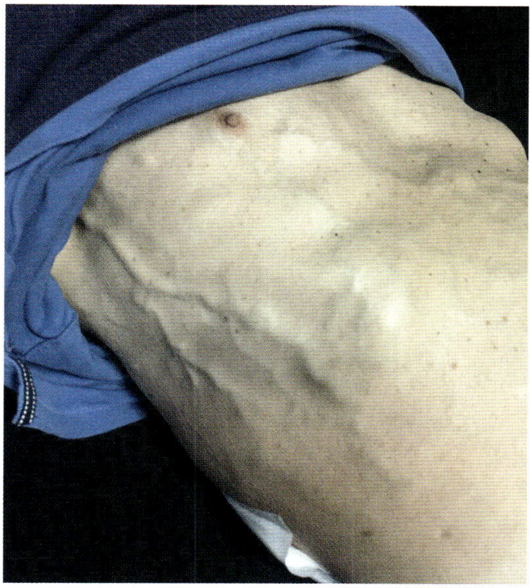

Abb. 17.8 Kollateralvenen am Thorax [M885]

17.6 Reflexion des therapeutischen Vorgehens

Durch die sich immer weiter verschlechternde Situation des Patienten wird die Zielsetzung im Therapieverlauf mehrfach angepasst. Dies ist insofern eine besondere Herausforderung in der Behandlung des Patienten, als der momentane Zustand, die Prognose, mögliche Erleichterungen im täglichen Leben wie auch die Ziele des Patienten berücksichtigt und in Einklang gebracht werden müssen. Zu Beginn der Behandlung ist das Therapieziel eher kurativ orientiert. Nachdem sich der Zustand des Patienten im Zuge der palliativen Behandlung geändert hat, muss sich auch das Therapieziel hin zur Erhaltung der Lebensqualität verändern.

Darüber hinaus ist bei solchen Behandlungen, die zudem über Jahre erfolgen können, die Selbstfürsorge des Therapeuten ein wichtiger Aspekt: Das Thema Achtsamkeit hinsichtlich der eigenen Person ist wichtig, um der großen Herausforderung, mit sterbenden Patienten zu arbeiten, begegnen zu können. Hier kann eine individuelle oder teambezogene Supervision hilfreich sein, um die Resilienz des behandelnden Teams gegenüber der besonderen Belastung zu fördern. Auch Humor, so paradox es klingt, ist ein wichtiger Aspekt in der Behandlung von palliativen Patienten: Humor erzeugt Distanz bzw. eine Metaebene gegenüber einer belastenden Situation und schafft einen freieren Blick. So kann man als behandelnder Therapeut mit der gewonnenen Distanz die Aufmerksamkeit gegenüber sich selbst gewährleisten.

17.7 Evidenzbasierte Zusammenfassung

In diesem Fallbeispiel zeigt sich die starke palliative Komponente. Es geht hierbei nicht um Heilung, sondern darum, die Zielsetzung des Patienten zu berücksichtigen und die therapeutischen Ziele und Behandlungsmethoden schrittweise an die derzeitig vorliegende Situation des Patienten anzupassen. So ist im Verlauf zu erkennen, dass die ursprüngliche Behandlung des Lymphödems im Sinne der KPE durch weitere Maßnahmen abgelöst wird wie Heiße Rolle, Massage etc. Diese Maßnahmen zielen darauf ab, die Lebensqualität zu erhalten. Gekennzeichnet ist das palliative Setting durch die enge professionsübergreifende Zusammenarbeit und das gemeinsame Ziel, dass die durchgeführten Therapien und Maßnahmen das Leben des Patienten erleichtern sollen.

LITERATUR

Gültig 0, Miller A, Zöltzer H. Leitfaden Lymphologie. München: Elsevier, 2015.

Thöns M, Sitte T. Repetitorium Palliativmedizin. Berlin: Springer, 2013.

Nieland P, Simader R, Taylor J. Was wir noch tun können: Rehabilitation am Lebensende. Physiotherapie in der Palliative Care. München: Elsevier 2013.

INTERNET

www.krebsinformationsdienst.de/behandlung/hyperthermie.php (letzter Zugriff am 31. Januar 2020)

Fall

18 KPE aus Sicht des Netzwerkes

Henry Schulze

Leitsymptome: Schwellung der Zehen – Spannungsgefühl

leicht

Das Wichtigste in Kürze

Interdisziplinäre Zusammenarbeit

Die KPE ist aus der Sicht eines Netzwerkes eine komplexe Steuerung von Prozessen und Beziehungen, die dadurch gekennzeichnet ist, dass verschiedene Leistungserbringer in der lymphologischen Versorgungskette zusammenarbeiten. Lymphologische Netzwerkarbeit besteht aus mehreren interagierenden Komponenten und verschiedenen Komplexitätsdimensionen, z.B. hinsichtlich der durchführenden Disziplinen im Netzwerk oder der individuellen Zielsetzungen.

Dabei besteht auch die Herausforderung, angemessen mit dem Patienten zu kommunizieren: Im Klinikbereich sind Absprachen oder Besprechungen auf kurzen Wegen möglich und können kurzfristig organisiert werden. Im ambulanten Bereich ist eine gute Kommunikation nur möglich, wenn die Behandlungspartner eng in einem Netzwerk zusammenarbeiten.

In solch einem Netzwerk muss die Kommunikation untereinander einen gewissen Standard besitzen und gut organisiert sein. Dazu ist es sinnvoll, eine gemeinsame Dokumentation zu etablieren, die alle für die lymphologische Behandlung relevanten Daten erfasst und auch gepflegt wird. Am Anfang steht die gewissenhafte lymphologische Diagnosestellung durch einen lymphologisch geschulten Arzt. Sie ist die Grundlage für eine sinnvolle Komplexe Physikalische Entstauungstherapie mit ihren fünf Säulen: Manuelle Lymphdrainage, Hautpflege, Kompressionstherapie, Bewegungstherapie in der Kompression und Selbstmanagement des Patienten.

Die lymphologische, physiotherapeutische Behandlung beinhaltet neben den üblichen Maßnahmen der KPE wichtige Punkte wie die Patientenaufklärung und -motivation. Denn die meiste Zeit der lymphologischen Therapie verbringt der Patient in der physiotherapeutischen Behandlung – hier muss viel Aufklärungsarbeit am Patienten geleistet werden. Der Dokumentationsbogen kann mit seinen Messprotokollen auch der Motivation des Patienten und des Therapeuten dienen, da der Erfolg der KPE gut nachvollzogen werden und dies schließlich die Adhärenz fördern kann.

In den Aufgabenbereich des Lymphtherapeuten fällt auch die Kommunikation mit den Mitarbeitern des lymphologisch arbeitenden Sanitätshauses. Zusammen wird der ideale Zeitpunkt bestimmt, die Kompressionsbekleidung abzumessen. Idealerweise geschieht dies nach der erfolgreich durchgeführten Entstauungsphase (KPE Phase I) direkt nach der MLD in der Therapiepraxis. Die Kompressionsbandagierung wird weiterhin durchgeführt, bis zu die Kompressionsbekleidung verfügbar ist, damit das Behandlungsergebnis erhalten bleibt. Während der KPE Phase I erlernt der Patient idealerweise auch die Eigenbandagierung durch den Lymphtherapeuten, damit er diese selbständig in der therapiefreien Zeit durchführen kann. Der Lymphtherapeut klärt den Patienten über ein Eigenübungsprogramm in Kompression auf, um es dann gemeinsam mit ihm zu erarbeiten und ihn darin zu schulen. In einigen Fällen ist es begleitend auch sinnvoll, das übliche lymphologische Netzwerk aus Arzt, Lymphtherapeut und Sanitätshaus durch andere Leistungserbringer zu erweitern. Diese können zum Beispiel Wundmanager, Psychotherapeuten oder auch Ernährungsberater sein.

18.1 Vorgeschichte

Frau S., Beruf Bürokauffrau, 43 Jahre alt, mit einer angeborenen Harnwegsmissbildung mit Hydronephrose und Megaureter rechts sowie Doppelnierenmissbildung links mit Hydronephrose und Megaureter, Zustand nach Nephrektomie der linken Doppelniere und Ureterhautauspflanzung beidseits bereits vor 43 Jahren. Die damals übliche große Schnittführung zerstörte sehr viele Lymphkollektoren im Bereich der Haut und darunter liegende Strukturen im linken Unterbauch und Flanke. Anfänglich wurde die Dysplasie der Harnwege wochenlang übersehen, da klinisch zu dieser Zeit das Bild einer schweren Bronchitis vorlag. Es lagen dort auch schon linksseitig eine chronische Pyelonephritis sowie eine fibrosierende Entzündung des Nierenbeckens vor. Da die Entwicklung der Blase auch gehemmt war, fanden in den darauffolgenden vier Jahren mehrere Operationen statt, bei denen ein Ureterstoma angelegt, verlegt und wieder herausgenommen wurde. Diese Jahre sowie die Zeit danach waren von vielen Harnwegsentzündungen geprägt, die immer wieder auftraten. Dadurch kam es auch immer wieder zu längeren stationären Aufenthalten aufgrund weiterer Operationen im Zusammenhang mit der Blasenproblematik. Die Blutwerte verschlechterten sich im Alter von 29 Jahren der Patientin extrem, daraufhin wurde die Patientin immer wieder länger krankgeschrieben und schließlich mit Ende 30 berentet. In dieser Zeit meldete sich die Patientin auch für die Warteliste auf ein Nierentransplantat an. Mit 31 Jahren begann die Patientin aufgrund der anhaltend schlechten Blutwerte mit einer Dialyse. Im Folgejahr traten immer wieder Schmerzen und Infektionen in der Blase jedoch ohne Fieber auf, diese wurden dann immer wieder medikamentös behandelt. Dies geschah mit Schmerzmitteln und Antibiotika bis zur Resistenz. Aktuell entstehen immer wieder mäßige generalisierte Ödeme in den Beinen mit mehreren kleineren Ulzerationen an verschiedenen Stellen der Haut, die darauf vernarben. Als Ursache werden die verminderte Leistung der Niere sowie Nebenwirkungen eines Antibiotikums vermutet, welches zur Behandlung der ständigen Harnwegsentzündungen verabreicht wurde. Die medikamentöse Therapie mit Analgetika ist während der ganzen Zeit begleitend.

In diesem Fall werden die Fragen analysiert und beantwortet:

- Wie sieht eine erfolgreiche Arbeit im lymphologischen Netzwerk aus?
- Welche Stolpersteine gibt es dabei?
- Warum ist eine Zusammenarbeit in einem lymphologischen Netzwerk so wichtig?

18.2 Untersuchungsbefunde

18.2.1 Therapeutische Befundung

Anamnese

Vor vier Jahren wurde eine Schwellung des linken Großzehengrundgelenks beobachtet, welche orthopädisch abgeklärt wurde und ein Verdacht auf Gicht geäußert wurde. Es erfolgte eine Medikation mit dem Gichtmittel Adenuric. Nachdem die Beschwerden nicht abgeklungen sind, erfolgte ein Jahr später eine Kernspinuntersuchung mit dem Befund einer Knochenzyste an der linken Großzehe. Dies Knochenzyste wurde daraufhin operativ entfernt und zum knöchernen Wiederaufbau der Großzehe ein körpereigenes Präparat aus dem Beckenkamm links entnommen.

Vor drei Jahren fand sich für die Patientin eine geeignete Spenderniere, sodass die Nierentransplantation durchgeführt werden konnte. Das Transplantat wurde in das Becken links von ventral eingesetzt. Auch wird erneut ein Ureterstoma rechts angelegt, da die Harnblase nicht mehr dehnfähig genug ist und auch nicht mehr genügend Fassungsvermögen hat. Nach der Transplantation kommt es zu Wundheilungsstörungen an der Narbe des Transplantats, welche etwa ein halbes Jahr anhalten. Die Wundversorgung wird mit Superabsorbern begleitet, da täglich eine große Menge an Wundsekret austritt. Außerdem ist nach der Operation der Transplantation sonographisch eine Lymphozele mit einer Größe von 2 × 3 cm im Beckenraum unterhalb der Ureterstomaöffnung zu beobachten.

Die Patientin stellt sich mit der Diagnose eines sekundären Lymphödems Stadium II der Beine beidseits in der physiotherapeutischen Praxis vor. Im Vorfeld hat eine Fallbesprechung zwischen der lymphologisch geschulten Ärztin und dem Lymphtherapeuten stattgefunden, wobei wichtige Informationen über die Patientin erläutert und eine erste Zielsetzung der KPE bestimmt werden konnte. In dem anschließenden persönlichen Anamnese- und Befundgespräch mit der Patientin in der Physiotherapiepraxis wurden die Maßnahmen und Ziele dann gemeinsam mit der Patientin ausformuliert. Durch die angeborene Dysplasie der harnableitenden Wege und der Transplantation einer Spenderniere wird, auch in Rücksprache mit dem behandelnden Nephrologen, vorerst auf eine klassische Durchführung einer lymphologischen Kompressionsbandagierung verzichtet. Diese würde im weiteren Verlauf des Lymphabflusses über das venöse System zu viel Wasserlast vor der transplantierten Spenderniere stauen. Eine Überlastung der Transplantatniere muss unter allen Umständen vermieden werden.

Inspektion

Die Patientin ist schlank und sportlich. Sie hat eine große Narbe sowie mehrere kleinere Narben oberhalb der SIAS links von ventral vom Bereich der Linea alba am Unterbauch bis weit nach lateral in die Flanke. Die Narben sind zum einen durch die Transplantationsoperation der Spenderniere und zum anderen durch die vorrausgegangenen Operationen der Nephrektomie und Ureterstoma entstanden. Kleinere ältere Narben oberhalb des Schambeins bzw. im gesamten Unterbauchbereich sind auf diverse ältere Operationen für das Ureterstoma zurückzuführen. Es ist ein Ureterstoma rechts mit entsprechender Versorgung vorhanden. Die Patientin hat Genitalödeme im Bereich der Schamlippen (links mehr als rechts) und eine Ödematisierung der Beine (links mehr als rechts, proximal stärker als distal). Über die Inspektion (➤ Abb. 18.1) lassen sich keine Bewertungen oder Einteilungen der Ödeme treffen. An den Beinen hat sie viele kleine Narben durch verschiedene ältere Ulzerationen. Die Hautbeschaffenheit an den Beinen und am Unterbauch ist normal und hat einen guten Ernährungszustand. Sie hat eine Shuntanlage am rechten Arm.

Palpation

Am linken Bein ist die Dellenbildung distal an der Tibiakante sowie proximal im Bereich des M. quadriceps femoris gut möglich, mit länger stehenden Dellen. Dies lässt auf eine höhere Eiweißkonzentration in dem Ödem schließen. Die Haut im Unterbauchbereich, des Inguinalbereichs und des linken proximalen Beins ist leicht teigig, nicht trocken und lässt sich teilweise schlecht abheben und verschieben. Das Ödem im linken Bein ist von der Konsistenz her weich und ohne Fibrosen, jedoch ist eine Fibroseneigung erkennbar.

18.2.2 Evaluation des Gesundheitszustandes nach ICF

Umwelt und Personenbezogene Faktoren

Auf die klassische Durchführung einer Entstauungsphase (KPE I) wird verzichtet, denn die entstehende erhöhte Wasserlast vor der transplantierten Niere wäre zu groß und könnte zu einer Stauung vor der Niere führen. Dies geschieht auch in expliziter Rücksprache mit dem behandelnden Nephrologen, der dadurch auch eine Überlastung der transplantierten Niere befürchtet. Auch Schwimmen ist aufgrund des Ureterstomas noch nicht wieder von der Patientin in Betracht gezogen wurden. Sie weiß durchaus über die positive Wirkung des hydrostatischen Drucks und dessen Kompressionswirkung auf die Ödeme Bescheid und möchte das Schwimmen auch gerne wieder in ihr sportliches Programm aufnehmen. Bisher hat sie jedoch Bedenken, ob die

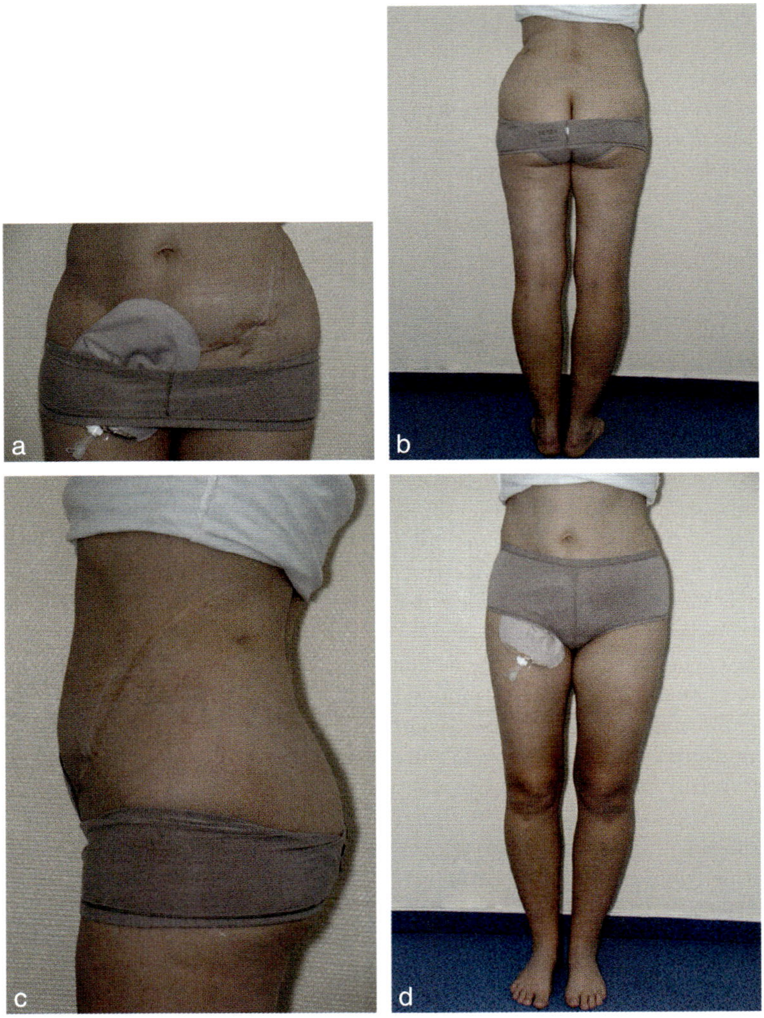

Abb. 18.1 Inspektion a) von frontal (Fokus auf unteren Bauchquadranten), b) von dorsal, c) von seitlich (Fokus auf unteren Bauchquadranten) d) von frontal [M1042]

Stomaversorgung dabei hält und auch ein gewisses Schamgefühl hielt sie bisher davon ab.

Funktions- und Strukturebene

Die Patientin hat eine angeborene Harnwegsmissbildung mit Hydronephrose und Megaureter rechts sowie Doppelnierenmissbildung links mit Hydronephrose und Megaureter, Zustand nach Nephrektomie der linken Doppelniere und Ureterstoma, bereits im Geburtsjahr. Es gab in den folgenden 11 Jahren mehrere Operationen mit Ureterstoma, in denen die Harnleiter immer wieder verlegt wurden. Die Patientin hatte vor Durchführung der Dialyse, die mit 31 Jahren begann, mindestens ein- bis zweimal jährlich chronisch rezidivierende Nierenbeckenentzündungen sowie Blasenentzündungen. Diese wurden immer wieder und über längere Zeit mit Antibiotika und Analgetika behandelt. Bei der Patientin wurde etwa 10 Jahre lang dreimal wöchentlich Dialyse durchgeführt, in dieser Zeit wurde auch eine Shuntanlage am rechten Arm angelegt. In diesen Jahren hatte die Patientin auch immer wieder mit mehreren Harnwegsinfektionen zu kämpfen, die auch lange mit Antibiotika und Analgetika behandelt wurden. Im 40. Lebensjahr der Patientin wurde dann eine Nierentransplantation mit einer Spenderniere durchgeführt. Die Spenderniere wurde im linken Becken platziert, dadurch ist der Lymphabfluss iliakal links behindert und führt zu einer Ödematisierung des Genitals, im Bereich der Schamlippen (links stärker als rechts) sowie des linken Beins. Im Bereich der unteren Extremitäten ist generell eine Ödematisierung zu erkennen. Auf der rechten Seite besteht eine eiweißarme dynamische Insuffizienz durch die verminderte Leistung der Niere. Im linken Bein sind neben den renalen Ödemen auch eine mechanische Insuffizienz durch die massive Vernarbung und Adhäsionen im Bauchraum sowie durch die Lage des Nierentransplantats eine Abflussminderung zu vermuten. Daher ist hier von einer Sicherheitsventilinsuffizienz auszugehen. Das linke Bein zeigt ein Lymphödem im Stadium II.

Durch die Komplexität der Vorgeschichte mit der Dysplasie der harnableitenden Organe sowie deren Behandlung und der großen chirurgischen Schnittführung bei den Operationen ist die Durchführung der Manuellen Lymphdrainage stark eingeschränkt. Sie bedarf einem langen Weg zur Nutzung der lymphologischen Anastomosen. Des Weiteren ist die Transplantation der Niere und ihrer Positionierung im linken Becken lymphologisch problematisch. Das Transplantat drückt auf die linken iliakalen Lymphknoten und Truncii lumbales und hindert somit auch den lymphologischen Abfluss der linken unteren Extremität sowie der Haut des Unterbauchs links und des äußeren Genitals links. Die Versorgung mit einer Kompressionsbandagierung oder einer maßangefertigten Kompressionsbekleidung gestaltet sich außerdem als heikel, da es im weiteren Verlauf des lymphologischen Abflusses im Blutgefäßsystem zu einer Stauung vor der transplantierten Niere kommen würde. Bei dem Transplantat ist die Filterleistung im Gegensatz zu einem normal funktionierenden harnableitenden System herabgesetzt und die zusätzliche Menge an Flüssigkeit kann nicht ausreichend filtriert werden. In Rücksprache mit dem behandelnden Nephrologen, der dies genauso kritisch sieht, wurde vorerst auf die Versorgung mit Kompression verzichtet. Vielmehr geht es bei der Patientin darum, das Lymphgefäßsystem anzuregen, die Lymphangiomotorik im linken Bein und linken unteren Rumpfquadranten zu steigern, die lymphologischen Anastomosen auszubauen und zu trainieren und vor allem die Lymphostase mit Fibrosierung zu verhindern. Sekundäre Schädigungen des Lymphgefäßsystems werden somit auch verhindert.

Aktivitäten und Partizipation (Teilhabe)

Die Patientin ist verheiratet, lebt mit ihrem Mann im gemeinsamen Haus und kann alle Arbeiten im Haus und Garten selbstständig durchführen. Manchmal ist jedoch die Leistungsfähigkeit aufgrund ihres Allgemeinzustandes sehr eingeschränkt. Sport ist für Frau S. ein wichtiger Tagesinhalt, sie betreibt oder betrieb Sportarten wie Radfahren, Joggen, Walking, Yoga, Bergwandern, Joggen oder auch Schwimmen. Die Ödeme in den Beinen beeinflussen ihre sportlichen Tätigkeiten teilweise, zum Beispiel sind verschiedene Übungen beim Yoga und längere Wandertouren eingeschränkt, je nach Ausprägung der Ödeme. Vor allem ist bei stärkerer Ödematisierung der linken Leiste die Flexion der Hüfte eingeschränkt, sodass einige Übungen im Yoga nicht durchführbar sind. Frau S. war Bürokauffrau in Vollzeit und aufgrund der rezidivierenden Nierenbeckenentzündungen, weiteren Harnwegsentzündungen und der schlechten Blutwerte immer wieder für längere Zeiträume krankgeschrieben. Mit 30 Jahren wurde sie dann schließlich aufgrund des länger anhaltenden eingeschränkten Gesundheitszustandes berentet. Sie ist mittlerweile für fünf Stunden pro Woche arbeitsfähig.

18.3 Zielvereinbarung

Das Therapieziel bei Frau S. ist es, die Lymphostase und Fibrosierung zu verhindern. Des Weiteren können mit den begrenzten therapeutischen Mitteln bei der Patientin eine mäßige Umfangsminderung der Ödeme der unteren Extremitäten erreicht werden. Wichtig ist auch, dass die Ödemkonsistenz weich und der Ernährungszustand der Haut erhalten bleibt, sodass Sekundärschäden vermieden werden.

18.4 Therapieplan

Im Vorfeld finden Fallbesprechungen zwischen dem lymphologisch geschulten Arzt und dem Lymphtherapeuten statt, um die Krankengeschichte, die bisherig durchgeführten Maßnahmen und mögliche lymphtherapeutische Maßnahmen zu erörtern. In den sich anschließenden Gesprächen mit der Patientin werden die Möglichkeiten der KPE besprochen. Dabei wird der behandelnde nephrologische Facharzt hinzugezogen. Von der Manuellen Lymphdrainage erwartet Frau S., dass das Spannungsgefühl des Lymphödems im Genitalbereich, im linken Inguinalbereich sowie im linken Bein reduziert werden und Folgeschäden verhindert werden können. Außerdem erhofft sie sich eine Volumenreduzierung der Lymphödeme, damit sie in ihrer Bewegung nicht mehr eingeschränkt ist. Sie wird aufgeklärt, dass die optimale Wirkung der KPE nur mit der Durchführung von Kompressionstherapie zu erreichen ist, diese jedoch kritisch zu betrachten ist, um die transplantierte Niere nicht unnötig zu überlasten. Die übliche netzwerkinterne Beratung der Mitarbeiter des Sanitätshauses ergaben auch, vorerst auf eine Kompressionsbestrumpfung zu verzichten. Grundsätzlich möchte Frau S. jedoch die durch die Nierentransplantation mittlerweile wiedergewonnene Freiheit in Bewegung und Freizeitplanung nutzen, um auch wieder ihren sportlichen Hobbies wie Radfahren, Bergwandern, Joggen und Yoga nachzugehen. Dies war in der Zeit davor durch die Dialyse nur begrenzt möglich und stark eingeschränkt. Ihre sportlichen Hobbies lassen sich auch gut lymphtherapeutisch nutzen und insbesondere durch Yoga können die dazugehörigen Atemübungen das Lymphgefäßsystem und den Lymphabfluss anregen.

KLINISCHER HINTERGRUND

Yoga und Lymphödem

Yoga wird derzeit immer mehr als sinnvolle Sportart in der Behandlung eines Lymphödems diskutiert. Einerseits wird den Atemtechniken eine abflussfördernde Wirkung zugesprochen, andererseits haben auch viele der Asanas (Yoga-Übungen) eine positive Wirkung auf den Lymphabfluss. Auch der meditativen Wirkung von Yoga und der damit verbundenen Stressreduktion, somit auch Stimulierung des Parasympathikus, wird ein positiver Einfluss auf den Lymphabfluss zugeschrieben.

Atemübungen führt die Patientin auch eigenständig regelmäßig zu Hause durch. Ihr wird auch angeraten, Schwimmen oder Wassergymnastik als mögliche Sportart in Erwägung zu ziehen, da der hydrostatische Druck zumindest zeitweilig eine gute Kompression bieten kann. Die Patientin ist sehr aufgeschlossen gegenüber diesem Gedanken, allerdings äußert sie auch Bedenken bezüglich ihres Ureterstomas. Durch die Probleme in der Kompressionstherapie werden die Manuelle Lymphdrainage und die intensive Aufklärung (Selbstmanagement) der sehr interessierten und aufgeschlossenen Patientin zu den wichtigsten therapeutischen Maßnahmen gewählt. Die Patientin zieht regelmäßig eine Radlerhose aus dem Sportbereich an, um die Ureterstomaversorgung zu fixieren. Diese hat wiederum einen leichten Kompressionseffekt auf die proximal gelegenen Ödeme im Genital- und Inguinalbereich und bietet zumindest eine sanfte Kompression, ohne dabei aber proximal abzuschnüren und erzeugt somit auch keine artifiziellen Ödeme. Das kann auch die Spenderniere tolerieren. Des Weiteren führt die Patientin Techniken zur Selbstbehandlung der MLD im Heimgebrauch durch.

18.5 Therapeutische Behandlung

Die therapeutische Behandlung wird folgendermaßen aufgebaut (s. auch ➤ Abb. 18.2):

1. Anamnese, Inspektion, Palpation
2. Kontraindikation Bauchtiefdrainage, Patientin in Rückenlage
3. Kontaktaufnahme Hals
4. Atemtherapie (tiefe Bauchatmung), danach ist die Patientin in Seitenlage links
5. Dorsaler Behandlungspfad interinguinal:
   a) Vorbehandlung des rechten, gesunden unteren Rumpfquadranten von dorsal: Behandlung der Lnn. inguinales und Ausarbeiten des therapeutischen Dreiecks
   b) Anregen der Verbindungen: interinguinale Anastomosen (10-20-10)

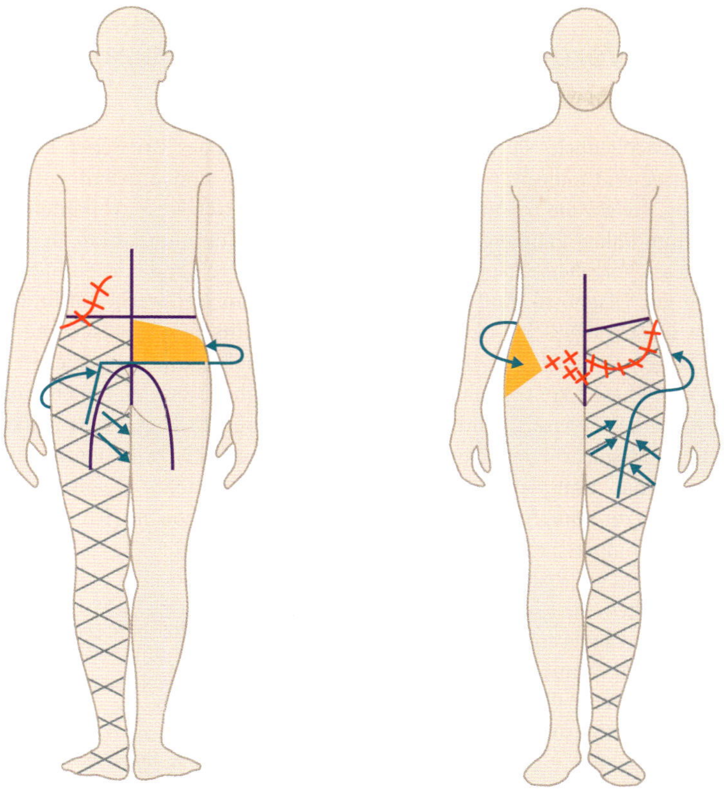

Abb. 18.2 Behandlungsaufbau. Gelb: Abflussgebiet; Rot: Narben; Violett: Wasserscheide: Rauten: Ödembereich; Pfeile: Abflussrichtung und Schubrichtung der MLD [M1042/L231]

   c) Entstauung des dorsalen betroffenen Rumpfquadranten in Richtung Lnn. inguinales der rechten Seite
6. Behandlung mit tiefen Griffen paravertebral
7. Nacharbeiten der dorsalen interinguinalen Anastomose in Richtung Lnn. inguinales dexter, danach wechselt die Patientin in Rückenlage
8. Bearbeiten des linken Oberschenkels lateral, des gesamten Oberschenkels und der Leistenregion nach lateral zu den vorbereiteten Anastomosewegen
9. Anregung der Ischiasanastomosen und Vasa vasorum
10. Bearbeiten der lymphödematösen Region von proximal nach distal: Knieregion (Lnn. poplitei werden ausgelassen), Unterschenkel, Fuß und Zehen, häufiges Nacharbeiten über die vorbereiteten Anastomosewege, dabei auch immer wieder Lagewechsel
11. Hautpflege, in der KPE Phase II führt die Patientin diese selbständig durch
12. Patientenberatung

PRAKTISCHER TIPP

Die Arbeit in einem Netzwerk ist im Bereich der KPE ein hilfreiches Instrument, die komplexe Zusammenarbeit und die Herausforderungen, die damit verbunden sind, zu bewältigen. Es bedarf einiger Vorbereitung, um ein Netzwerk zu gründen. Hier kann das deutschlandweite Netzwerk *lymphologicum e.V.* mit diversen Formularen (wie die Netzwerkfibel und die auf die Netzwerkarbeit abgestimmten Befundbögen) Hilfestellung und Impulse bieten (www.lymphologicum.de).

18.6 Reflexion des therapeutischen Vorgehens

Die Therapie mit ausschließlich durchgeführter Manueller Lymphdrainage und intensiver Patientenschulung zeigt Wirkung, sodass die Ödematisierung im Genitalbereich und im linken Bein abgenommen hat (➤ Tab. 18.1). Dieses Vorgehen entspricht nicht den AWMF-Leitlinien zur Diagnostik und Therapie des Lymphödems, ist jedoch angesichts des Krankheitsbildes und der langen Vorgeschichte therapeutisch vertretbar. Die KPE Phase I konnte somit nicht durchgeführt werden, die KPE Phase II wird jedoch beständig durchgeführt. Mögliche lymphologischen Komplikationen durch die transplantierte Niere schränken die Maßnahmen zur Kompressionstherapie ein. Denkbar ist es, die Kompressionsbandagierung langsam einzuschleichen und ggf. später im Rahmen eines stationären Aufenthaltes eine Kompressionsversorgung einzusetzen. Eine Überlastung des Nierentransplantats muss unbedingt vermieden werden.

Die enge Zusammenarbeit aller Leistungserbringer ist hierbei sehr wichtig, sowie mit sehr viel Feingefühl vorzugehen. Da die ein- bis zweimal wöchentlich durchgeführte Manuelle Lymphdrainage gute Erfolge erzielt, wird von einem weiteren Ausbau der Therapie vorerst abgesehen. Die Fibrosierung und Umfänge konnten reduziert werden, während die transplantierte Niere dieses Ausmaß an zusätzlicher Wasserlast toleriert.

18.7 Evidenzbasierte Zusammenfassung

In dem oben beschriebenen Fallbeispiel zeigt sich, wie effektiv und effizient eine gute Zusammenarbeit im Netzwerk verlaufen kann. Durch die intensive Kommunikation der einzelnen Professionen untereinander, die in Form von Fallbesprechungen im Netzwerk stattfinden, und aufgrund der gemeinsamen Zielsetzung können Schnittstellenproblematiken vermieden werden. So ist es auch möglich, dass eine nicht vollumfänglich leitlinienegerechte Therapie trotzdem erfolgreich ist. Die gut aufgeklärte Patientin, die im Bereich des Selbstmanagements eigenverantwortlich wichtige Therapiebausteine durchführt, trägt dazu ebenfalls entscheidend bei.

LITERATUR

Gültig O, Miller A, Zöltzer H. Leitfaden Lymphologie. München: Elsevier, 2015.

Földi E, Albert US, Helmbrecht S et al. AG 4 Konservative Therapie. In: Deutsche Gesellschaft Lymphologie. S2k Leitlinie Diagnostik und Therapie der Lymphödeme. 2017. S. 37-49 Aus: https://www.awmf.org/uploads/tx_szleitlinien/058-001l_S2k_Diagnostik_und_Therapie_der_Lymphoedeme_2019-07.pdf (Letzter Zugriff: 16. Dezember 2019).

Wei CW, Wu YC, Chen PY, Chen PE, Chi CC, Tung TH. Effectiveness of Yoga Interventions in Breast Cancer-Related lymphedema: A systematic review. Complement Ther Clin Pract. 2019; 36: 49–55.

Tab. 18.1 Umfangsmaße zu Beginn der Behandlung und am Ende der Entstauung

Messpunkte	Erste Behandlung		Ende der Entstauung	
	Rechts	Links	Rechts	Links
1	20,5	21,0	20,0	20,5
2	21,0	21,5	21,0	21,5
3	23,0	23,6	23,0	22,5
4	30,5	30,5	30,0	30,5
5	35,5	35,6	34,0	35,2
6	40,5	41,0	39,0	40,2
7	43,5	46,3	43,0	45,6
8	52,6	53,5	50,5	52,6
9	58,0	60,5	57,5	60,0
10	59,5	60,5	59,0	60,2

Register